Heidelberger Taschenbücher Band 218

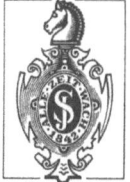

F. Anschütz

Indikation zum ärztlichen Handeln

Lehre Diagnostik Therapie Ethik

Mit 15 Abbildungen und 25 Tabellen

Springer-Verlag
Berlin Heidelberg New York 1982

Prof. Dr. Felix Anschütz
Direktor der Medizinischen Klinik I
Städtische Kliniken Darmstadt
Grafenstraße 9, 6100 Darmstadt

ISBN-13:978-3-540-11437-6   e-ISBN-13:978-3-642-68537-8
DOI:10.1007/978-3-642-68537-8

CIP-Kurztitelaufnahme der Deutschen Bibliothek
Anschütz, Felix
Indikation zum ärztlichen Handeln: Lehre, Diagnostik, Therapie, Ethik/
F. Anschütz. - Berlin; Heidelberg; New York: Springer, 1982.
(Heidelberger Taschenbücher; Bd. 218)

NE: GT

Das Werk ist urheberrechtlich geschützt. Die dadurch begründeten Rechte, insbesondere die der Übersetzung, des Nachdruckes, der Entnahme von Abbildungen, der Funksendung, der Wiedergabe auf photomechanischem oder ähnlichem Wege und der Speicherung in Datenverarbeitungsanlagen bleiben, auch bei nur auszugsweiser Verwertung, vorbehalten. Die Vergütungsansprüche des § 54, Abs. 2 UrhG werden durch die ‚Verwertungsgesellschaft Wort', München, wahrgenommen.

© by Springer-Verlag Berlin Heidelberg 1982

Die Wiedergabe von Gebrauchsnamen, Handelsnamen, Warenbezeichnungen usw. in diesem Werk berechtigt auch ohne besondere Kennzeichnung nicht zu der Annahme, daß solche Namen im Sinne der Warenzeichen- und Markenschutz-Gesetzgebung als frei zu betrachten wären und daher von jedermann benutzt werden dürfen.

Herstellung: G. Appl, Wemding, Druck: aprinta, Wemding
2121/3140-543210

Vorwort

In der vorliegenden Schrift wird die Indikation zu den diagnostischen und therapeutischen Maßnahmen als eine persönliche Entscheidung des behandelnden Arztes dargestellt: aufgrund seiner Erfahrung und aufgrund des Eindrucks, den er von der Persönlichkeit des vor ihm liegenden Patienten gewinnt, entscheidet er nach bestem Wissen und Gewissen über sein Handeln. Das Dargelegte gibt die persönliche Meinung des Autors wieder, die dieser in jahrelanger Erfahrung am Krankenbett gewonnen hat.

Gespräche mit Ethikern haben gezeigt, daß diese keine klaren Anweisungen für das Handeln des Arztes am Krankenbett geben können, sondern erst, nachdem sie eine Meinung gehört haben, eine Beurteilung der Handlung und eine Einschätzung des Vorgehens zu geben vermögen. Juristen beziehen einerseits im Einzelfall eine eindeutige, wenn auch oft nicht einheitliche Stellung, vertreten aber andererseits nur die „moralische Mindestanforderung". Als überzeugter Kliniker hält sich der Autor für berechtigt, seine persönliche Stellungnahme zu veröffentlichen und zur Diskussion zu stellen.

Die Abhandlung ist für praktisch tätige Ärzte in Klinik und Praxis bestimmt. Sie soll eine Lücke ausfüllen, welche zwischen der schulmäßig gelehrten, scheinbar so klaren ärztlichen Handlungsanweisung einerseits und zwischen den tatsächlich angewandten Praktiken ärztlicher Kunst am Kranken andererseits vermittelt, indem sie zu einer vernünftigen Vorgehensweise anregt, in der sich sowohl verstandesmäßiges als auch ethisches Denken realisieren.

Dieses umfassende, für jeden Arzt problematische klinische Thema wird anhand von Problemen abgehandelt, die sich dem Autor besonders ins Bewußtsein drängen, wobei Gedankengänge und Techniken zur Sprache kommen, welche eigentlich nur von Spezialisten ganz durchschaut werden können, wie z. B. die Wahrscheinlichkeitsrechnung oder die praktisch ärztliche Ethik. Es ist aber das Schicksal jedes klinisch tätigen Arztes, mit Medikamenten, mit Techniken oder, wie hier, mit Gedankenmaterial umgehen zu müssen, deren Grundlagen er nicht mehr ganz durchschauen kann. Vom genannten Thema her erscheint es deshalb gerechtfertigt, auf die Darstellung der Einzelkapitel durch Spezialautoren zu verzichten und eigene Versionen und Einschätzungen vorzutragen. Möglicherweise fühlt sich der Leser – insbesondere der Student oder der jüngere Arzt unmittelbar nach seinem Examen – vom Text des Buches zunächst angesprochen, ist aber dann eher verwirrt oder verunsichert, da die Sicherheit seines Wissens tangiert wird, die ihm aus didaktischen Gründen im Universitätsstudium vermittelt wurde. Die Elemente der Krankheitslehre, Theorie der Erkrankung, Symptomatik und Behandlungspraktiken, bleiben jedoch Grundlage der Diskussion, auch wenn hier dargestellt wird, daß Indikation und Handlungsweise durch die in den verschiedenen Kapiteln eingehend abgehandelten Gesichtspunkte variiert werden müssen. Jede Diagnose bleibt fraglich, und ob sich aus der jeweils fraglichen Diagnose eine für den Patienten günstige therapeutische Handlung ergibt, hängt nicht nur von Chemie und Physik ab. Der vom Arzt geforderten Übernahme der Verantwortung zu entsprechen, ist besonders schwer in einer Zeit großer technischer Möglichkeiten und allgemein hohen Anspruchsdenkens.

Für die Mithilfe bei der Abfassung dieses Buches möchte ich an dieser Stelle den vielen Kollegen Dank sagen, die mich in langen Diskussionen beraten und durch Lesen von Korrekturen einen wesentlichen Beitrag zu prägnanteren Formulierungen geliefert haben. Mein besonderer Dank gilt nicht zuletzt Frau Ulla Wagner für ihre unermüdliche Arbeit bei der Maunuskriptherstellung.

Darmstadt, Juli 1982　　　　　　　　　　　Felix Anschütz

Inhaltsverzeichnis

1 Einführung 1

2 Der Indikationsbegriff 6

2.1 Indikationsformen in der Chirurgie 6
2.2 Indikationsformen in der inneren Medizin ... 9
2.3 Stellung der Indikation im ärztlichen
    Entscheidungsprozeß 12
2.4 Die Diagnose als Handlungselement 13
2.5 Die Bedeutung der Anamnese für die
    Indikation zum ärztlichen Handeln 20
2.6 Prognose und Indikation
    (Ex-juvantibus-Vorgehen) 27
2.7 Psyche, Intelligenz, soziales Umfeld und
    Indikation zum diagnostisch-therapeutischen
    Handeln 33
2.8 Zusammenfassung der Indikationsstellungen

3 Indikation zur Diagnostik 38

3.1 Wahrscheinlichkeitsdiagnose, Sensitivität und
    Spezifität einer Untersuchungsmethode und
    Indikationsstellung 39
3.2 Die Ausschlußdiagnose 51
3.2.1 Wertigkeit und Bedeutung der Ausschluß-
    diagnose nach Prognose und Therapie 51
3.2.2 Der Einsatz von Normalbefunden bei der
    Diagnosestellung 53
3.2.3 Steigerung der Sensitivität und Spezifität der
    Ergebnisse durch Rücksprache mit dem
    Untersucher 55
3.3 Abschätzung der Wahrscheinlichkeit von
    Vermutungsdiagnosen aus Häufigkeit der
    Erkrankung und Häufigkeit von Symptomen . 57

3.3.1	*Tabellensammlung:* Prozentuale Häufigkeit von Symptomen bei Krankheitsentitäten ...	59
3.4	Indikation, Wertigkeit und Grenzen moderner Invasivdiagnostik	127
3.4.1	Gastroskopie	127
3.4.2	Pädiatrische kardiologische Invasivdiagnostik	128
3.4.3	Zerebrale Angiographie	129
3.4.4	Myelographie	131
3.4.5	Zystoskopie	131
3.4.6	Abdominelle Angiographie	132
3.4.7	Phlebographie	133
3.4.8	Linksherzkatheter	134
3.4.9	Knochenmarkpunktion und Knochenbiopsie	135
3.4.10	Renovasographie	136
3.4.11	Koloskopie	137
3.4.12	Retrograde Cholangiopankreatographie	138
3.4.13	Leberblindpunktion und Laparoskopie	140
3.4.14	Perkutane Lungenbiopsie (nichtoffene Lungenbiopsie)	141
3.4.15	Rechtsherzkatheterismus	142
3.4.16	Aortographie bei arterieller Verschlußkrankheit	143
3.4.17	Koronarangiographie	144
3.5	Indikation für Untersuchungen im chemischen Labor	146
3.5.1	Begrenzung von Laboruntersuchungen	147
3.5.2	Belastung der Patienten	148
3.5.3	Der anfordernde Arzt	149
3.5.4	Vier Studien über den Wert von Laboruntersuchungen	150
3.5.5	Das Praxislabor	151
3.5.6	Das Routineprogramm (Basisuntersuchung)	152
4	*Indikationen zur Therapie*	155
4.1	Grenzen der medikamentösen Behandlung durch unerwünschte Nebenwirkungen	156
4.2	Medikamentenindikation am Beispiel der Digitalisglykoside	159
4.3	Die Nichtbefolgungsrate	162
4.4	Wirksamkeitsgewichtung von Medikamenten	164
4.5	Oudenotherapie	167
4.6	Placebotherapie	168

4.7	Kritische Überlegungen zur Indikation für die künstliche Beatmung	171
5	***Beeinflussung von Indikationen aus ärztlich-ethischen Gründen***	176
5.1	Praktisch erläuterte ärztliche Ethik	178
5.2	Begrenzung der Indikation zur Therapie bei Sterbenden	180
5.2.1	Parameter, welche die Indikation zur Behandlung bei Endzuständen beeinflussen	182
5.2.2	Praktische Empfehlungen	184
5.2.3	Juristische Stellungnahme	187
5.3	Besonderheiten der Indikationsstellung zur Diagnostik und Therapie bei Patienten mit begrenzter Lebenserwartung	190
5.3.1	Einschränkung der Indikation zur medikamentösen Therapie	191
5.3.2	Indikationsbegrenzungen der zytostatischen Therapie in der Onkologie	193
5.3.3	Zusammenfassung der Indikationen zur Dauertherapie bei chronisch Kranken	197
5.4	Subjektive Bewertung des Krankenhausaufenthalts	198
5.4.1	Subjektive Bewertung von diagnostischen Invasiveingriffen	200
5.5	Gegenindikation für Diagnostik („Diagnoseverzicht")	204
5.6	Rückwirkung auf den Arzt	208
6	***Beeinflussung von Indikationen zur Diagnostik und Therapie unter dem Handlungsziel Leidensminderung***	213
	Zusammenfassung der Indikationsstellung in der inneren Medizin	217
7	***Literatur***	219
8	***Sachverzeichnis***	233

1 Einführung

Die Indikation, d.h. der begründete Entschluß zu einer bestimmten Handlung, ist seit weit über 100 Jahren fester Bestandteil der Chirurgie. Anders als in der Chirurgie, wo der operative Eingriff Ziel ärztlichen Handelns ist, hat die innere Medizin den Indikationsbegriff nicht so sehr in den Vordergrund der Überlegungen stellen müssen, weil bis vor wenigen Jahrzehnten die internistische Therapie meist wenig eingreifend und ohne große Beschwerden zu verursachen eingesetzt wurde. Dies hat sich heute grundlegend geändert. Auch die internistische Therapie ist wie die chirurgische aktiv, eingreifend, aggressiv und damit z.T. Nebenwirkungen, sicher aber Mißempfindungen auslösend. Die Erfolge dieser modernen internistischen Therapie sind unübersehbar. Sie sollten aber nicht darüber hinwegtäuschen, daß mit härterem Eingriff und zunehmenden Nebenwirkungen diese Therapie nur zu verantworten ist, wenn eine klare Indikationsstellung vorausgeht.

Die Krankheit und v.a. die akute Erkrankung zwingt den Arzt zum Handeln. Beschwerden und Befund ergeben die Diagnose, aus der die Therapie logisch folgt. Es ist also keineswegs als Wunder anzusehen, daß die technischen Errungenschaften unserer Zeit diesen Bereich erfüllen und mit Macht von ihm Besitz ergreifen. Apparative Möglichkeiten führen zu größerer diagnostischer „Treffsicherheit", aber neue Werte, Daten und Analysen zwingen zu weiterer Technik, welcher der Arzt bedingungslos ausgeliefert ist.

„Diese Technik ist an sich weder gut noch böse. Man sagt, es komme nur noch darauf an, rechten Gebrauch davon zu machen. Aber die Hoffnung trügt, denn die Technik kann nicht aufhören, auch ein Ärgernis zu sein, sofern sie nämlich hauptsächlich auf Rationalität, Exaktheit und Fortschritt basiert und dadurch notwendigerweise allgemeine Verhaltensweisen hervorruft, die nicht oder nur schwer mit gewissen überlieferten und tief in unserer Kultur verwurzelten Wertvorstellungen in Übereinstimmung zu bringen sind" (Hübner 1978).

Hier setzt auch das allgemeine Unbehagen an, welches auf Übertechnisierung, Überdiagnostik, Übermedikation beruht und zu kritischen Äußerungen in der medizinischen Literatur und in der Laienpresse führt

(Bock 1978; Schaefer u. Blohmke 1972; Illich 1975; Wachsmuth 1967; Schipperges 1980; Schadewaldt 1978; Buchborn 1981; Flöhl 1979).

Selbstverständlich muß die Medizin und muß der Arzt tun, was er kann. Aber muß der Arzt auch alle technischen Möglichkeiten ausschöpfen, die ihm zu Gebote stehen? Muß nicht ein Freiraum für die persönliche Entscheidung des Arztes erhalten bleiben, welche sich selbstverständlich der Persönlichkeit des ihm anvertrauten Patienten stellen muß? Eine solche Entscheidung fordert berufliche Erfahrung und Reife. Sie verlangt den ganzen Menschen, und nur, wer sich dieser Forderung stellt, ist Arzt im vollen Sinne des Wortes. Der Entscheidung für eine bestimmte Diagnostik und Therapie muß die Indikationsstellung vorangehen. Dies gilt ebenso für die innere Medizin wie für die Chirurgie. Immer wieder müssen wir uns die Frage vorlegen, ob diese oder jene Maßnahme in jedem individuellen Falle wirklich angezeigt ist. Dient sie dem Patienten? Erleichtert sie ihm sein Schicksal jetzt oder zu einem späteren Zeitpunkt?

Die Indikation ist eine geistige Handlung, in welcher Argumente gegeneinander abgewogen werden für oder wider den Einsatz einer Maßnahme, wobei nicht nur die rein aus der Krankheitsentität wissenschaftlich ableitbare Therapie in theoretisch vorgeschriebener Form vorgegeben wird, sondern wo Gesichtspunkte wie die Persönlichkeit des Kranken, Mehr-nützen-als-schaden, die Reaktionsweise aus dem Ex-juvantibus-Prinzip, Alter, Geschlecht, soziales Umfeld mit in den Entschluß eingehen, diese Diagnostik oder jene Therapie durchzuführen.

Will man eine Verbesserung der ärztlichen Handlungsweise im o.g. Sinne herbeiführen, muß die Indikation von 2 Faktoren beeinflußt werden:
1. von einer methodenkritischen Einstellung,
2. durch ärztlich-ethische Betrachtungen.

ad 1. Ein Teil der Indikationsstellung könnte mit dem Rüstzeug der wissenschaftlichen Medizin verbessert werden, so z.B. die Definition der Diagnose als Handlungselement, woraus sich ergibt, daß kein invasiver diagnostischer Eingriff ohne Handlungsfolge vorgenommen werden darf: Handelt doch der Arzt tatsächlich häufig ohne Diagnose, nur nach einer Indikation (z.B. Operation bei Appendizitisverdacht).

Außerdem müssen Schaden-Nutzen-Relationen bedacht werden: Begriffe wie Spezifität und Sensitivität einer Untersuchungsmethode müssen jedem behandelnden Arzt bekannt sein und seine Entscheidungen beeinflussen. So muß der Wert v.a. der invasiven diagnostischen Methoden bedacht werden, aber auch der Wert gezielter und auch breit angelegter Laboruntersuchungen muß berücksichtigt und der häufige Unwert von Screeningmethoden reflektiert sein. Auch die Indikation der medikamentösen Behandlung muß überdacht werden, weil die Nebenwirkungsrate und die Nichtbefolgungsrate medikamentöser Therapie unerträgliche Formen angenommen haben. Die Oudenotherapie[1] nach Bleuler (1921) bzw. das Wait-and-see-Verhalten, d.h. *nichts* zu geben und den Krankheitsverlauf zu beobachten, sollte häufiger bedacht werden. Hierher gehört auch die Placebotherapie.

ad 2. Die Indikation wird aber durch Faktoren beeinflußt, die der Philosophie, der Ethik entstammen. Diese werden zwar von vielen Ärzten mehr gefühlt oder erahnt, als daß eine Handlung bewußt aus diesen Gedankengängen abgeleitet wird. Die Indikationsstellung ist jedoch der einzige Ort, wo in den fast zwanghaften naturwissenschaftlich logischen Gedankengang von Anamnese, Befund, Diagnose und Therapie ethische Gedankengänge eingebracht werden können.

Schon Helmholtz (1896) hat diese Problematik in aller Schärfe erkannt:

Um endlich unsere Konsultation über den Zustand der Dame Medizin rite mit der Epikrise zu schließen, so meine ich, wir haben alle Ursache, mit dem Erfolg der Behandlung zufrieden zu sein, die ihr die naturwissenschaftliche Schule hat angedeihen lassen, und wir können der jüngeren Generation nur empfehlen, in derselben Therapie fortzufahren.

Unmittelbar danach aber fährt Helmholtz (weniger häufig zitiert) fort:

Ich bitte Sie, nicht zu vergessen, daß auch der Materialismus eine metaphysische Hypothese ist, eine Hypothese, die sich im Gebiet der Naturwissenschaft allerdings als sehr fruchtbar erwiesen hat, aber doch immer eine Hypothese bleibt, und wenn man diese, seine Natur, vergißt, so wird er ein Dogma und kann den Fortschritt der Wissenschaft ebenso hinderlich werden und zu leidenschaftlicher Intoleranz treiben wie andere Dogmen. Diese Gefahr tritt ein, wenn man Tatsachen zu leugnen oder zu verdecken sucht zu Gunsten entweder der erkenntnistheoretischen Prinzipien des Systems oder zu Gunsten von Spezialtheorien, die naturwissenschaftlich klingende Erklärungen von einzelnen Gebieten zu geben suchen.

Zur Verdeutlichung seien hier einige uns täglich begegnende Tatsachen genannt, die trotz aller Erfolge unserer modernen Medizin eine Korrektur durch eine strengere Indikationsstellung unserer Diagnostik und Therapie verlangen:
1. der gut gepflegte und therapierte unheilbar Kranke; „man stirbt heute länger" (Sporken 1977);
2. der mehr oder weniger Bewußtseinseingeschränkte, der Dahindämmernde oder der Karzinomkranke: Hilft ihm die Diagnostik und Therapie wirklich? Oft ist das Leiden des ganzen Menschen größer als der Erfolg am einzelnen Organ;

---
1 „Oudenotherapie" von grch. *oudeis* = keine; „keine Therapie" – „abwarten, beobachten"

3. der iatrogene Schaden durch Therapie und Diagnostik;
4. das erschreckende Ergebnis der Untersuchungen über die Nichtbefolgungsrate der Medikamentenverordnung;
5. die Ablehnung der Bevölkerung gegen unsere Medizin, die zur Verweigerung von Maßnahmen, zur Verspätung von therapeutischen Konsequenzen bzw. Klinikeinweisung führt;
6. die andauernde Zunahme der Suggestivmedizin; 40% aller Patienten mit chronischen Krankheiten suchen Heilpraktiker auf (Haehn 1980);
7. die zunehmende Ablehnung invasivdiagnostischer Maßnahmen;
8. die Verschlechterung des Verhältnisses zwischen Arzt und Patient durch die Technisierung und die damit einhergehende Umwandlung des helfenden Arztes in einen Bioingenieur;
9. das Problem der zu hohen Kosten im Gesundheitswesen, besonders im Krankenhaus, was hier nicht weiter besprochen wird. Es handelt sich dabei um ein Politikum. Das bedeutet aber nicht, daß die Verdrängung der Kostenlawine aus den Überlegungen, Planungen und Führungen von Kliniken nicht ein charakteristisches Zeichen für die Verdrängung der Tatsache ist, daß optimale Diagnostik sich als „zu teuer" erweist. Die Diskrepanz zwischen Wissenschaft und Wirtschaftlichkeit ist offenbar.

Die Verleugnung dieser Fakten durch eine große Gruppe naturwissenschaftlicher Mediziner erinnert an Bleulers (1921) Worte im „Autistisch-undisziplinierten Denken in der Medizin":

Wir sind in unseren naturwissenschaftlichen Denkzwängen so eingefangen, daß wir autistisch werden, d.h. ein Denken anwenden, das keine Rücksicht nimmt auf Grenzen der Erfahrung und das auf eine Kontrolle der Resultate an der Wirklichkeit und eine logische Kritik verzichtet, d.h. analog und in gewissem Sinne geradezu identisch ist mit dem Denken im Traum und dem des autistischen Schizophrenen, der sich um die Wirklichkeit möglichst wenig kümmernd im Größenwahn seine Wünsche erfüllt und im Verfolgungswahn seine eigene Unfähigkeit in die Umgebung projiziert.

Wir werden diesen Tatsachen nur wirksam begegnen können, wenn unsere Indikationen zur Diagnostik oder Therapie vermehrt durch ärztlich ethische Gesichtspunkte beeinflußt werden.

Muß ich diese alte Patientin wirklich „durchdiagnostizieren"?

Muß ich bei dem sich verschlechterndem Gesamtbefund ein weiteres aggressives zytostatisches Schema anwenden?

Fragen dieser Art stellen einen Hauptteil der Problematik am Krankenbett dar. Sie müssen verstärkt den oben skizzierten iatrotechnischen Gedankengang beeinflussen.

Indikationen werden als Anweisungen zu Handlungen vom Handlungsziel beeinflußt. Neben den ärztlichen Handlungszielen *Retten, Heilen, Erhalten* wird das Handlungsziel *Leidensverminderung* vermehrt herauszustellen sein. Dies kann Indikationen zum Absetzen von Medikamenten mit Nebenwirkungen, zum Verzicht auf schmerzhafte Diagnostik und damit auch zur bewußten Irrtumsmöglichkeit beinhalten.

Das Handlungsziel Leidensminderung hat bei verschiedenen Patientengruppen ein unterschiedliches Gewicht.

1. Beim Akutkranken ist Retten, Heilen alleiniges Ziel. Leidensminderung ist hier kein Gesichtspunkt für das Ansetzen von Therapie oder Diagnostik (z. B. Rippenfraktur bei der Wiederbelebung).
2. Beim chronisch Kranken mit gleichbleibendem Verlauf wird eine Leidensminderung bedacht, aber durch Aufklärung ist auch eine Unannehmlichkeit zumutbar (Insulinspritze, Tabletteneinnahme, Kopfschmerz bei Nitropräparaten).
3. Beim chronisch Kranken mit begrenzter Prognose sind Nebenwirkungen nicht zu ertragen. Die Leidensminderung tritt in den Vordergrund. Hier setzt die Kritik an der modernen onkologischen zytostatischen Therapie ein.
4. Beim Sterbenden ist die Leidensminderung das einzige Handlungsziel und damit Basistherapie.

Es ist fraglich, ob die hier angedeuteten Richtwerte mit ihrem erheblichen Ermessensspielraum noch als wissenschaftlich bezeichnet werden können. Aber gerade diese Situationen entstammen dem klinischen Alltag und fordern die verantwortliche Antwort des Arztes heraus.

Mit unserer zunehmend technisierten Medizin müssen die Indikationen zu unseren hochqualifizierten diagnostischen Maßnahmen und therapeutischen Möglichkeiten strenger gestellt werden. Kritiklose breite Anwendung der Diagnostik, sei sie auch noch so einfach (auch die Urinuntersuchung kostet Zeit und Geld), ist abzulehnen.

Insbesondere bei Patienten mit chronischen oder sich ständig verschlimmernden Beschwerden hat sich die Therapie nicht nur am Befund, sondern auch an den Beschwerden, d.h. am Erleben des Betroffenen auszurichten.

2 Der Indikationsbegriff

> Die Indikation ist ein „Fingerzeig", wo was getan werden muß: Ein Abszeß, in welchem sich mehr und mehr der Eiterhof zusammenzieht, „zeigt darauf hin", wo und wie (hier mit einer Inzision) gehandelt werden muß.

Die Indikation ist der begründete Entschluß zu einer bestimmten Handlung, nicht die Handlung selber. Sie erhebt einen intellektuellen Anspruch, welcher in einem Durchdenken der Symptomatik und einem Nachdenken über diesen besonderen Fall – evtl. auch mit Beratung durch andere Kollegen – besteht. Die Indikation zum Handeln beruht nicht nur auf den Symptomen des Patienten, auf der bisher möglichen Durchschauung und Deutung des Krankheitsbildes (Vermutungsdiagnose) und auf der Prognose, sondern auch auf den ganz persönlichen Daten des Patienten wie Alter, Geschlecht, Intelligenzleistung, Einsicht, Dissimulation, Leidensfähigkeit (Hartmann 1981).

Der Begriff der Indikation wird heute zwar weitgehend von der Chirurgie entlehnt, ist aber nicht ohne weiteres voll auf das Gebiet der inneren Medizin oder das der Allgemeinmedizin übertragbar, weil hier im Gegensatz zur Chirurgie in der Regel eine Gruppe von Patienten behandelt wird, oft chronisch Kranke, die über viele Monate und Jahre überwacht und geführt werden müssen und bei denen begreiflicherweise die ganz persönlichen Daten stärker zu berücksichtigen sind.

Die individuellen Eigenschaften eines Patienten spielen für die Therapie in der inneren Medizin eine wesentlich größere Rolle als beim chirurgisch-operativen Eingriff.

Auch die Behandlung von Endzuständen unterliegt – wie unten ausführlich dargelegt – in höherem Maße persönlichen und damit auch ethischen Gesichtspunkten.

2.1 Indikationsformen in der Chirurgie

Die Indikationsstellung für einen Eingriff in der Chirurgie ist wesentlich einfacher und klarer, weil die Symptome deutlicher und die Prognose eher abzusehen sind und weil die persönlichen Daten des Patienten in relativ einfach meßbaren Größen wie Zustand und Funktion von Herz/Kreislauf, Atmung, Leber, Niere angegeben werden. Formulierungen wie „kein operativer Eingriff ohne Diagnose" sprechen für diese einfachere Deutung der Indikation, da z. B. die Appendizitis niemals eine exakte Diagnose darstellt, sondern immer nur eine Vermutung und im Grunde genommen den Inbegriff einer Indikation zum Eingriff darstellt: die schlechte Prognose ist bekannt. Noch deutlicher wird auch für den Chirurgen diese Betrachtungsweise, wenn man das zur Indikation des Eingriffs zwingende Krankheitsbild des akuten Abdomens betrachtet. Die Krankheitseinheit „akutes Abdomen" wurde in den 20er Jahren gegen den Widerstand namhafter Chirurgen in die Chirurgie eingeführt, weil aus diesem akuten Beschwerdebild der bekannten Symptomatik ein Handlungszwang, nämlich Laparotomie, erforderlich wird, auch ohne pathologisch-anatomische Diagnose der Ursache der Erkrankung (Dick 1952). Die chirurgisch-ätiologische Reflexion wird im wesentlichen von der vorliegenden Symptomatik und der derzeitigen Durchschauung des Krankheitsbildes und dessen Prognose abgeleitet.

Die *absolute Indikation* in der Chirurgie ist für einen Eingriff dann gegeben, wenn der Patient ohne Operation mit Sicherheit in kurzer Zeit seiner Erkrankung erliegen würde, wie dies z. B. bei der Ösophagusatresie, bei der Perforationsperitonitis, bei Verschlußileus, Blutungen oder Milzruptur zu erwarten ist. Zwischen der Gefährlichkeit des Eingriffs für den Patienten und der unbedingt schlechten Prognose abwägend wird der Chirurg, auch wenn nur eine geringe Möglichkeit des Überlebens besteht, den Eingriff wagen, so daß hier alle die weiter unten noch zu erwähnenden Gegengründe für einen Eingriff, wie Alter, schlechter Zustand u. v. a. m., kaum zu berücksichtigen sind (vgl. Streicher 1969).

Die Stellung einer *relativen Indikation* ist entsprechend den vielen Unwägbarkeiten und Unsicherheiten viel schwieriger als die der absoluten. Viele Erfahrungswerte bezüglich des Erfolges einer Operation: die Letalität der Grundkrankheit, die Verträglichkeit einer Operation bei alten Menschen, die geforderte Beschwerdefreiheit nach dem Eingriff sind großen Irrtümern ausgesetzt. Der erfahrene, technisch versierte, über ein gut arbeitendes Team verfügende Chirurg wird die relative Indikation unter Berücksichtigung der genannten Größen, in voller Verantwortung für seinen Patienten, für oder gegen den Eingriff entscheiden (Abb. 1). Mathematisch-statistische Überlegungen können die Entscheidung erleichtern (Staib u. Köbler 1969).

Noch problematischer ist die *prophylaktische Indikation.* Hier wird die Indikation zu einem Eingriff bei einem Patienten gestellt, der sich in der Regel gesund fühlt, bei dem aber ohne den Eingriff zukünftig (meist in Monaten oder Jahren) mit einer schweren, vielleicht sogar tödlichen Erkrankung zu rechnen ist, wenn der Eingriff nicht erfolgt. Dies ist z. B. der Fall bei der Operation von angeborenen Herzfehlern. Es ist verständlich, daß zur Stellung einer prophylaktischen Indikation eine noch subtilere Kenntnis der Lebenserwartung, der Entwicklung und des richtigen Zeit-

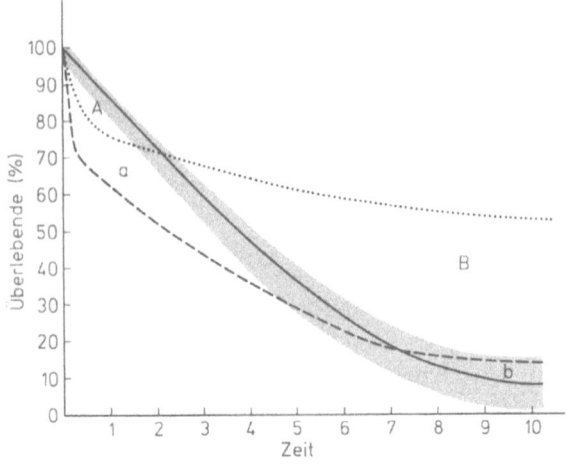

```
——— konservative Behandlung (statistische Streuung)
·········· Operation 1      A,a  verlorene Lebenszeit durch
                                 Operationsletalität
– – – Operation 2           B,b  gewonnene Lebenszeit
```

Abb. 1. Diagramm zur Abschätzung relativer und komplikationsprophysikalischer Operationsindikationen. Durch die Operationsletalität werden zunächst von den operierten Patienten weniger am Leben sein als von den nichtoperierten. Ist die Operationsletalität gering und der Effekt der Operation groß, so wird die durch Operationsletalität vernichtete Lebenszeit (Fläche A) klein sein, im Vergleich zur gewonnenen Lebenszeit (Fläche B), ist hingegen die Operationsletalität hoch und der Effekt der Operation gering, so daß die weitere Sterbequote zwar kleiner als bei rein konservativem Verlauf, aber immer noch beträchtlich ist, so wird die durch Operationsletalität verminderte Lebenszeit (Fläche a) durch gewonnene Lebenszeit (Fläche b) nicht oder sehr spät erst aufgewogen. Zwischen diesen beiden Extremkurven bewegen sich die Erfolgsmöglichkeiten relativer Indikationen. (Nach Streicher 1969)

punkts für den Eingriff bekannt und berücksichtigt werden müssen, darüber hinaus natürlich auch die bereits bei der relativen Indikation in Betracht zu ziehenden Eigenschaften des Patienten (Persönlichkeit, Gesundheitszustand, soziales Umfeld etc.).

Auch in der Chirurgie werden *Indikationen für einen diagnostischen Eingriff* besonders berücksichtigt. Sie sind im wesentlichen vergleichbar mit den weiter unten zu besprechenden Indikationen der inneren Medizin. Der Hinweis auf die Indikation zum diagnostischen Eingriff nur unter der Bedingung der sich daraus ergebenden Konsequenz wird auch in den Lehrbüchern der chirurgischen Indikation stark betont (Streicher 1969; Heberer u. Schweiberer 1981).

Die Schwierigkeit, bei gegebener technischer Möglichkeit die Indikation zu einem Eingriff zu begrenzen, klingt auch bei Streicher (1969) an:

Bei der Beschäftigung mit Operationsindikationen muß man sich immer wieder fragen, ob durch den alltäglichen Umgang mit einer Menge technischer Dinge nicht ganz generell die Gefahr besteht, daß technische Perfektion und Routine das ärztliche Verantwortungsbewußtsein beeinflussen. Nur das stete Abwägen der Risiken schützt uns davor, die uns gegebenen technischen Möglichkeiten zu mißbrauchen.

Daß diese Gefahren einer zu weitherzig gestellten Indikation nicht neu sind, beweist ein Zitat von Bauer (1954): „Wer noch Zweifel hat, prüfe sich selbst, ob er – würde er selbst der Patient sein – die Operation an sich selbst vornehmen lassen würde."

Aus den Ausführungen ergibt sich, daß auch für die Chirurgie die Schwierigkeit der Indikationsstellung von der absoluten Indikation bei einem akut lebensbedrohlichen Eingriff bis zur diagnostischen Indikation für eine invasive Maßnahme ständig größer wird.

2.2 Indikationsformen in der inneren Medizin

Eine *absolute Indikation* zur ärztlichen Handlung ohne zeitlichen Aufschub, sei sie apparativ, medikamentös oder auch verbal, wird dann gesehen, wenn ein lebensbedrohlicher Zustand (wie z. B. beim Notfall) besteht. Im wesentlichen sind es 2 Gesichtspunkte, welche die absolute Indikation auch in der inneren Medizin begründen:

Zunächst ist die Prognose ausschlaggebend, welche das Versagen eines Organsystems in kurzer Zeit in der Größenordnung von Minuten oder auch Stunden voraussehen läßt, bei einem Patienten, der aufgrund von anamnestischen Daten und aufgrund seines Lebensalters zur Behebung des vorliegenden Zustandes eine gute Lebensprognose aufweist. Als Beispiel mag hier das Versagen der Atmung oder auch der Herztätigkeit genannt werden. Hierher gehört auch jeder Blutdruckabfall, eine große Blutung, Austrocknungserscheinungen bei Kindern mit Volumenmangel, Herzinfarkt, der akute, sog. maligne Kopfschmerz bei Hochdruck oder Subarachnoidalblutung, Verwirrtheitszustände u. v. a. m.

Eine Besonderheit der absoluten Indikation ist die Schmerzbehandlung, die Minderung von Leiden wie Erbrechen, Schwindel, Übelkeit, Unruhe, Schlaflosigkeit usw. Die oben mehrfach genannten persönlichen Daten wie Alter, Geschlecht, Krankheitseinsicht usw. spielen hier die gleiche, nicht im Vordergrund stehende Rolle wie bei der absoluten Indikation in der Chirurgie.

An dieser Stelle sei aber auch an die oft nicht immer offenbare absolute Indikation zum Handeln bei einem suizidalen Patienten erinnert, welcher mit Organbeschwerden ohne objektiven Befund seinen Arzt hilfesuchend anspricht, und dem mit verbal- und sozialtherapeutischen Methoden geholfen werden muß.

Eine absolute Indikation zur Therapie besteht in der inneren Medizin auch beim Nichtakutkranken, wenn es sich um eine heilende Maßnahme bei einer Erkrankung handelt, welche unbehandelt zum Tode oder zum bleibenden Defekt führen würde, in diesem Falle ist allerdings ein Aufschub möglich. Unter diese Gruppe von Erkrankungen sind Infektionskrankheiten wie z. B. Tuberkulose, Typhus abdominalis oder Malaria zu rechnen. Die absolute Indikation besteht immer dann, wenn eine spezifische Therapie ein umrissenes Krankheitsbild im Sinne einer Krankheitsentität zur Abheilung bringen kann, wie z. B. bei der Lymphogranulomatose. Bei unspezifischen Infektionen, d. h. Infektionen, bei denen im Augenblick des Handlungszwanges der Erreger nicht bekannt ist, ist eine antibakterielle antibiotische Therapie nur dann absolut notwendig, wenn zu erwarten ist, daß unter einem fieberhaften Zustand ein Organsystem wie z. B. das Herzkreislaufsystem, die Atmung oder das Zentralnervensystem zusammenbrechen könnte (vitale Indikation).

Die zuletzt genannte absolute Indikation wird aber bereits im stärkeren Maße durch die Persönlichkeit, insbesondere die Einsicht des Kranken beeinflußt. *Die absolute Indikation bedeutet, daß eine Maßnahme hier und jetzt eingesetzt werden muß.*

Die *relative Indikation* in der inneren Medizin ist durch 2 Gesichtspunkte gekennzeichnet:
1. Handlungsnotwendigkeit besteht in diesem Augenblick oder später, d.h. die Handlung ist notwendig, kann aber auch zu einem späteren Zeitpunkt eingesetzt werden;
2. Abwägen von Vor- und Nachteilen einer Handlung für den Patienten.

ad 1. Eine therapeutische Maßnahme, insbesondere eine medikamentöse, kann durchaus sinnvoll für ein Krankheitsbild sein, ist aber besser erst zu einem späteren Zeitpunkt einzusetzen: Bei einem hochfieberhaften Patienten mit unklarer Infektionsursache, sowohl was das befallene Organ (Lunge? Harnwege?) als auch was den Erreger betrifft, ist z. B. bei stabilem Kreislauf jugendlicher Patienten und bei intakter Organfunktion ein Abwarten durchaus möglich.

Hier müssen also die persönlichen Daten des Patienten (Alter, Geschlecht, psychische Situation usw.) v. a. in bezug auf die Prognose berücksichtigt werden. Außerdem ist zu bedenken, welche Vorteile zur Erkennung und Beurteilung eines Krankheitsbildes die abwartende Handlung haben könnte (z. B. spontaner Fieberabfall).

ad 2. Eine relative Indikation besteht für die chronische Dauertherapie immer dann, wenn bei einem Kranken der jetzige Zustand erhalten werden muß. Hierher gehört die Digitalisierung, die Diätbehandlung, jede Form der Veränderung der Lebensumstände, z. B. auch das Rauchverbot, die Gewichtsreduktion, Berufseinschränkungen, die aktive Bewegungstherapie, d. h. alle Maßnahmen, welche die Zusammenarbeit mit einem einsichtsvollen Patienten voraussetzen. Die Daten über die Nichtbefolgungsrate sind zu berücksichtigen. Zu den raltiven Indikationen gehören aber auch alle eingreifenden Maßnahmen der zytostatischen Therapie, welche keine Heilung, sondern lediglich einen Palliativerfolg erwarten lassen. Je stärker die persönlichen Daten des Patienten wie Alter, Geschlecht, Intelligenzgrad, Leidensunwilligkeit, Einsicht in eine Therapie berücksichtigt werden müssen, um so „relativer" ist die Indikation für eine Therapie zu sehen.

Die *prophylaktische Indikation* stellt die genannten persönlichen Daten noch weiter in den Vordergrund. Sie umfaßt diätetische, physikalische oder medikamentöse Maßnahmen, welche einem Krankheitszustand vorbeugen sollen. Zu letzteren gehören die medikamentösen Beeinflussungen von Laborwerten (Hyperlipidämien), deren Wert immer noch in der Diskussion ist, ebenso wie die Beeinflussung von Fettleibigkeit durch entsprechende diätetische Maßnahmen. Hierher gehört u. a. auch die eindeutige Indikation zur prophylaktischen medikamentösen Therapie eines Hochdrucks.

Die *Kontraindikation* besteht für alle Maßnahmen, von denen von vornherein ein Erfolg nicht zu erwarten ist, nämlich dann, wenn die genannten persönlichen Daten des Patienten so sind, daß die entsprechende Maßnahme nicht durchgeführt, das Medikament nicht eingenommen wird oder sogar zu erwarten ist, daß durch falsche Einnahme eine Verschlechterung des Krankheitszustands erwartet werden könnte. Hierher gehört die Marcumarbehandlung bei fehlender Einsicht in die Notwendigkeit der Überprüfung oder bei nicht beeinflußbarem Alkoholismus oder eine Digitalisierung bei bereits erwiesener Unzuverlässigkeit der Einnahme mit digitalisbedingten Rhythmusstörungen. Außerdem besteht eine Nichtindikation bei nicht erwiesener pharmakologischer Wirkung eines Medikaments.

Der Indikationsbegriff in der inneren Medizin und in der Allgemeinmedizin ist also im Bereiche der absoluten Indikation weitgehend mit dem der chirurgischen vergleichbar. Bei der relativen Indikation, der prophylaktischen Indikation und der Kontraindikation tritt immer mehr die Berücksichtigung der Persönlichkeit des Patienten für die Indikationsstellung zu einer Maßnahme in den Vordergrund der Entscheidung.

> Worin besteht der Unterschied zwischen Indikationen in der Chirurgie und in der inneren Medizin, und wo liegen ihre Parallelen? Können Sie aus Ihrem nichtberuflichen privaten Lebenskreis Beispiele nennen, wo Dinge „eigentlich getan werden müßten", deren Durchführung aber aus persönlichen Gründen unterbleiben muß? Wieweit gehen in diese Entscheidungen auch Ihre ganz persönlichen Empfindungen oder Mißempfindungen mit ein (Kindererziehung, Elternbetreuung)?

2.3 Stellung der Indikation im ärztlichen Entscheidungsprozeß

> Die Diagnose ist Erkenntnis und Handlung zugleich (Koch 1920; Wieland 1975). Der das heutige medizinische Denken beherrschende diagnostische Imperativ ist einzuschränken.

Da zu jeder ärztlichen Erkenntnis, d. h. zu jedem Grad der Diagnose auch die Handlung gehört, ist die Indikation ein unmittelbarer Bestandteil der Diagnostik. Die sich ergebende Handlung kann eine aktive sein, d. h. es kann die Indikation zu einer Maßnahme gestellt werden, sei sie diagnostischer Art, um die Kenntnis des Krankheitsbildes zu vertiefen, oder sei sie therapeutischer Art, um die festgestellte Störung zu beeinflussen. Es kann aber ebenso gut eine Entscheidung im Sinne einer Unterlassung getroffen werden, d. h. man ergreift keine Maßnahme und wartet – unter ständiger Überwachung – den spontanen Verlauf der Erkrankung ab („Oudenotherapie" nach Bleuler, „wait and see").

Die Indikation berücksichtigt das gefundene Krankheitsbild, indem akute Beschwerde, akute Bedrohung (Prognose) und weitere diagnostische Maßnahmen bei unklarem Befund nach Kenntnis des Krankheitsbildes und persönliche Erfahrung gegeneinander abgewogen werden.

Als essentielle Eigenschaft gehen in die Überlegung für oder gegen eine Handlung ganz persönliche Daten des Patienten ein wie Alter, Schwere des Krankheitsbildes, persönliche Belastbarkeit, Einsichtsvermögen, soziale Umwelt, Leidensunwilligkeit, Krankheitseinsicht u. v. a. m. Die Indikation wird nicht nur für eine therapeutische Maßnahme, sondern auch für die diagnostische Methodik gestellt, wobei die Überlegungen bezüglich der Methode um so kritischer werden, je invasiver und belastender oder sogar lebensbedrohender diese für den Patienten sein könnte.

2.4 Die Diagnose als Handlungselement

Für die Indikation zum Handeln ist die Diagnose nur eine von verschiedenen wichtigen Grundlagen. Diagnostisches Denken beherrscht jedoch die wissenschaftliche Medizin so sehr, daß die Diagnose oft als alleinige Basis für indiziertes therapeutisches Vorgehen angesehen wird. Trotz der anerkannten Einheit von Diagnose und Handlung ist die Begrenzung dieser Denkweise aufzuzeigen, weil diese eine der wesentlichsten Ursachen für die kritiklose Anwendung diagnostischer Maßnahmen darstellt: *Der diagnostische Imperativ beherrscht das medizinische Denken* (Hartmann 1981).

Die Diagnose ist ein schwer abgrenzbarer Begriff, da sich von der ersten Kenntnisnahme des Krankheitsbildes beim Arzt bereits Vorstellungen über die Erkrankung einstellen, die bei bedrohlicher Symptomatik zur ersten therapeutischen Handlung führen können. So kann eine eindeutige Differenzierung zwischen Symptom und Diagnose in der Akutmedizin oft nicht vorgenommen werden: Atemstillstand, Herz-Kreislauf-Versagen, akutes Abdomen, Volumenmangelschock bei innerer Blutung und viele andere Symptomdiagnosen mehr bedürfen eines sofortigen Eingreifens in Hinsicht auf die möglichen Folgen, ohne daß die wirkliche Ursache der Erkrankung abgeklärt ist.

Eine derartige „Symptomdiagnose" ist am besten mit dem Begriff *Anhiebsdiagnose* umschrieben und beruht lediglich auf einem Eindruck, der durch anamnestische Daten oder ein hervorstechendes Symptom gekennzeichnet sein kann und ggf. zu sofortigem Handeln zwingt (Schock, Atemstillstand u. ä.).

Differenzierter ist dagegen die *Vermutungsdiagnose,* die aufgrund einer eingehenden Anamnese und körperlichen Untersuchung gestellt wird. Die Vermutungsdiagnose ist somit begründeter, gesicherter, weil hier anamnestische Daten, die genaue Schilderung der Entwicklung der Erkrankung und körperliche Befunde bereits zu einem begründeten Erkenntnisvorgang einer Diagnose höherer Wahrscheinlichkeit führen. Sie ist im Hinblick auf die möglichen Folgen eine sichere Basis für das weitere diagnostisch-therapeutische Vorgehen.

Die sog. *vorläufige Diagnose* beruht dann auf zusätzlichen labortechnischen Ergebnissen, vorläufig deshalb, weil für die nächste Zeit therapeutische Maßnahmen oder „abwartendes Offenlassen" des Verlaufs für den Arzt begründet und verantwortbar sind.

Die *Abschlußdiagnose* beruht zusätzlich bereits auf dem kontrollierten Verlauf, auf einer erfolgreichen Therapie, auf der Beobachtung einer spontanen Besserung oder einer diagnostisch vorhergesehenen Verschlechterung. Sie beinhaltet also zusätzlich die Bestätigung der vorläufigen Diagnose durch die richtige Maßnahme. Hier ist das Ex-juvantibus-Prinzip in den Erkennungsprozeß eines Krankheitsbildes eingegangen.

Die Diagnose wird erst dann weitgehend identisch mit einer Krankheitsentität, wenn die größtmögliche Sicherheit aller Untersuchungsmethoden und die Bestätigung durch den Verlauf, durch einen therapeutischen Erfolg oder durch die Vorhersage einer Verschlechterung, vielleicht sogar eine Bestätigung durch die Obduktion, eingetreten ist (Tabelle 1).

Tabelle 1. Diagnoseformulierungen mit steigender Wahrscheinlichkeit

Anhiebsdiagnose
Vermutungsdiagnose
Vorläufige Diagnose
Abschlußdiagnose
Diagnose = Krankheitsentität

Danach handelt es sich bei der Diagnosestellung an einem Kranken und bei der theoretischen Benennung eines Krankheitsbildes um vollkommen verschiedene Modelle: Einmal liegt eine praktische Handlungsanleitung für den Arzt vor. Bei der Krankheitsentität handelt es sich aber um die „Ausprägung einer nicht optimalen Sollwerteinstellung des als Regelsystem verstandenen Organismus" (Höpker 1977). Letztlich liegen in der praktischen Medizin immer nur Wahrscheinlichkeitsdiagnosen vor, niederen oder, bei weiterem Fortschritt der Durchschauung eines Krankheitsbildes, höheren Wahrscheinlichkeitsgrades (Koller 1967). In jedem Augenblick des diagnostischen Fortschritts muß – wenn notwendig – von der erreichten Sicherheit der Diagnose eine Therapie abgeleitet werden, so z. B. bei der Behebung eines Atemstillstands mit Einleitung einer sofortigen Mund-zu-Mund-Beatmung ohne jede Kenntnis der Ursache oder mit dem Einsatz eines Antibiotikums bei hohem, bedrohlichem Fieber ohne exakte Kenntnis des Entzündungsherdes oder der auslösenden Bakteriämie. Hierher gehört auch die Bekämpfung von unerträglichen Schmerzen mit einem Analgetikum (selbstverständlich unter Berücksichtigung der krankheitsverschleiernden Schmerzdämpfung wie z.B. beim Bauchschmerz). In diesem Bereich verwischen sich die Begriffe des Symptoms und der Diagnose besonders dann, wenn – wie ausgeführt – ein lebensbedrohliches Symptom eines sofortigen Handelns bedarf.

Am Krankenbett gibt es keine sichere Diagnose, sondern nur Durchschauungen eines Krankheitsbildes hohen Wahrscheinlichkeitsgrades mit weitgehender Identifizierung einer Krankheitsentität.

Die Begrenzung unserer diagnostischen Möglichkeiten, auch beim Einsatz von allen zur Verfügung stehenden Methoden, wird durch die Vergleiche zwischen klinischen und pathologisch-anatomischen Diagnosen von verschiedenen Autoren nachgewiesen.

Selbstverständlich muß zu einem solchen Vergleich bezüglich der Nichterkennung von Erkrankungen die Wertigkeit der Fehldiagnosen beurteilt werden, wie dies durch eine Zusammenstellung der Kölner Universitätsklinik durch Gross u. Fischer (1981) an 764 verwertbaren Autopsien durchgeführt worden ist. Die Autoren teilten ihr Krankengut ein in a) vollständig richtige Diagnose mit völliger Übereinstimmung zwischen pathologisch-anatomischer Diagnose und klinischer Diagnose sowie b) fast richtige Diagnose, bei der eine leichte Erweiterung der klinischen Diagnose durch die pahtologische Diagnose hinzutrat, die aber keine Bedeutung für den klinischen Verlauf hatte. Als weitere Kategorie wurde gewählt: c) zu erweiternde Diagnose, die für die klinische Therapie und Prognose keine Bedeutung hatte. Darüber hinaus wurde d) eine unzureichende Diagnose angenommen, wenn eine wesentliche Erweiterung der klinischen Diagnose durch die pathologische Anatomie herbeizuführen war. Als e) falsche Diagnose wurde eine Diskrepanz zwischen klinischer und pathologischer Diagnose bezeichnet, welche darüber hinaus zu einer Fehlprognose bzw. Fehlbehandlung des Krankheitsbildes geführt hat.

Zu dieser letzten, ausschlaggebenden Fehldiagnose kam es in immerhin 8% der Fälle. Die Vorbedingungen und die Ursachen werden von den Autoren breit diskutiert. Diese Zahlen ergeben, daß auch bei Einsatz aller Möglichkeiten die klinische Diagnose nur einen gewissen, wenn auch vielleicht hohen, Wahrscheinlichkeitsgrad erreichen kann.

Die Vermutungsdiagnose (Konjektur nach Hartmann 1981) und die daraus sich ergebende Indikation zu einer ärztlichen Handlung entsprechen eher dem wirklichen ärztlichen Denken als die allgemeine Vorstellung von der Durchschauung eines Krankheitsbildes und der daraus abgeleiteten Therapie. Denn jede Diagnose bleibt eine Vermutungsdiagnose und jede Indikation wird gestellt aufgrund von Überlegungen, in die nicht nur die Konsequenz aus einer Diagnose eingeht, sondern auch immer die Prognose und v. a. die Reaktionsweise des individuellen Patienten.

Der Begriff der Indikation ist durch den „diagnostischen Imperativ" unklarer geworden. Die chirurgische Definition „ohne Diagnose gibt es keine Operation", weist in Wirklichkeit darauf hin, daß Indikationen die Ursache für einen Eingriff sind, so z. B. bei der Indikationsstellung zur Appendektomie, welche nicht über eine Vermutungsdiagnose hinauskommt.

Aufgrund des probabilistischen Charakters (Wahrscheinlichkeit) des Symptom-Krankheit- und Krankheit-Symptom-Zusammenhangs sind nur Wahrscheinlichkeitsdiagnosen möglich. Die Optimierung der Entscheidung für die Diagnostik bzw. den therapeutischen Eingriff kann so die einzige Handlungsanweisung sein. Dafür muß die Klärung des Wahrscheinlichkeitsbegriffs für die Wahrscheinlichkeitsdiagnose erfolgen (Sadegh-Zadeh 1974; vgl. 3.1).

Den Diagnosebegriff im Zusammenhang, wenn nicht gar in Übereinstimmung mit der Krankheitsentität zu sehen, hat zu einer Verdrängung geführt: „Der Grund dafür, Indikation in Diagnose aufgehen zu lassen, ist eine Verdrängung des stark empirischen Gehaltes der praktischen Medizin. Die Vermischung schwächt aber sowohl den Anspruch der Diagnose wie den Leitwert der Indikation ab. Sie schafft zugleich Wertunterschiede, die der notwendigen Nüchternheit ärztlichen Denkens, Urteilens und Handelns nicht gut bekommen" (Hartmann 1981).

So handelt es sich zweifellos bei dem Ziel, die klinische Diagnose mit der Krankheitsentität zu korrelieren, um eine echte Utopie. Die Konstitutionspathologie von Curtius (1959) und Siebeck (1949) wies bereits darauf hin, daß die Variation der Krankheitsbilder am Einzelkranken so groß ist, daß unsere Krankheitslehre, nach Diagnosen und Krankheitsentitäten eingeteilt, kein natürliches oder logisch befriedigendes Ordnungssystem sein kann. Dafür spricht auch die Heterogenität dieses nach Krankheitseinheiten geordneten Diagnosensystems. Wir kennen pathologisch-anatomische Diagnosen wie z.B. die Mitralstenose. Daneben existieren gleichwertig für uns pathologisch-physiologische Diagnosen wie Asthma bronchiale, Diabetes mellitus, bei denen ein pathologisch-anatomisches Substrat fehlt. Ätiologische Diagnosen wie Typhus abdominalis, Tuberkulose, alkoholische Fettleber beinhalten neben der Pathologie und der Funktion auch die Ursache, die Ätiologie der Erkrankung. Die sog. Syndromdiagnosen sind reine Beschreibungen (Löfgren-Syndrom, Mikulicz-Syndrom) und die sog. Pathiediagnosen Diagnosen im Wartestand bei bisheriger Unkenntnis von Ursache und Pathophysiologie.

Die an der Krankheitsentität ausgerichtete Diagnose, die sich lediglich auf einen Zustand richtet, führt oft zu dem Zwang der Benennung – oder besser: Etikettierung eines Krankheitsbildes ohne Konsequenz für den Kranken im Sinne einer Legitimation – oder auch Alibifunktion – unter Belastung von Patienten, ärztlichem und pflegerischem Personal und mit entsprechenden Kosten. Es kann nicht genug wiederholt werden, daß diagnostische Invasivmaßnahmen ohne Therapiekonsequenz eine primär unärztliche Handlung sind.

„Die Medizin ist von Haus aus eine praktische Disziplin. Sie ist weder eine Natur- noch eine Sozialwissenschaft. Ihre Intention geht nicht darauf, ein Stück natürlicher oder sozialer Wirklichkeit zu erkennen, sondern darauf, in dieser Wirklichkeit bewußt und geplant zu handeln" (Wieland 1975).

Dieser Forderung wird in Klinik und Praxis dauernd entsprochen, besonders in der Akutmedizin. Die schlechte Prognose ist die Indikation zum sofortigen Handeln. Beim Kammerflimmern geht es um die sofortige Defibrillation, wobei es im Augenblick völlig gleichgültig ist, ob dieses durch einen Myokardinfarkt oder durch eine Myokarditis bei Virusinfekt hervorgerufen worden ist. Auch bei der akuten Atmungsinsuffizienz wird beim Atemstillstand der Frage, ob zentral oder peripher bedingt, ob toxisch bei Vergiftung oder bei schwerer Obstruktion, kein großes Gewicht beigemessen, sondern es muß intubiert werden. Die Indikation zur Appendektomie beruht, wie ausgeführt, auf der schlechten Prognose der unterlassenen Operation, nie auf einer pathologisch-anatomisch gesicherten Diagnose.

Über die Kritik am Diagnosebegriff hinaus scheint es zu einer Erweiterung unserer ärztlichen Erkenntnis und also auch der immer damit zusammenhängenden ärztlichen Handlung zu kommen, deren Tempo sich aus Prognose und Indikation ergibt:

Wir müssen uns heute aller Wahrscheinlichkeit nach auf tiefgreifende Änderungen in den Systemen gefaßt machen, indem die Medizin Informationen gewinnt, verarbeitet und speichert und schließlich für das ärztliche Handeln fruchtbar macht. So ist es wahrscheinlich, daß die an einer Krankheitseinheit orientierte Diagnose ihre zentrale Stellung im System des ärztlichen Denkens und Handelns auf die Dauer nicht wird behaupten können, sondern sie zu Gunsten anderer, differenzierterer, vielleicht auch abstrakterer, aber nichtsdestoweniger praxisnäherer ärztlicher Beurteilungssysteme wird räumen müssen (Wieland 1975).

In diesem Sinne ist es zu verstehen, daß heute bereits Bezeichnungen für Krankheiten eingeführt wurden, die die Therapiekonsequenz, die Prognose, den Schweregrad, die Ausdehnung des Prozesses bzw. das Stadium der Krankheit mit berücksichtigen. All diese erst in den letzten Jahren erarbeiteten Krankheitsbezeichnungen weisen auf den schon angelaufenen Änderungsprozeß in Krankheitsbenennungen hin, wie z.B. M. Hodgkin III a, Mitralstenose II b, instabile Krescendoangina-pectoris, terminale Niereninsuffizienz, Kolonkarzinom Dukes C.

Wenn *keine Diagnose* gestellt werden kann und diese auch durch Beobachtung und Verlauf unter einer Therapie ex juvantibus nicht zu erreichen ist, sollte man sich entschließen, eine Definition des Krankheitsbildes mit der Hauptbeschwerde oder dem vorherrschenden Symptom (Kopfschmerz, Herzschmerz, Pneumonie usw.) mit dem Zusatz „ungeklärter Ursache" zu erstellen. Durch eine solche Festlegung ist für den nachuntersuchenden oder beigezogenen Arzt die Unsicherheit der Situation klar definiert. Der Nachuntersucher ist aufgefordert, mit ihm zur Verfügung stehenden Mitteln eine Klärung – wenn möglich – herbeizuführen.

Die genannten Unsicherheiten in der Diagnosestellung bzw. in der Krankheitsbezeichnung haben zum sog. „problemorientierten Krankenblatt" geführt, in dessen Mittelpunkt nicht mehr die eigentliche Diagnose, sondern das besondere Problem des Patienten so lange formuliert steht, bis dieses gelöst ist. Das Wort Problem beinhaltet bereits den Aufforderungscharakter zur Lösung, zur Indikationsstellung für eine aktive Handlung: z.B. Hypokaliämie bei Diuretikagaben oder Digitalisüberempfindlichkeit oder unklare Fieberschübe oder Myokardinfarkt mit Neigung zur ventrikulären Extrasystolie, die eigentliche Diagnose Herzinsuffizienz bei koronarer Herzerkrankung ist nicht so bedeutsam.

Trotz der bisher gemachten Ausführungen wird es aber als Ziel eines diagnostischen Prozesses anzusehen sein, mit zunehmender Wahrscheinlichkeit einer Diagnose *ein Übereinstimmen von Krankheitsentität und Diagnose anzustreben,* weil nur dann eine ätiologisch begründete Therapie abgeleitet werden kann, wenn das Krankheitsbild durchschaut ist. Je nach der Intensität oder der Gefährlichkeit eines Eingriffs oder einer weiteren Maßnahme muß die sichere, sogar histologisch definierte Diagnose gestellt sein, wie z.B. bei der Operation von einem kongenitalen Vitium, welche mit Herzkatheterismus unter dem Einsatz der gesamten modernen Diagnostik für den korrigierenden Eingriff erkannt sein muß, oder bei der Einleitung einer eingreifenden zytostatischen Therapie bei der histologisch definierten Diagnose eines malignen Lymphoms. Darüber hinaus ist es absolut notwendig, eine genaue Definition von Krankheitsbildern beizubehalten, schon allein deshalb, weil die Behandlung von Kranken durch mehrere Ärzte vorgenommen wird, für die ein Ordnungssystem als Verständigungsbasis vorliegen muß. Außerdem werden Krankheitsentitäten weiterhin die Grundlage für die Lehre in Klinik und Praxis sein müssen, da nur derjenige, der die Systematik der Krankheitsbilder erlernt hat und kennt, in der Lage ist, deren Variationen mit allen ihren Abweichungen an der Einzelpersönlichkeit des Patienten wiederzuerkennen. Differentialdiagnostisches Denken ist überhaupt nur möglich, wenn die grundsätzliche Symptomatik aus Anamnese, Befund und Labor sowie röntgentechnischen Daten dem Untersucher präsent sind. Außerdem ist für die juristische Beurteilung z.B. von Begutachtungen ein Ordnungssystem im Sinne von Krankheitsdiagnosen anzustreben. So muß das Ansinnen abgelehnt werden, Diagnosen durch ein sog. Clinical-decision-support-System zu ersetzen.

Die sog. wissenschaftliche Medizin ist eben nicht als einheitlich anzusehen. Die Heilkunde bedient sich, wie allgemein bekannt, einer Vielzahl von Wissenschaften, Techniken und Modellen. Schon wenn man nur wenige Jahrzehnte der Medizingeschichte zurückverfolgt, findet man erstaunliche Änderungen der Denk- und Handlungsmethoden. Man denke nur an den Wandel in der Beurteilung der sog. Risikofaktoren der Arteriosklerose, Hyperlipidämie und Übergewichtigkeit, Diätbehandlung des Ulcus ventriculi oder an den Wechsel in der Einschätzung von Rehabilitationsverfahren nach Herzinfarkt und auch an die Uneinheitlichkeit der Stellungnahmen namhafter Autoren zur Dikumarolprophylaxe nach Myokardinfarkt oder die nach wie vor bestehende Unsicherheit der ätiologischen bzw. pathophysiologischen Erklärung des Myokardinfarkts. Es ist sicher symptomatisch für die Unsicherheiten auch in den Definitionen unserer heutigen wissenschaftlichen Medizin, daß 1979 ein Symposion über die *Pluralität in der Medizin* mit namhaften Autoren unter Leitung von Neuhaus (1980) abgehalten wurde. Dieser Pluralismus ist bedingt durch den wissenschaftlichen Fortschritt, wobei von einer Gruppe von Ärzten neue Methoden und Denkweisen anerkannt, von anderen aber noch abgelehnt werden, aber auch durch Änderungen in der Gesellschaft mit ihrem (z. B. durch unser Sozialsystem bedingten) Wechsel in der Patienten-Arzt-Beziehung und in der Spannung zwischen individuellem Heilauftrag und allgemeinem Erkenntnisstreben.

Die vorgelegten Gedankengänge stellen, so betrachtet, einen Schritt zur Bewußtmachung dieser pluralen Medizin dar. „Wenn man sich verirrt hat, ist es besonders schwierig, den Wegweiser zu finden. Wir wollen uns gemeinsam auf die Suche machen" (Neuhaus in der Einführung zu dem genannten Symposion). Die gemeinsame Grundlage der Pluralität besteht in den Elementen des ärztlichen Handlungsmusters, welches zwischen einem hilfesuchenden Patienten und einem ihm helfenden Arzt im Laufe der Jahrhunderte definiert worden ist.

Es wäre allerdings zu einfach, die Relativität des Diagnosebegriffs nur vom Systematisch-Grundsätzlichen her abzuhandeln, ohne die Fehlleistungen ärztlicher Untersuchungstechnik und ärztlichen Wissens mit einzubeziehen, wie dies von Janzen (1970) in seiner Abhandlung über die Entstehung von Fehldiagnosen geschehen ist: Hier werden (zunächst grundsätzlich) unzureichende Terminologie und das Streben nach einer Diagnose als Quelle von Irrtümern genannt, dann aber (im einzelnen) die unzulängliche Anamnese, die unzureichende und fehlerhafte Deutung von Symptomen – Überbewertung von Leitsymptomen, Unterbewertung von Feinsymptomen –, die Fehldeutung eines Krankheitsverlaufs. Schließlich wird die Fehldiagnose durch fehlerhafte Zusammenfassung von Symptomen für den neurologischen Bereich auch durch eine umfangreiche, lesenswerte Kasuistik erläutert, interpretiert und definiert.

Mangelhafte Untersuchungstechnik, schlechte Anamneseerhebung, unzureichende Beobachtung eines Krankheitsverlaufs sind vermeidbare Fehler, die ausgeschaltet werden müssen.

> Bitte versuchen Sie, die Variationen des Diagnosebegriffs
> Anhiebsdiagnose
> Vermutungsdiagnose
> vorläufige Diagnose
> Abschlußdiagnose
> ätiologische Diagnose
> anatomische Diagnose
> pathologisch-physiologische Diagnose
> Syndromdiagnose
> Symptomdiagnose
>
> folgenden Krankheitserscheinungen zuzuordnen:
> Mitralstenose
> Niereninsuffizienz
> Kolonkarzinom Dukes III
> Zeckenenzephalitis
> Atemstillstand
> Vincristinpolyneuropathie
> akutes Abdomen
> Myokardinfarkt mit Aneurysmabildung im Spitzenbereich und polytoper ventrikulärer Extrasystolie
> Magenblutung mit beginnendem Volumenmangelschock
> unklare BSG-Erhöhung

2.5 Die Bedeutung der Anamnese für die Indikation zum ärztlichen Handeln

> Wenn man den zentralen hohen Wert von Anamnese und Befund erfaßt hat, versteht man, warum Naturheilkundler und Augendiagnostiker einen so großen Erfolg haben.

Auf die große Bedeutung der Anamnese für die Indikation zum ärztlichen Handeln sei an dieser Stelle besonders hingewiesen. Die Anamnese ist und bleibt die Grundlage jeder Erkennung eines Krankheitsbildes und dessen Behandlung:

Jeder weitere diagnostische und therapeutische Prozeß basiert auf der ersten Vermutung bezüglich Ursache oder Auslösung des Krankheitszustandes. *Da alle Diagnosen nur einen bestimmten Wahrscheinlichkeitsgrad haben, welcher durch jede weitere Untersuchung oder Beobachtung erhöht wird, bildet die erstdiagnostische Maßnahme der Anamnese (und zusätzlich des körperlichen Befundes) die Basis für weitere gezielte diagnostische Maßnahmen.* Diese zusätzlichen diagnostischen Erkenntnisse sind von nur geringem bzw. sogar ohne Wert, wenn sie ungezielt und ohne diese erste, durch die Anamnese und Erhebung des körperlichen Befundes gewonnene Wahrscheinlichkeitsdiagnose (Anhiebsdiagnose, vorläufige Diagnose, Vermutungsdiagnose; s. 2.4, Tabelle 1) eingesetzt werden. Der Wahrscheinlichkeitsgrad der Diagnose kann sich mathematisch ableitbar nur erhöhen, wenn bereits die genannte Vermutungsdiagnose aus Anamnese und körperlichem Befund gestellt wurde: Die a-priori-Wahrscheinlichkeit, gewonnen durch die Anamnese und den körperlichen Befund, wird in eine höhere A-posteriori-Wahrscheinlichkeit durch die gezielt eingesetzte diagnostische Maßnahme gesteigert (s. 3.3).

Es ist auch deshalb so wichtig, auf diese Zusammenhänge hinzuweisen, weil sich nur durch derartig gezielte Maßnahmen unnötige, den Patienten und die Laboratorien belastende kostenträchtige Untersuchungen vermeiden lassen, welche zur weiteren Abklärung eines Krankheitsbildes nicht wesentlich beitragen. Bei längerer klinischer Erfahrung nimmt Wichtigkeit und Bedeutung der lückenlosen Erhebung einer Vorgeschichte immer weiter zu (Adams 1958; Anschütz 1978; Dahmer 1970; Grund u. Siems 1957; Groß 1969; Prior u. Silberstein 1963).

Die Anamnese hat 2 Funktionen, einmal die *Interaktionsfunktion,* um die Persönlichkeit des Kranken zu erfassen, und die *Informationsfunktion,* welche die Daten aus der Vorgeschichte aufnimmt (Habeck 1977). Die Interaktionsfunktion der Anamnese besteht darin, daß der Arzt den Patienten kennenlernt und damit die Persönlichkeit des Kranken durchschaut, die Wertigkeit der Symptome erfaßt, Übertreibungen, Dissimulationen erkennt, die Stimmungslage, ob depressiv oder hyperthym, wertet, um damit dann die bei der Informationsfunktion der Anamnese erhobenen Daten zu interpretieren. Außerdem sollte er sich über seine eigenen Reaktionen auf den Patienten klar werden. Die Anamnese erhellt nicht nur die Vorgeschichte der Krankheit, sie ist auch das geeignetste Mittel, die Persönlichkeit des Patienten zu beurteilen.

Die Interaktionsfunktion der Anamnese hat für die Indikationsstellung zu therapeutisch-diagnostischen Maßnahmen eine so hervorragende Bedeutung, weil nur hier die Möglichkeit besteht, die Person des Kranken für das Einsetzen von Maßnahmen mit zu berücksichtigen: Leidenswilligkeit oder -unwilligkeit, Leidensdruck, Willensstärke, Intelligenzgrad, Kooperationsbereitschaft, alle unter dem Begriff Empfindlichkeit zusammengefaßten Eigenschaften und auch das soziale Umfeld, Simulation oder Dissimulation.

Wie oben ausgeführt, werden durch diese gewonnenen Daten die therapeutischen und diagnostischen Schritte in einem viel größeren Maße beeinflußt als dies den rein naturwissenschaftlichen Gedankengängen beim diagnostischen Vorgehen zu einer z. B. medikamentösen Therapie entspricht. Wenn (als einfachstes Beispiel) der Patient weitere Untersuchungen ablehnt, können die Erfordernisse aus den Informationsdaten noch so zwingend sein, die Maßnahmen werden unterbleiben müssen.

Die Informationsfunktion der Vorgeschichte erhebt die in Tabelle 2 aufgelisteten Fragen. Ganz im Vordergrund steht bezüglich der Erkennung des Krankheitsbildes die unter 1. genannte Frage nach den jetzigen Beschwerden. Das Beschwerdebild wird bezüglich der Lokalisation, der Intensität, des Verlaufs, der Verschlimmerung, vielleicht auch mit seinem schubweisen Verlauf (innerhalb von Tagen, Wochen, Halbjahren, Jahreszeiten und auch nach Jahren), dann nach Ausstrahlungen im Körper und Begleitphänomenen genau analysiert.

Tabelle 2. Hauptbestandteile der Anamnese

1. Abklärung der jetzigen Beschwerden, Versuch der genauen Definition, Entwicklung in der Zeit
2. Frühere Erkrankungen oder früher durchgeführte Untersuchungen. (Hierher gehört die Beschaffung von früheren Krankenunterlagen vorher behandelnder Ärzte, u. U. auch Schirmbilduntersuchungen)
3. Pflichtfragen zum Ausschluß von Krankheitszuständen oder Beschwerden, die dem Patienten im Augenblick der Anamneseerhebung entfallen sein könnten
4. Fremdanamnese, d.h. die Erhebung von anamnestischen Daten bei Angehörigen, insbesondere bei Kindern oder psychisch gestörten Patienten
5. Familienvorgeschichte
6. Erfragung der sozialen Anamnese

Die Zuverlässigkeit der Anamnese ist different. Bei der Angabe der akut bestehenden Beschwerden ist sie hoch. Diese Beschwerden sind es, die den Patienten zum Arzt führen. Alle Angaben über zurückliegende Beschwerden, die Aussagen von Familienmitgliedern, die Fremdanamnese, die Familienvorgeschichte sind weniger zuverlässig. Vergeßlichkeit (Fünfjahresgrenze!), eigene Deutung, Verschweigen und Vergessen sind nicht zu unterschätzen. Die Wichtigkeit dieser Daten wird damit nicht bestritten. So ist z.B. daran zu denken, daß ein durchgemachter Strafvollzug, welcher für die Ausprägung eines Krankheitsbildes eine mindestens so große Rolle spielen kann wie eine Ehekrise, in der sozialen Anamnese in der Regel nicht erwähnt wird. Hier sei auf die wichtigen Studien verwiesen, die sich mit der Rolle von persönlichen Lebensereignissen für Krankheiten befassen (Raspe 1979). Feinstein (1980) hat neuerdings den Wert von subjektiven Beschwerden und Entwicklung dieser Beschwerden sowie die Bedeutung von Symptomen sehr prägnant hervorgehoben. Diese i.allg. als „weiche Daten" bezeichneten Befunde haben einen ebenso hohen Wert wie die sog. „harten Daten" der Laborchemie.

Feinstein fordert allerdings, daß der Versuch vorangetrieben werden sollte, diese „weichen Daten" durch Quantifizierung zu erhärten. So könne ein neuer Teil klinischer Wissenschaft, die sog. Klinimetrie, entstehen (Gross u. Holtmeier 1980).

Einer besonderen Besprechung bedarf für die Indikation zum Handeln die Zeit, in welcher sich ein Beschwerdebild entwickelt hat. Abbildung 2 zeigt schematisch die Beziehung zwischen der Dauer und der Entwicklung der zum Arzt führenden Beschwerden und der Notwendigkeit, eine Entscheidung herbeizuführen und die Indikation zu Diagnostik oder Therapie schnell oder langsam durchzuführen. Wenn eine Beschwerde in Minuten, Stunden oder wenigen Tagen aufgetreten ist, muß sofort gehandelt werden, grundsätzlich in der gleichen Größenordnung, mit der die Beschwerden sich entwickelt bzw. verschlechtert haben; in der Regel sogar noch schneller. Zur Erläuterung der Beziehung ist die Entwicklung der Krankheitsbilder Atemstillstand, akuter Myokardinfarkt, akute Bronchitis, Krescendoangina, atrophische Gastritis,

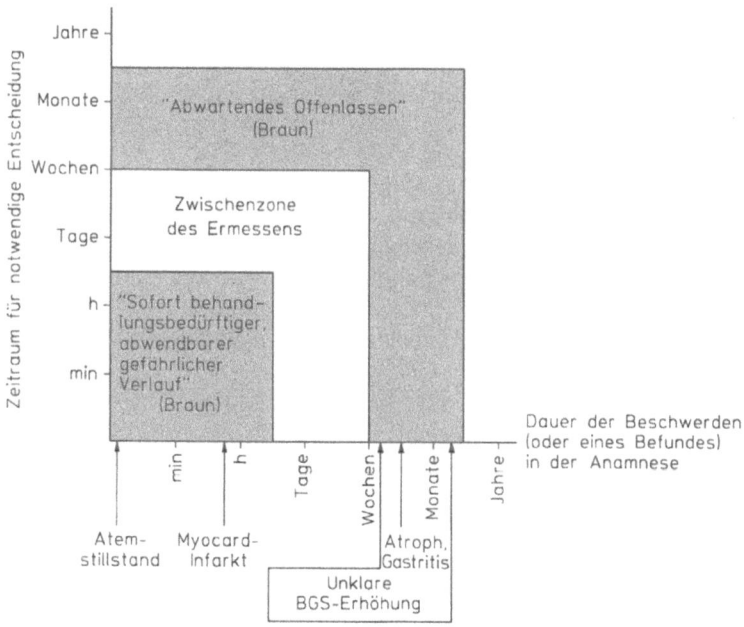

Abb. 2. Bedeutung der Anamnese für die Indikation zum sofortigen späteren oder abwartenden Eingreifen. Je kürzer die Anamnese (und je heftiger das Krankheitsbild), desto schnelleres Eingreifen ist notwendig. Die beiden von Braun (1970) definierten Verhaltensformen sind hervorgehoben

unklare BSG-Erhöhung und die jeweilige notwendige Schnelligkeit der Entscheidung eingetragen.

Die beiden ärztlichen Grundhaltungen des Praktikers, die von Braun (1970) – unter erkenntnistheoretischem Aspekt – hervorragend formuliert wurden (Wieland 1975), sind ebenfalls Abb. 2 zu entnehmen: „Abwendbar gefährlicher Verlauf, sofortiges Handeln" auf der einen Seite, „abwartendes Offenlassen" andererseits. Die Anamnese entscheidet hier über die Akuität der Indikation zum Handeln in der Zeit. *So ist die Anamnese die einzige Möglichkeit, das Tempo der Krankheitsentwicklung zu erkennen. Die Vorgeschichte wird zum Zentrum der Verlaufsbeurteilung, d.h. zur Beurteilung der Prognose einer Erkrankung und damit zur Indikation der Maßnahme.*

Bei bestehenden Schmerzen ist es notwendig, eine **Schmerzanalyse** vorzunehmen (Janzen 1980). Die Schmerzanalyse besteht in der Beantwortung von 5 Fragen:

Was? (unverfälschte Schilderung, die der Patient gibt)
Wie? (Intensität und Verlauf)
Wo? (Lokalisation)
Wodurch? (auslösende Ursache)
Wann? (zeitlicher Bezug)

Man sollte möglichst versuchen, die Schmerzintensität zu quantifizieren. Dies kann dadurch geschehen, daß man den Patienten auffordert, den Schmerz in einer Skala von 1–10 einzuordnen, wobei leicht störender Schmerz mit 1, unerträglicher Schmerz mit 10 zu bezeichnen wäre (nach Hardy). In diese Skala gehen neben dem Versuch einer Schmerzquantifizierung v.a. auch die Persönlichkeit und die Empfindlichkeit des Patienten ein. Gerade von einem zurückhaltenden, dissimulierenden Patienten läßt sich damit oft (überraschenderweise) der hohe Grad einer Schmerzattacke erfahren und die daraus sich ergebende Handlung ableiten (vgl. Tabelle 23, S. 201).

Die gezielten Fragen nach früheren Erkrankungen, Operationen sowie die soziale Anamnese sind oft von großer Bedeutung für die Beurteilung. 11 Pflichtfragen erstrecken sich auf Gewichtsentwicklung, Appetit, Durst, Schlaf, Stuhlgang, Wasserlassen, Husten, Auswurf, Nachtschweiß, Menstruationsstörungen, eingenommene Medikamente, Alkohol- und Zigarettenverbrauch.

Wenn bei der Anamneseerhebung wichtige Daten nicht genannt werden, so ist dies dem befragenden Arzt anzulasten: er muß fragen.

Die Wertigkeit der Anamnese, insbesondere der Analyse des zum Arzt führenden Beschwerdebildes, variiert in erheblichem Maße nach der Gruppe befragter Patienten (Tabelle 3).

Tabelle 3. Häufigkeit einer typischen Anamnese mit Therapiekonsequenz für 4 Gruppen von jeweils 50 Patienten

1. Intensivstation	91%
2. Sprechstunde Klinikdirektor	78%
3. Allgemeine internistische Station	49%
4. Onkologische Ambulanz	12%

Am offensichtlichsten ist die Beziehung zwischen der Akuität eines Beschwerdebildes und der sich daraus ergebenden notwendigen Therapie in der Akutmedizin. Hier wurde bei einer Untersuchung (Anschütz 1980) in 91% der Fälle das Krankheitsbild so durchschaut, daß die Indikation zu einer therapeutischen Handlung lediglich aus der Anamnese abgeleitet werden konnte. Auch für die Sprechstunde einer Ambulanz ist die Wertigkeit einer Anamnese sehr hoch. Bei 78% wurde bereits aus der Anamnese auf das Krankheitsbild, das später durch weitere Untersuchungen soweit wie möglich gesichert wurde, mit therapeutischer Konsequenz geschlossen. Wichtige anamnestische Daten für den allgemeininternistisch zu behandelnden Kranken in einem Krankenhaus sind immerhin noch in 50% der Fälle zu erwarten: für jeden zweiten Patienten ließ sich aus der Anamnese bereits eine Therapie erschließen. Der geringere Prozentsatz liegt daran, daß in der Klinik eine durch den niedergelassenen Arzt vorgefilterte Krankengruppe untersucht wird. In der onkologischen Ambulanz hingegen weist die Anamnese nur bei 12% auf eine Veränderung des Krankheitsbildes hin, die therapeutische Konsequenzen hat. Hier sind es in der Regel Laborwerte, welche die Indikation zur Therapie beeinflussen, die Therapie einleiten und steuern, absetzen lassen oder sogar chirurgische Eingriffe empfehlen.

Der Wert der Anamnese variiert aber auch nach dem jeweils betroffenen Organsystem. So kam Sandler (1979) zu dem Ergebnis, daß die Anamnese besonders für kardiovaskuläre (67%) und neurologische Erkrankungen (63%) entscheidend für Diagnose und Therapie sei, während sie bei Magen-Darm-Erkrankungen nur in 27% der Fälle einen Hinweis ergab (Tabelle 4).

Die besondere Stellung der Anamnese in Krankheitserkennung und Krankheitsüberwachung liegt aber darin, daß der dargelegte hohe Informationswert mit Interaktion etwas verlangt, was heute am meisten von den Patienten vermißt wird: das ärztliche Gespräch. Die Anamnese rückt den Arzt näher an den Patienten heran, der sich aussprechen kann und dem oft schon damit geholfen ist. Die an anderer Stelle zitierte „magisch-übersinnliche" Erwartung des Patienten (Trotter in Thorn et al., S. 191) wird nur hier erfüllt. Das bedeutet aber zugleich, daß erste therapeutische Erfolge allein durch ein solches Gespräch erzielt werden kön-

Tabelle 4. Diagnostischer Wert (in %) von Vorgeschichte *(VG)*, Untersuchung *(US)*, Routine- *(RT)* und Spezialuntersuchungen *(SP)*. (Nach Sandler 1979)

Fachgebiet	n	VG	US	RT	SP
Herz/Kreislauf	276	67	24	3	6
Neurologie	119	63	12	3	14
Endokrinologie	65	32	15	11	42
Magen/Darm	52	27	0	0	58
Atmung/Lunge	36	47	22	17	14
Harntrakt	19	53	10	5	26
Verschiedenes	63	46	8	8	21

nen. Auch für die körperliche Untersuchung mit ihrem hohen Informationswert lassen sich ähnliche Betrachtungen anstellen, da hier der unmittelbare körperliche Kontakt den „magischen" Erwartungen des Patienten entgegenkommt.

Anamnestische Befragung und körperliche Untersuchung stehen somit im Gegensatz zu allen anderen technologischen diagnostischen Methoden, die den Arzt vom Patienten, dem Schmerz, Angst, Ablehnung, Beunruhigung, Verständnislosigkeit ggf. zusätzliche Beschwerden bereiten, eher entfernen, wobei es natürlich fließende Übergänge gibt, etwa von einer Venenpunktion bis zu einer invasiven Maßnahme. Wenn unter Anamnese nicht nur die Erhebung einer Vorgeschichte bei einem erstuntersuchten Patienten verstanden wird, sondern auch das bei neuen Besuchen wiederholte Gespräche am Krankenbett, mit Fragen an den Patienten – wie es ihm gehe, welche neuen Beschwerden er habe und wieweit bisher vorhandene Beschwerden abgeklungen seien –, so ergibt sich für diesen (das ärztliche Gespräch einbeziehenden) Anamnesebegriff eine weitere zentrale Funktion: die Führung chronisch Kranker über einen längeren Behandlungszeitraum.

Die *Verlaufsbefragung mit diagnostischer Absicht* oder die gezielte Anamnese sind die häufigsten Maßnahmen des niedergelassenen Arztes. Dies beweist die Verden-Studie, wo mit statistischen Methoden die diagnostischen und therapeutischen Maßnahmen in 13 Praxen von Allgemeinärzten in Zusammenarbeit mit dem Institut für Informatik, Hannover, untersucht wurden. Die Zahl der diagnostischen Maßnahmen lag bei 8 860. In 71,3% wurden lediglich anamnestische Leistungen erbracht. Wird zu den gezielten anamnestischen Befragungen noch die körperliche Untersuchung hinzugerechnet, steigt der Prozentsatz sogar auf 88,6% (Moehr u. Haehn 1977). Das Gespräch beim Besuch in der Praxis oder das Gespräch am Krankenbett bei der täglichen Visite, die Schilderung von Klagen und Beschwerden, Verbesserungen, Verschlechterungen des Befindens tragen wesentlich dazu bei, den eingeschlagenen diagnostisch-therapeutischen Weg zu überprüfen und die derzeit gegebene

Wahrscheinlichkeit einer Diagnose von Ex-juvantibus-Prinzip her zu bestätigen. Die so gewonnenen Erkenntnisse bedingen also jeweils zu einem hohen Prozentsatz die weiteren Entscheidungen (notwendige Maßnahmen bzw. abwartendes Beobachten).

> Wiederholungsfragen:
> 1. Warum ist die Anamnese für die Akutmedizin zuverlässiger als für die onkologische Ambulanz?
> 2. Warum ist die Anamnese für die Herzerkrankungen bedeutungsvoller als für die Abdominalerkrankungen?
> 3. Inwiefern überschneiden sich Interaktions- und Informationsfunktion der Anamnese? Welche von beiden ist Ihrer Meinung nach von größerer Bedeutung?
> 4. In welcher Form geht Ihre persönliche Einstellung (Annahme, Ablehnung) zu dem Patienten in die Informationsfunktion der Anamnese ein?

2.6 Prognose und Indikation (Ex-juvantibus-Vorgehen)

> Bei der ersten Beurteilung eines Kranken gibt es eigentlich nur 2 entscheidende Diagnosen: „Sofort behandlungsbedürftiger, abwendbar gefährlicher Verlauf" oder „Abwartendes Offenlassen möglich" (Braun 1970).

Die Prognose beeinflußt die Indikation für eine Handlung erstrangig. Die von Braun (1970) geprägten Begriffe „Abwartendes Offenlassen" und „akut bedrohlicher Verlauf" charakterisieren die zentrale Stellung der Prognose im ärztlichen Denken und die Notwendigkeit – Indikation – zum ärztlichen Handeln. Für den Patienten ist die Prognose wichtiger als die Diagnose, weil er in erster Linie wissen möchte, was mit ihm geschieht und wie es weitergeht. Prognosen sind für den Arzt schwer zu stellen. Auf die Notwendigkeit, aber auch auf die nur statistisch zu sehende Sicherheit einer Prognose wurde von Shapiro (1977) und auch von Überla u. Schreiber (1981) hingewiesen.

Hartmann (1977) hat in seinem Aufsatz *Über die Wandlungen im Stellenwert von Diagnose und Prognose im ärztlichen Denken* anhand von historischer Literatur nachgewiesen, wie stark das diagnostische Denken das prognostische des 18. und 19. Jahrhunderts verdrängt und übertroffen, wenn nicht gar ersetzt hat. „Das Ideal wurde in möglichst klarer Herausarbeitung von Krankheitsbildern und -verläufen mit Hilfe kennzeichnender Symptommuster oder abgrenzender differentialdiagnostischer Merkmale und in der pathogenetischen Erklärung gesehen." Hartmann schließt seine Abhandlung mit der Feststellung, daß heute Tendenzen zu erkennen seien, wonach das Ex-juvantibus-Prinzip, die Zuordnung und Erklärung aus dem therapeutischen Erfolg wieder anerkannt wird und Einteilungsschemata entstehen, welche die Schwere, die Ausdehnung und das Stadium von Krankheiten berücksichtigen und so auf ein lebendiger werdendes prognostisches Denken hinweisen (Buchborn 1981).

Die Anamnesedauer, d.h. die – aus der Anamnese ablesbare – Entwicklungsgeschwindigkeit eines Symptoms muß prognostisch verwendet werden. Die Entwicklung eines Krankheitsbildes steht in ihrer Schnelligkeit oder in ihrem langsameren Tempo in einem Verhältnis zur Prognose. Begriffe wie Krescendoangina (die mit ihrer Verschlimmerung der anginösen Beschwerden in Tagen, wenigen Wochen oder erst nach Monaten häufig zu einem Herzinfarkt führt), maligner Kopfschmerz, akutes Abdomen u.ä. beeinflussen die Prognose und damit die Notwendigkeit der Indikation zum sofortigen Eingreifen. Andererseits wird bei der Abklärung einer stark beschleunigten Blutsenkungsgeschwindigkeit die Feststellung, daß diese bereits seit mehreren Jahren besteht, die Deutung erleichtern, eine günstige Prognose dieses Symptoms ermöglichen und damit die Indikation zu Sofortmaßnahmen weniger notwendig erscheinen lassen (vgl. Abb. 2).

Die Prognose des Kranken wird außerdem gestellt aus den allgemeinen Krankheitszeichen: krank, leicht krank, sehr krank, Störung der allgemeinen Funktionen (Schlaf, Verdauung usw.) und aus den spezifischen Symptomen wie Atemnot, Schmerz, Austrocknung, Herz-Kreislauf-Versagen, Extrasystolie. In die Prognose geht der jeweilige Wahrscheinlichkeitsgrad einer diagnostischen Durchschauung des Krankheitsbildes ein.

Des weiteren läßt sich die Prognose an der Grundkrankheit ablesen. Karzinome, Leberzirrhose, Herzinsuffizienz mit den jeweiligen Komplikationen (Ösophagusvarizen, Embolie, Schocksymptomatik) sind begrenzende Faktoren. In der modernen Intensivmedizin sind daher auch prognostische Indizes schon vor 20 Jahren erarbeitet worden, z.B. von Peel et al. 1962; die Indizes zur Prognose eines Herzinfarkts, die laufend verfeinert und verbessert wurden (Killip u. Kimball 1967; Norris et. al. 1969; Gallitz et al. 1975), erleichtern dem behandelnden Arzt die Entscheidung, ob der Patient auf der Intensivstation bleiben muß oder auf eine Allgemeinstation verlegt werden kann. Die Prognose der Onkologie ist in Abschn. 5.3.1 ausführlicher besprochen. Die prognostische Beurteilung sollte als eines der wichtigsten Argumente in die Abschätzung der Notwendigkeit einer Zytostatikatherapie eingehen.

Tabelle 5. Lebenserwartung für Bewohner der Bundesrepublik Deutschland nach dem 4.–9. Lebensjahrzehnt. (Aus Statistisches Jahrbuch 1975)

Alter (Jahre)	Lebenserwartung: Männer	Frauen
40	31,77	36,77
50	23,05	27,65
60	15,31	19,12
70	9,35	11,63
80	5,36	6,16
90	2,81	3,16

Das Alter gehört zu den wichtigsten prognostischen Faktoren, v. a. dann, wenn man die in Tabelle 5 angegebenen Zahlen der Lebenserwartung für die gelebten Sonnenjahre durch das sog. biologische Alter der Patienten nach oben oder unten korrigiert. Selbstverständlich ist auch für Gesunde jenseits des 70. und 80. Lebensjahres die Anzahl der zu erwartenden Lebensjahre sehr begrenzt. Außerdem sollte berücksichtigt werden, daß mit zunehmendem Alter die Differenz zwischen Frauen und Männern deutlich geringer wird, daß die Berücksichtigung des Geschlechts für prognostische Betrachtungen in den 4., 5. und 6. Lebensjahrzehnten wesentlich größere Bedeutung hat.

Jede Krankheit hat ihre Prognose (Linneweh 1960), die wiederum sehr erheblich durch die Persönlichkeit des Kranken variiert wird: Einsichtigkeit, Krankheitsablehnung, Befolgungsrate der Therapie mit Vorschriften für die Lebenshaltung oder Medikamenteneinnahme. Beispielhaft seien in Abb. 3 die Prognosen für die häufigsten Herz-Lungen-Erkrankungen des alten Menschen angeführt. Aus diesen Zahlen ergibt sich, daß die Prognose einer dekompensierten Herzerkrankung durchschnittlich ohne Berücksichtigung des Alters durchaus begrenzt sein kann, daß aber nach einem Jahr die Hälfte und nach 2 Jahren ca. 70% der Patienten verstorben sind (Anschütz u. Horster 1958).

Noch wesentlich schlechter ist die Prognose des so häufigen Cor pulmonale bei chronisch obstruktiver Lungenerkrankung. Hier sind, wenn einmal eine Rechtsinsuffizienz beobachtet wurde, nach einem Jahr 72% der betroffenen verstorben und nach 2 Jahren praktisch 90% (Anschütz u. Drube 1956).

Daß große Streuungen bei einzelnen Verläufen beobachtet werden, spricht nicht gegen die Notwendigkeit, Grundkrankheit und Alter in die prognostischen Erwägungen einzubeziehen und danach Indikationen zu variieren. Die Persönlichkeit des Kranken mit seiner Krankheitseinsicht oder dem Nichtbefolgen von ärztlichen Ratschlägen variiert hier den Verlauf möglicherweise mehr als der rein objektive mit Labordaten belegbare Befund und die daraus gestellte Diagnose.

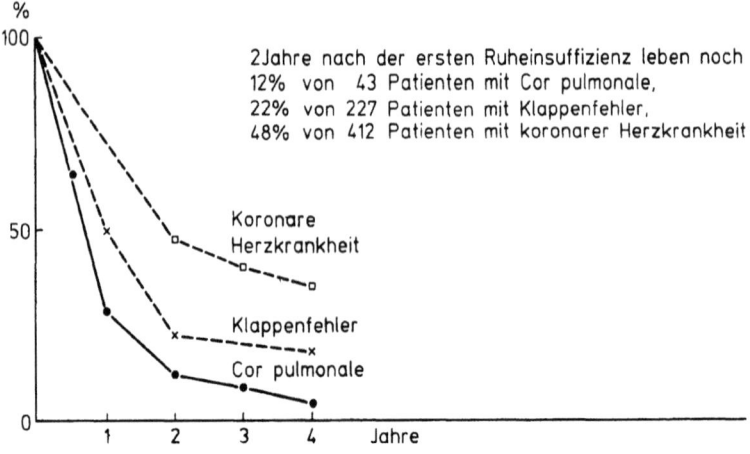

Abb. 3. Prognose bei ruheinsuffizienten Herzkranken. (Nach Anschütz, in: Linneweh 1960)

So wird man bei einem älteren Patienten mit einem chronischen Leiden großzügiger mit einer Vorschrift für die weitere Lebensführung umgehen: Man wird bei einem chronischen Bronchitiker das Weiterrauchen tolerieren und auch der herzinsuffiziente Myokardkranke darf Alkohol trinken. Beide Maßnahmen sind eigentlich nicht zu vertreten.

Wie schätzen Sie die Lebenserwartung eines 70jährigen Mannes mit chronischer Emphysembronchitis, Zeichen einer Rechtsbelastung (EKG, Röntgenbild, evtl. UKG) ein, der bei Überprüfung eine gleichbleibende spirometrische Einschränkung und Sauerstoff- und Kohlensäuredruckveränderung aufweist, aber eine deutliche Abnahme seiner körperlichen Leistungsfähigkeit im Sinne der zunehmenden Dyspnoe bei Belastung angibt?
Wie beeinflußt das Ergebnis dieser Überlegung Ihre Entscheidung bei dem grundsätzlich schwierigen und ablehnenden Patienten mit bekanntem Prostatakarzinom und neuerdings leicht erhöhter saurer Prostataphosphatase, die Vermutungsdiagnose durch weitere diagnostische Maßnahmen zu sichern?

2.7 Psyche, Intelligenz, soziales Umfeld und Indikation zum diagnostisch-therapeutischen Handeln

> Eine traurige Wahrheit: Weil Du uneinsichtig, sozial nicht angepaßt und eingeordnet bist, kannst Du an den Vorteilen unserer modernen Medizin nicht teilnehmen!

Die heutige Gesellschaft lebt in der Vorstellung, daß allen Patienten gleichermaßen jede Therapie zugänglich sein sollte, wenn sie nach dem Stand des ärztlich-medizinischen Wissens erforderlich ist: Notwendige Operationen, indizierte medikamentöse Therapie, Verbesserung der Umstände durch diätetische oder bewegungstherapeutische Maßnahmen sollen im Bedarfsfall niemandem vorenthalten werden. Oben wurde bereits auf die Bedeutung individuellen Verhaltens bei bestimmten Krankheitsbildern hingewiesen, trotz prognostischer Erkenntnisse raucht der Bronchitiker weiter und trinkt der Leberkranke weiterhin Alkohol (vgl. Plenk 1956).

In Wirklichkeit wird aber mit zunehmender Differenzierung und zunehmender Wirksamkeit und damit vermehrter Nebenwirkungsrate unserer Medikamente sowie mit zunehmender Belastung bei Operationen die Mitarbeit des Patienten als Voraussetzung für eine Maßnahme immer wichtiger. Während ein schwerer operativer Eingriff nur eine begrenzte Zeit das Lebensgefühl beeinträchtigt und somit weitgehend zumutbar ist, setzt die Durchführung einer monate-, jahre- oder sogar lebenslangen Therapie beim Patienten Verständnis, Einsicht, Aufklärbarkeit, Mitarbeit, Willenskraft und ein geordnetes soziales Umfeld voraus. (Man denke dabei an eine moderne differente, mit Nebenwirkungen einhergehende, titrierte, quantitative Therapie.)

Von einem Patienten mit Dauertherapie muß erwartet werden, daß er seine Medikamente regelmäßig einnimmt – eine illusorische Erwartung, wie die Nichtbefolgungsrate zeigt (vgl. 4.3). Der Patient muß sich bei einer quantitativ titrierten Therapie (Dikumarol) regelmäßigen Kontrollen bei seinem behandelnden Arzt unterziehen. Er muß darüber hinaus vielleicht in regelmäßigen Abständen einen unbequemen Krankenhausaufenthalt mit belastender, vielleicht sogar schmerzhafter Diagnostik in Kauf nehmen. Er sollte den diätetischen Verordnungen nachkommen, aber auch Ratschlägen zur Änderung seiner Lebensweise. Dieses setzt die o.g. qualifizierenden Eigenschaften eines Patienten voraus, der die Erfordernisse einer Langzeitbehandlung selbst dann nicht mißachtet, wenn im Laufe der Zeit sein Befinden sich eher verschlechtert.

Eine Reihe von Therapieformen, welche eine dauernde labortechnische Überwachung benötigen, sind ganz allgemein im Gebrauch, z.B. die Diät- und Insulintherapie des Diabetes, aber auch die Dikumaroltherapie zur Verhütung von Thrombosen und Embolien.

Diätfehler, unregelmäßige, nicht beachtete Kontrolldaten, übermäßiger Alkoholgenuß, unkontrollierte Einnahme von Quick-Wert-senkenden Analgetika führen zu Komplikationen und damit zu Gegenindikationen für eine wirksame, lebensverlängernde Therapie.

Insbesondere eine zytostatische Therapie bedarf der disziplinierten Mitarbeit der Patienten, da nur unter dieser Voraussetzung die regelmäßige Durchführung der Infusionen oder der Tabletteneinnahme zu einem Erfolg führen kann. Im eigenen Beobachtungsgut kam es zum Mißerfolg bei der Behandlung der Lymphogranulomatose immer dann, wenn sich Patienten wegen sozialer Entgleisung oder Uneinsichtigkeit der Behandlung entzogen. Ein weiteres Beispiel ist der schlechte Verlauf eines Diabetes beim Nichteinhalten einer vorgeschriebenen Diät oder bei mangelhafter Insulinmedikation im Falle eines insulinbedürftigen Diabetes: asoziale Jugendliche und Alkoholiker sind hier praktisch unbehandelbar. Andererseits lassen sich ältere, verstandesmäßig eingeschränkte, zerebrosklerotische Patienten, bei denen Insulin durchaus induziert wäre, wegen ihrer unregelmäßigen Nahrungsaufnahme oft nur mit oralen Antidiabetika behandeln, obwohl der Stoffwechsel als schlecht eingestellt angesehen werden muß.

Es gibt im wesentlichen 3 Gruppen von Patienten, bei denen eine medizinisch indizierte Therapie nicht durchgeführt werden kann;

1. unwillige, ablehnende Patienten, denen trotz Aufklärung die Notwendigkeit der Therapie nicht klargemacht werden kann und die sich so der Behandlung entziehen;
2. sozialgeschädigte Patienten ohne Wohnsitz, Trinker, Rauschgiftsüchtige, welche schon aus äußeren Gründen nicht in der Lage sind, eine belastende Therapie durchführen zu lassen;
3. verstandeseingeschränkte, meist ältere, zerebrosklerotische Patienten, wenn sie keine ausreichende Hilfe, Überwachung oder Pflege haben.

Die Indikationsstellung für eine differenzierte, quantitative, nur mit regelmäßigen Überprüfungen durchführbare medikamentöse Dauertherapie setzt eine gute zerebrale Leistung, Einsicht und ein gutes soziales Umfeld voraus. Leichtfertige Anwendung von derartigen Medikamenten führt zu unkontrollierten Nebenwirkungen und damit eher zur Verschlechterung eines Krankheitszustandes, folglich ist bei fehlenden sozialen Voraussetzungen eine derartig differenzierte Therapie kontraindiziert.

Für die Indikationsstellung von medikamentösen Therapien bei sozial Gefährdeten sind folgende Fragen zu beantworten:

1. Welche Wirkung ist zu erwarten, wenn das Medikament nicht gegeben wird?

2. Wieweit erscheint mittels Aufklärung und engerer Überwachung eine Anwendung doch möglich?
3. Wie ist die therapeutische Breite des Medikaments?
4. Wird der Patient, dem eine eingreifende titrierte Therapie verordnet werden soll (z. B. Onkologie), durchhalten, oder wird er die Behandlung abbrechen?

> Überlegen Sie sich für den Bereich Ihrer ärztlichen Tätigkeit, wieviel Prozent Ihrer Patienten zu den genannten Gruppen gehören, welche eine von Ihnen für notwendig erachtete Therapie nicht durchhalten können. Wieviele lehnen ab, wieviele sind aus Gründen sozialer Schädigung nicht in der Lage zu folgen und v. a., wieviele können Ihren Vorschlägen bezüglich Lebensführung oder medikamentöser Therapie nicht folgen?

2.8 Zusammenfassung der Indikationsstellungen

Aus den Unterkapiteln über die Diagnose als Handlungselement und die Stellung der Anamnese zur Indikation und zum ärztlichen Handeln ergibt sich das Schema in Abb. 4 (s. S. 37).

Die Indikationsüberlegung beinhaltet bei jedem Schritt des diagnostisch-therapeutischen Entscheidungsprozesses die in dem Schema gezeigten Gesichtspunkte. Aus der Anamnese werden die ersten Hinweise gewonnen, wobei besonders die Geschwindigkeit der Krankheitsentwicklung abgeschätzt wird. Zusammen mit dem körperlichen Befund ergibt sich daraus die sog. Anhiebsdiagnose (s. S. 13). Hier wird die Entscheidung gefällt, ob es sich um einen Notfall handelt, der sofortiges Eingreifen erfordert, ob ein diagnostisch unklarer Fall, der weiter abgeklärt werden muß, oder ein Bagatellfall vorliegt, bei dem ohne weitere Diagnostik und Therapie Abwarten die Durchschaubarkeit das Krankheitsbild verbessern würde. Hier ergeben sich jetzt die verschiedenen Indikationen. Der Notfall erfordert die sofortige Therapie, aus der ex juvantibus die Beurteilung bestätigt oder nicht bestätigt wird (Janis u. Mann haben 1977 den Entscheidungsprozeß für den akuten Notfall theoretisch begründet). Im unklaren Fall wird das Routinelabor eingesetzt, aus dem sich dann die Vermutungsdiagnose ergibt. Diese Vermutungsdiagnose mit ihrer geringeren Wahrscheinlichkeit ist dann evtl. die Indikation für eine weitere gezielte Diagnostik und Therapie, aus der dann die vorläufige Diagnose (s. S. 13) mit ihrer höheren A-posteriori-Wahrscheinlichkeit gestellt wird. Jedesmal wird die Indikation unter den genannten Gesichtspunkten für die weitere Handlung erneut gestellt, sei sie therapeutisch oder diagnostisch, und der Verlauf beurteilt.

Je weiter die Diagnostik und Durchschauung des Krankheitsbildes fortschreitet, desto eher wird die Krankheitsbezeichnung mit einer definierten Krankheitsentität übereinstimmen.

Derartige Schemata haben für den praktizierenden Arzt und Kliniker immer etwas Unbefriedigendes, da die wirkliche Abklärung eines Krankheitsbildes mit der weiterlaufenden diagnostischen Maßnahme und der angesetzten und bereits wirksamen oder nicht wirksamen Therapie dauernd interferiert. Es kommt bei diesem Schema aber v. a. darauf an darzustellen, wie an den Entscheidungsstellen Indikationsüberlegungen den weiteren Fortschritt der Diagnostik und der Therapie beeinflussen.

Das folgende praktische Beispiel soll den diagnostisch-therapeutischen Entscheidungsprozeß in seinen Einzelschritten (1–8) veranschaulichen (s. S. 34–36).

	Vorgeschichte und Befunde	*Fragen*
1	Ein 75jähriger Patient wird, von seiner Ehefrau begleitet, mit erheblicher Atemnot und starken Schmerzen im unteren Thorax und im oberen Bauch seit ca. 4-6 h zur Aufnahme in die Ambulanz gebracht, in der Sie Nachtdienst haben. Er windet sich vor Schmerzen, ist kaum selber in der Lage, Auskunft zu geben, aber bei klarem Bewußtsein und Orientierung.	Wie beurteilen Sie den Zustand des Patienten? Welche Akutmaßnahmen erscheinen Ihnen erforderlich? Anhiebsdiagnose? (Siehe S. 36!)
2	*Ergänzung der Anamnese durch Ehefrau* – alter Infarkt (vor 10 Jahren), – Lokalisation des Schmerzes: Thorax links, – plötzlicher Beginn nach dem Essen, – Atemabhängigkeit, – Varizen, – Hüftprothesenoperation vor 14 Tagen, – Gallenblasenoperation vor 6 Jahren, – Alkoholmißbrauch, – vor 3 Tagen Anfall mit Atemnot. *Körperliche Untersuchung* Kontrolle: stabiler Befund, Schmerz: Mitte, Brust, Linksbetonung, Extremitäten (Varizen), Abdomen (Druckschmerz), frische gut verheilte Narbe nach TEP links. Sonst ohne Befund.	Welche Differentialdiagnose muß gestellt werden? Vermutungsdiagnose? (Siehe S. 36!)

	Vorgeschichte und Befunde	*Fragen*
3	Weiterer Untersuchungsbefund – Fortdauer der Tachypnoe; Nachlassender Schmerz. – EKG: Siehe die darunterstehende Kurve mit Extremitäten und Brustwandableitungen – Amylase: um 200, – BSG: 16/32, – CPK: 30.	Welche der differentialdiagnostischen Möglichkeiten ist die wahrscheinlichste und warum? (Siehe S. 36!)
4	EKG	1. Wie hoch ist d. Prozentsatz einer akuten Pankreatitis mit normaler Amylase? 2. Von welcher Zeit an ist nach dem akuten anginösen Schmerz mit einem Anstieg der CPK zu rechnen? 3. Welches ist das Charakteristikum einer Lungenembolie im EKG? (Siehe S. 36!)
5		Sie haben sich zu einer vorläufigen Diagnose entschieden! Warum? (Siehe S. 36!)
6		Mit welcher Frage können Sie ein wenig sensibles, aber hoch spezifisches Symptom der Lungenembolie festlegen? [vgl. 3.3.1, Tabelle (43)] (Siehe S. 36!)
7		Welche Therapie muß sofort eingeleitet werden? (Siehe S. 36!)
8		1. Welche Vorkrankheiten müssen dabei berücksichtigt werden? 2. Welche Laborwerte benötigen Sie vor Einleitung einer Antikoagulanzientherapie? 3. Welche medikamentöse Therapie leiten Sie ein? (Siehe S. 36!)

	Antworten	Handlung (Diagnostik – Therapie)
1	Überprüfung vitaler Grundgrößen *Befund:* Puls 102, Blutdruck 110/80, Atemzahl 26, d.h. keine akute vitale Bedrohung.	– Beruhigendes Gespräch, – O_2-Inhalation Nase, – Analgetika (Novalgin, Valoron), – Sedierung (Valium).
2	Myokardinfarkt? Lungenembolie? Pankreatitis?	*Akutlabor:* – CPK, EKG, – Amylase im Serum, BSG s. Befund.
3	Pankreatitis weniger wahrscheinlich. Infarkt nicht ausgeschlossen. Lungenembolie überwiegend wahrscheinlich.	
4	Frage 1: 10–15%. Frage 2: 4– 5 h. Frage 3: Q_I, S_{III}, P Pulmonale.	
5	*Lungenembolie* 1. Schmerz, 2. Atemnot, 3. plötzlicher Beginn, 4. TEP vor 14 Tagen, 5. Status varicosus.	
6	Frage an den Patienten: Haben Sie blutigen Auswurf bemerkt? Antwort: Ja.	*Abschlußdiagnose:* Lungenembolie.
7		Feste Bettruhe, Beinwickel, Antikoagulanzien.
8	1. Frage: Ulkus, Blutungsneigung, Lebererkrankung, Nierenstein.	2. Frage: Feststellung Quick-Wert. 3. Frage: Gerinnbarkeit senken, Herparin zur Soforttherapie, Dikumarol zur Dauerbehandlung.

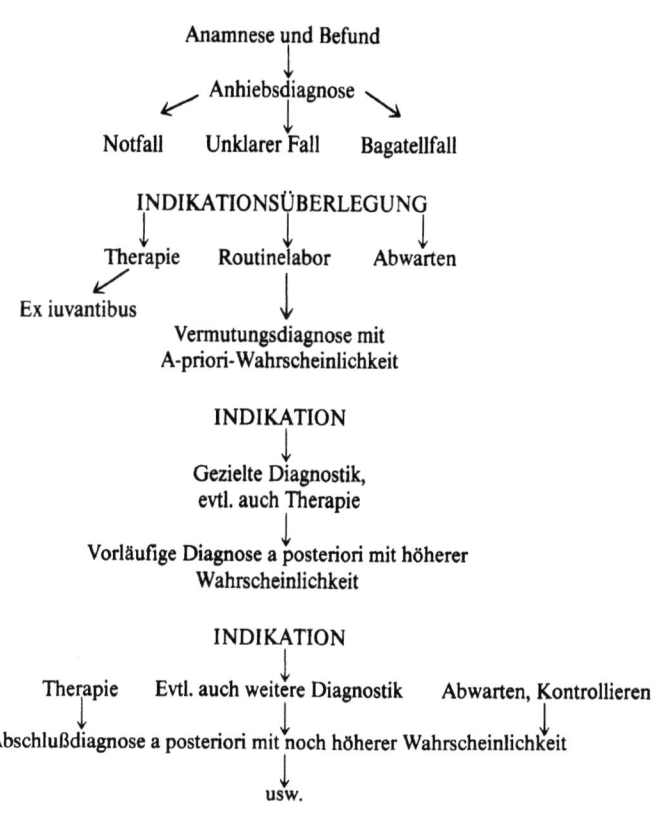

Die Indikationsüberlegung beinhaltet bei jedem Schritt:
1. Persönlichkeit des Kranken
2. Handlungsziel: Retten? Heilen? Erhalten? Leidensminderung?
3. Befund (Diagnose)
4. Prognose
5. Bewertung der diagnostischen Methode
6. Bewertung der therapeutischen Methode
7. Subjektive und objektive Belastung des Patienten

Abb. 4. Die Indikationen im ärztlichen Entscheidungsprozeß

3 Indikation zur Diagnostik

Der auch im allgemeinen Sprachgebrauch durch die chirurgische Definition geprägte Begriff der Indikation ist zunächst mit der therapeutischen Maßnahme verbunden. In unserer heutigen ärztlichen Handlung müssen aber aus vielerlei Gründen Indikationen auch für diagnostische Maßnahmen gestellt werden. Das ist für jeden einsichtig, wenn es sich um die Indikation zu einem diagnostischen Invasiveingriff wie um eine Arteriographie, um eine Biopsie oder um eine andere der unten genauer abgehandelten invasiven Maßnahmen handelt. Bei der breiten Anwendung unserer diagnostischen Techniken im Laborbereich und in der Röntgenologie ist aber aus organisatorischen und aus finanziellen, schließlich aber auch aus humanen Gründen die Überlegung zur Notwendigkeit der diagnostischen Maßnahme, d.h. die Indikationsstellung in Betracht zu ziehen.

Im folgenden sollen die einzelnen Faktoren, welche die Indikation zum diagnostischen Eingriff beinhalten, abgehandelt werden. Hier ist der Einbau einer derartigen Methode und deren Wertigkeit in dem diagnostischen Prozeß besonders zu berücksichtigen. Dieser Entscheidungsprozeß verlangt eine Definition dessen, was wir als Diagnose bezeichnen (s. 2.3 und 2.4). Es ist dabei nicht nur die Belastung des Patienten oder der Institution durch die Diagnostik, sondern auch die Stellung des Arztes in diesem Gedankengang zu berücksichtigen, wobei die unten aufgezählten Faktoren nicht ohne Einfluß bleiben sollten.

Der ärztliche diagnostische Gedankengang umfaßt verschiedene Schritte in bestimmter Reihenfolge (Anschütz 1978):

1. Unvoreingenommenes Sammeln von Befunden (darunter Anamnese, Befund, Labordaten).
2. Analyse der Einzelbefunde und Synthese zur Deutung des Krankheitszustands.
3. Therapeutische Konsequenz.

Eine andere Definition (Gross 1976b) formuliert folgendermaßen:
1. Sammeln von Symptomen, Beschwerden, Befunden, Labordaten (Akkumulation).
2. Bewertung der Symptome (Analyse).

3. Vergleich mit Erfahrungsmitteln, dem Wissen und Literaturkenntnis (Analogie).
4. Auswahl zwischen sich anbietenden Diagnosen (Induktion).

Die Erkenntnis, daß
- das Erheben eines körperlichen Befundes (z. B. Narbe an der Zunge) zum Nachfragen in der Anamnese („Hatten Sie Krampfanfälle?") führt;
- ein neues anamnestisches Datum zur intensiveren Untersuchung eines Organs (noch genauere Auskultation des Herzens bei Anamnese „rheumatisches Fieber") führt;
- aus den Ergebnissen von Labordaten neue anamnestische Daten (alte Befunde, „Hatten Sie eine Tuberkulose?") herbeigezogen werden;
- wegen starker Beschwerden schon im noch sehr unsicheren Stadium der Krankheitserkennung eine Therapie eingeleitet werden muß (Schmerzbehandlung);
- schließlich sich aus den Labordaten im Zusammenhang mit den erhobenen anamnestischen und körperlichen Befunden weitere und vielleicht invasive diagnostische Methoden ergeben, ...

Diese Erkenntnisse haben dazu geführt, den diagnostischen Gedankengang als operationalen „ärztlichen Entscheidungsprozeß" zu beschreiben (Schwartz et al. 1973; McNeil et al. 1975; Höpker 1977; Griner et al. 1981; Feinstein 1976; Janis u. Mann 1977; Knill-Jones 1977; Pauker u. Kassirer 1975; Bochnik u. Legewie 1964).

Einer der grundlegenden Gesichtspunkte, die in diesen Prozeß eingehen, ist die Prüfung, wieweit eine diagnostische Methode als zuverlässig angesehen werden kann, d.h. wieviel falsche Ergebnisse (falsch-positive oder falsch-negative) zu erwarten sind. Die Sensitivität, die Spezifität und die Trennschärfe einer Methode entscheiden über ihren Wert im ärztlichen Erkenntnisprozeß und damit über die Indikation für ihren Einsatz.

3.1 Wahrscheinlichkeitsdiagnose, Sensitivität und Spezifität einer Untersuchungsmethode und Indikationsstellung

> Im praktischen klinischen Alltag gilt: Eine wahrscheinliche Diagnose wird durch das Einsetzen einer diagnostischen Methode von unzureichender Sensitivität oder Spezifität nicht sicherer.

In der umfangreichen Literatur über das Problem der ärztlichen Entscheidung („decision making"; Patton 1978; Knill-Jones 1977; Janis u. Mann 1977; Sisson et al. 1976; Pauker u. Kassirer 1979; Triggs 1975; Feinstein 1975) werden neben den unter 2.3 dargestellten Denkstrategien zunehmend mathematische Methoden genannt, v. a. das sog. *Bayes-Theorem*, mit dessen Hilfe es möglich wird, die Wahrscheinlichkeit einer Diagnose sowie – was für den hier diskutierten Zusammenhang von besonderer Bedeutung ist – im Rahmen eines Untersuchungsgangs den Wert und damit die Indikation für jede diagnostische Methode abzuschätzen. Dies gilt selbstverständlich v. a. für die invasive Diagnostik, wobei einmal das zu erwartende Ergebnis und zum andern die Stellung dieses Ergebnisses im diagnostischen Fortschritt zu bewerten sind.

Wenn man nach Erhebung der Anamnese und des körperlichen Befundes zunächst zu einer Anhiebs- und später zu einer sog. vorläufigen Diagnose kommt, bedeutet dies, daß diese vorläufige Diagnose als die wahrscheinlichste gilt. Im allgemeinen wird man aber Differentialdiagnosen mit geringerer Wahrscheinlichkeit ebenfalls erwägen müssen. Die Diagnose mit größter Wahrscheinlichkeit ist die A-priori-Diagnose, d. h. die Diagnose, welche vor dem Einsetzen weiterer Untersuchungsmethoden angenommen wurde, deren Spezifität und Sensitivität (genauere Erklärung s. u.) man kennt. So läßt sich mit Hilfe des genannten mathematischen Ansatzes eine neue Wahrscheinlichkeit der Diagnose (A-posteriori-Diagnose) in Prozentsätzen errechnen, wobei es unmittelbar einleuchtet, daß die anfangs führende Diagnose an Wahrscheinlichkeit gewinnen oder auch verlieren kann, d. h. daß die A-priori-Wahrscheinlichkeit der Diagnose mit den erwarteten Ergebnissen der Untersuchungsmethode zu einer neueren, höheren oder – bei negativem Ausfall der eingesetzten Untersuchungsmethode – zu einer niedrigeren Wahrscheinlichkeit der Diagnose führt (Abb. 5).

Es bedarf aber keineswegs immer der direkten mathematischen Berechnung. In der Regel genügt es, die Wahrscheinlichkeiten der Diagnosen und der zu erwartenden Untersuchungsergebnisse abzuschätzen, um danach die Indikation für diese Methoden zu stellen.

Eine wesentliche Erkenntnis aus diesen Gedankengängen ist, daß die Wahrscheinlichkeit einer A-priori-Diagnose (Vermutungsdiagnose, Anhiebsdiagnose vor Einsetzen weiterer Untersuchungsmethoden) aus Anamnese und Befund gestellt wird und daß nur unter dieser Betrachtungsweise die gezielt eingesetzte Methode ihren hohen Wert hat. Die höhere Wahrscheinlichkeit einer A-posteriori-Diagnose kann nur auf der Basis einer *geschätzten A-priori-Diagnose* (Vermutungsdiagnose) gewonnen werden.

Dieses ist grundsätzlich zu trennen von einer Screeningmethode, wo ohne *A-priori-Diagnose* mit Hilfe einer Untersuchungsmethode ungezielt ein krankhafter Zustand erkannt werden soll (s. unten).

Mathematische Betrachtungen stoßen i. allg. zunächst auf Ablehnung. Es sei hier aber dennoch der Versuch gemacht, das Grundprinzip der Methode zu erläutern und die wesentlichsten Grundbegriffe dieser äußerst wichtigen Betrachtungsweise des diagnostischen Vorgehens darzulegen, da dies die einzige Möglichkeit ist, die so beklagte, kritisierte, kostenträchtige „Rundumschlagdiagnostik" (Labor: „Einmal auf alles!") zu vermeiden (s. 3.3).

Folgendes Beispiel soll – ohne die Wahrscheinlichkeitsberechnungen nach dem Bayes-Theorem – nur unter Berücksichtigung von prozentualen Wahrscheinlichkeiten den Gedankengang erläutern:

Ein 56jähriger Patient hat eine Angina pectoris mit charakteristischen bewegungsabhängigen Beschwerden hinter dem Brustbein, die sich plötzlich gesteigert haben, mit einer Ausstrahlung in die linke Schulter und einem Schmerzgrad von 7–8 (s. Tabelle 23, S. 201). Der Schmerz dauert länger als ½ h. Es handelt sich überwiegend wahrscheinlich um einen Myokardinfarkt [vgl. 3.3.1, Tabellen (57a)–(57e)]. Allerdings ging ein fieberhafter Infekt voraus, und der Patient hat ein altes Thrombosebein und lag ein paar Tage wegen des Infekts im Bett. Es kann also sowohl eine Embolie als auch eine benigne Perikarditis nicht sicher ausgeschlossen werden.

In dem jetzt gezielt eingesetzten EKG, welches in den ersten Stunden nur in 60% der Fälle einen Infarkt anzeigt, findet sich eine charakteristische monophasische Deformierung, welche sehr spezifisch für einen Infarkt ist, aber auch bei Perikarditiden, seltener bei Embolien, beobachtet werden kann. Die zusätzlich untersuchte Kreatininphosphokinase liegt 5 h nach dem Anfall bei 300 E/ml. Das Ergebnis hat eine hohe, aber nicht 100%ige Sensitivität und Spezifität für einen Myokardinfarkt (Muskelanspannung, unbekannte i. m.-Spritzen, unbekannte Tachykardien).

Jedes einzelne der genannten Symptome hat zwar einen hohen diagnostischen Wert, ist aber für sich allein nicht beweisend. Die Formel des Bayes-Theorems läßt die Prozentsätze der Sicherheit der Diagnosen durch Kombination von 3 Symptomen (hier Anamnese, EKG, CPK) soweit ansteigen, daß die A-posteriori-Wahrscheinlichkeit der Diagnose Herzinfarkt auf 98% ansteigt.

Dieses einfache klare Beispiel zeigt nur das Grundprinzip der Methode. Das Denken des untersuchenden und behandelnden Arztes läuft im Grunde in die gleiche Richtung, auch ohne mathematische Berechnungen. Selbstverständlich kann jeder erfahrene Arzt diese Diagnose auch ohne Taschenrechner stellen. Aber es gibt auch schwierigere Differentialdiagnosen, die mit Hilfe der quantifizierenden Überlegung der Vortestwahrscheinlichkeit der Diagnose, des erwarteten Ergebnisses der Untersuchungsmethode und danach der Nachtestwahrscheinlichkeit der Diagnose einen deutlichen Vorteil für die Durchschauung eines Krankheitsbildes bringt. (Für den diagnostischen Wert der Ergometrie s.

Rifkin u. Hood 1977.) „Die meisten Vorbehalte gegen die Bayes-Methode resultieren aus einer Verkennung ihrer Möglichkeiten: Sie vermittelt kein neues Wissen, aber sie hilft das vorhandene Wissen besser zu nutzen" (Sonnenberg 1978).

Für den hier vorgelegten Gedankengang der Indikation einer Untersuchungsmethode muß besonderer Nachdruck auf die Wertigkeit unserer diagnostischen Methoden gelegt werden. Jede Methode hat ihre Indikation. Von der Urinuntersuchung bis zur invasiven Methode eines Linksherzkatheterismus mit Koronarangiographie müssen Vorstellungen über den Wert des zu erwartenden Ergebnisses für den behandelnden Arzt bestehen. Unabhängig von dieser Aussage wird man die Anamnese und den körperlichen Befund, die am Anfang eines Untersuchungsganges stehen, gerade für klinische Patienten durch Einsetzen eines sog. Routinelabors ergänzen (s. 3.5.5).

Begriffe, die für den Wert einer Untersuchungsmethode von größter Bedeutung sind und jedem verantwortungsvollen Arzt bekannt sein müssen, auch wenn er auf mathematische Berechnungen verzichtet, sind folgende:

1. Sensitivität

Diese bezeichnet den Prozentsatz der Patienten *mit* einer bestimmten Krankheit, bei der die Ergebnisse dieser Untersuchungsmethode außerhalb definierter Grenzen liegt (abnormal).

Beispiel. 100 Patienten mit einer koronaren Herzerkrankung werden mit einer Ergometrie untersucht, davon fallen 90 Fälle abnorm aus (richtig-positiv), 10 jedoch haben ein normales Ergebnis (falsch-negativ).

Exakte Ausdrucksweise: das Ergebnis des Rückschlusses von Ergometriewerten auf das Vorliegen oder Nichtvorliegen von koronarer Herzkrankheit ist entweder falsch-positiv oder richtig-positiv oder falsch-negativ oder richtig-negativ (persönliche Mitteilung von Zadegh-Sadeh).

Sensitivität des Ergometertests bei der koronaren Herzerkrankung:

$$\frac{90 \text{ (richtig-positiv)}}{90 \text{ (richtig-positiv)} + 10 \text{ (falsch-negativ)}} \times 100 = 90.$$

Ergebnis. Die Untersuchungsmethode der Ergometrie zeigt für die Diagnose koronare Herzerkrankung eine Sensitivität von 90%.

Die gleiche Überlegung läßt sich für die Methode der γ-GT für die Fettleber, für die Röntgenuntersuchung des Thorax bei der Feststellung einer Tuberkulose, für die Abdominalsonographie zum Nachweis eines verschließenden Gallenkonkrements, für die Lungenszintigraphie und alle anderen Methoden ebenfalls anstellen. Keine dieser Methoden hat ein 100%ig richtiges Ergebnis, d.h. falsch-negative und falsch-positive Ergebnisse kommen vor.

2. Spezifität

Sie bezeichnet den Prozentsatz aller Patienten *ohne* die gesuchte Krankheit, bei der die Methode positiv ausfällt.

Beispiel. 100 Patienten ohne koronare Herzerkrankung werden mit Ergometertest untersucht. 90 der Ergometertests ergeben einen normalen Verlauf (richtig-negativ), 10 aber zeigen eine ST-Streckensenkung (falsch-positiv).
Spezifität des Ergometertests:

$$\frac{90 \text{ (richtig-negativ)}}{90 \text{ (richtig-negativ)} + 10 \text{ (falsch-positiv)}} \times 100 = 90.$$

Die Spezifität der Methode beträgt 90%. Dies bedeutet, daß in 10% der Fälle eine koronare Herzerkrankung vermutet wird, welche in Wirklichkeit nicht vorliegt.
Die Spezifität unserer in der Regel indirekten Nachweismethoden ist viel geringer als wir dies gewöhnlich annehmen.

Als Beispiel für eine Vermeidung nutzloser Untersuchungen gibt Sonnenberg (1978) folgendes Beispiel:
35jährige Frau mit 90%iger Wahrscheinlichkeit einer degenerativen Wirbelsäulenerkrankung wird geröntgt. Aufgrund des Röntgenbildes wird aber mit einer 10%igen Wahrscheinlichkeit ein M. Bechterew erwogen. Die Untersuchung auf HLA 27 hat eine hohe Sensitivität von 99% (richtig-positive Ergebnisse). Die Spezifität aber ist nicht so hoch, da in 10% mit falsch-positiven Ergebnissen gerechnet werden muß. Dies bedeutet, daß bei der geringen, nur 10%igen Wahrscheinlichkeit (Geschlechtsverhältnis bei M. Bechterew m.: w. = 10:1) auch bei einem positiven Ausfall der Wahrscheinlichkeit für einen M. Bechterew gegenüber der generativen Gelenkerkrankung nur auf 50:50 ansteigen würde. Die Untersuchung ist also zu diesem Zeitpunkt nutzlos.

Dieses Beispiel zeigt, daß eine nur vermutete Diagnose (mögliche Diagnose) nur mit einer Untersuchungsmethode gesichert werden kann, die eine hohe Spezifität aufweist (annähernd 100%).

Die Wahrscheinlichkeit einer Diagnose errechnet sich aus der folgenden Formel des Bayes-Theorems:

Vortestwahrscheinlichkeit:

$$\frac{\text{Anzahl der Patienten mit Krankheit}}{\text{Anzahl der Patienten überhaupt}}.$$

Die Anzahl der Patienten kann entweder auf eine Gesamtbevölkerung bezogen werden; es kann aber auch durchaus die Häufigkeit der in einer Klinik in den Vorjahren beobachteten Krankheitsfälle in Prozent eingesetzt werden (s. S. 58).

Nachtestwahrscheinlichkeit:

$$\frac{\text{Vortestwahrscheinlichkeit} \cdot \text{Sensitivität}}{\text{Vortestwahrscheinlichkeit} \cdot \text{Sensitivität} + (1 - \text{Vortestwahrscheinlichkeit}) \cdot (1 - \text{Spezifität})}$$

Jede so errechnete Nachtestwahrscheinlichkeit wird bei Anwendung eines weiteren Tests in die Formel des Bayes-Theorems als Vortestwahrscheinlichkeit eingesetzt. Das Ergebnis ist dann eine neue Nachtestwahrscheinlichkeit.

Im folgenden soll der mathematisch begründbare Gedankengang an Hand eines ähnlichen Falles wie oben ausgeführt werden:

Ein 60jähriger Patient mit Foetor alkoholicus kommt mit Schmerzen in der linken Brust und im Oberbauch sowie plötzlicher Atemnot zur Aufnahme. Da er vor 2 Jahren einen Herzinfarkt durchgemacht hatte, wird als Anhiebsdiagnose folgende Wahrscheinlichkeit angenommen:

1. Myokardinfarkt 80% (Beschwerdebild) [vgl. 3.3.1, Tabelle 57 a)],
2. Lungenembolie 10% (plötzliche Atemnot) [vgl. 3.3.1, Tabelle (43 a)],
3. Pankreatitis 10% (Alkoholanamnese) [vgl. 3.3.1, Tabelle (62 b)].

Die körperliche Untersuchung zeigt ein hochwertiges Symptom der Lungenembolie, nämlich eine Beckenvenenthrombose links im Bereich einer vor 14 Tagen durchgeführten totalen Endoprotheseoperation.

Nach dem Bayes-Theorem berechnet sich die Wahrscheinlichkeit der Lungenembolie folgendermaßen:
- Vortestwahrscheinlichkeit 10% (0,1),
- Sensitivität von prädisponierenden Faktoren bzw. Beckenvenenthrombose 94% (0,94),
- Spezifität von prädisponierenden Faktoren bzw. Beckenvenenthrombose 70% (0,7) (s. Tabelle 6).

Tabelle 6. Sensitivität und Spezifität von Symptomen und gewöhnlichen Labortests bei Patienten mit Lungenembolie. (Nach Griner et al. 1981)

	Sensitivität [%]	Spezifität [%]
Symptome		
Dyspnoe	70–88	< 50
Pleuraschmerz	42–72	50–70
Hämoptoe	14–34	50–70
Husten	42–54	50–70
Prädisponierende Faktoren	94	50–70
Zeichen		
Phlebitis	30–33	50–70
Tachykardie	28–53	50–70
Fieber (> 38°)	43–50	50–70
Tachypnoe	37–92	50–70
Zyanose	< 20	50–70
Laborwerte		
90 mm Hg Arterieller pO_2	95	< 50
80 mm Hg	90	< 50
Abnormales EKG	87	< 50
Abnormaler Röntgenthorax	20–50	< 50

Tabelle 7. Wahrscheinlichkeit von Lungenembolien für verschiedene Grade von multiplen *Perfusionsstörungen* (berechnet nach dem Bayes-Theorem). (Nach Cheely et al. 1981)

Perfusionsgrad	Vorliegende Serien [%]	Wahrscheinlichkeit (nach McNeil-Serien) [%]	Mittel [%]
Lobär	0,67	0,81	0,74
Segmental	0,49	0,50	0,50
Subsegmental	0,08	0,09	0,09

Nachtestwahrscheinlichkeit (hier nach Feststellung der Beckenvenenthrombose):

$$\frac{0,1 \cdot 0,94}{(0,1 \cdot 0,94) + (1 - 0,94) \cdot (1 - 0,7)} = \frac{0,094}{0,112} = 0,84 = 84\%.$$

Dies bedeutet: Die Wahrscheinlichkeit, daß eine Lungenembolie vorliegt, ist durch die Feststellung der Beckenvenenthrombose von 10 auf > 80% angestiegen.

Im Gegensatz zu der hochwertigen Aussage der Beckenvenenthrombose bei geringer Wahrscheinlichkeit der Vortestdiagnose steht die Aussage der geringerwertig spezifischen und sensiblen Ventilationsszintigraphie bei hoher Wahrscheinlichkeit der Vortestdiagnose (s. Tabelle 7).

Vortestwahrscheinlichkeit Lungenembolie jetzt 84%. Spezifität Perfusionsszintigraphie: lobärer Ausfall 81%, segmentaler Ausfall 50%; Spezifität beide ca. 50% (Poulose et al. 1970; Wagner et al. 1976; Griner et al. 1981).

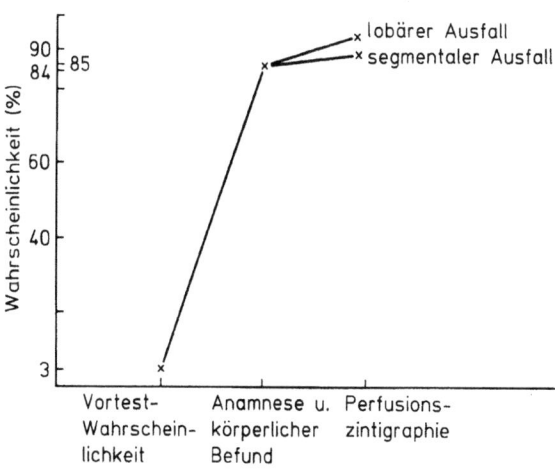

Abb. 5. Wahrscheinlichkeit der Diagnose Lungenembolie aus Anamnese, körperlichem Befund und Perfusionsszintigraphie

Tabelle 8. Wahrscheinlichkeit von Lungenembolien für verschiedene Grade von multiplen Perfusionsstörungen und *Ventilations-Perfusions-Störungen* (berechnet nach dem Bayes-Theorem). (Nach Cheely et al. 1981)

Perfusionsgrad	Vorliegende Serien [%]	Wahrscheinlichkeit (nach McNeil-Serien) [%]	Mittel [%]
Lobär	1,00	0,94	0,97
Segmental	0,79	1,00	0,90
Subsegmental	0,57	0,50	0,54

Nachtestwahrscheinlichkeit im Falle des lobären Ausfalls:

$$\frac{0,84 \cdot 0,81}{(0,84 \cdot 0,81) + (1 - 0,81) \cdot (1 - 0,5)} = \frac{0,68}{0,78} = 0,87 = 87\%.$$

Durch die Untersuchung ist die Wahrscheinlichkeit der Diagnose Lungenembolie nur von 84% auf 87% gestiegen. Dies ist klinisch ohne Wert. Die Methode der Perfusionsszintigraphie war trotz der hohen Spezifität nicht indiziert. Im Falle des segmentalen Ausfalls (nur 50% Sensibilität) beträgt die Nachtestwahrscheinlichkeit

$$= \frac{0,84 \cdot 0,5}{(0,84 \cdot 0,5) + (1 - 0,84) \cdot (1 - 0,5)} = \frac{0,42}{0,5} = 0,84 = 84\%.$$

Wegen der schlechten Sensibilität der Methode bei nur segmentalem Ausfall ist bei der hohen Vortestwahrscheinlichkeit die Sicherheit der Diagnose nicht gestiegen (Abb. 5).

Auf die zweifelhafte Wertigkeit der Perfusionsszintigraphie kann hier nur hingewiesen werden. Vor allem die geringe Spezifität und die nicht hohe Sensibilität (chronische Bronchitis, Emphysem, Stauungslunge) lassen den Wert der Methode nur dann steigen, wenn ein eindeutiger Befund (lobärer Ausfall) bei einer geringen Vortestwahrscheinlichkeit (Vermutungsdiagnose) vorliegt (s. Tabelle 7). Die Ventilations-Perfusionsszintigraphie hat eine größere Aussagekraft (Tabelle 8).

Aus den angeführten Beispielen ergibt sich, daß der quantitative Ausfall einer Untersuchungsmethode erheblich in die Betrachtungen mit eingehen muß: Hochpathologische Werte des Labors sind anders zu beurteilen als Grenzwertbefunde. Der Nachweis eines großen Kolontumors hat natürlich eine höhere Sensitivität und Spezifität als ein kleiner. Je näher man an normale Werte herankommt, desto mehr muß die Streuung der Einzelwerte berücksichtigt werden. Hier muß der Arzt aus seiner Erfahrung die Spezifität und Sensitivität der Methode einschätzen. Das Problem der Normalbefunde (Gross u. Wichmann 1979) wird an anderer Stelle eingehend abgehandelt (s. S. 53).

Insbesondere sei hier auch an die Unsicherheit von Beurteilungen durch die Untersucher erinnert. Alle Befunde müssen unabhängig von einander in die Formel des Bayes-Theorems eingehen, da sonst die Spezifität und Sensitivität der einzelnen Daten mathematisch nicht zueinander in Beziehung gesetzt werden können. Aber arbeitspsychologisch ist das Ergebnis besser, wenn eine Aufklärung des Untersuchers erfolgt: Der Pathologe, der Hämatologe, aber auch der Röntgenologe sollten also voll unterrichtet werden und so ihre richtigere Beurteilung abgeben können. So ist es z. B. nicht möglich, histologisch ein Pseudolymphom nach Hydantoingabe von einem echten Lymphom zu unterscheiden. Die Beurteilung einer Wirbelsäule (Osteoporose, Metastase) ist auch im Schichtbild ohne Vorkenntnis oft kaum möglich. Man sollte, wie erwähnt, die Unterrichtung des Röntgenologen, Pathologen oder Labormediziners postulieren, auch wenn man damit den Rahmen der mathematischen Bezüge des Bayes-Theorems verläßt.

Der Arzt, der unter Kenntnis von Vorgeschichte und körperlichem Befund eine Röntgenuntersuchung vornimmt, beurteilt das Ergebnis der Magenuntersuchung mit einem höheren Grad von Spezifität und Sensitivität als ein Röntgenologe, der die Untersuchung möglicherweise ohne Vorkenntnisse unternimmt. Die sog. „windelweichen" Befunde der Pathologie und Röntgenologie können einerseits unkritisch verarbeitet zu erheblichen Fehlinterpretationen führen, andererseits aber nach eingehender Aussprache und Unterrichtung über die Vordaten des Patienten zu einer deutlichen Erhöhung der Aussagekraft führen.

Der Wert von vielen Untersuchungen wird durch rein technische Unzulänglichkeiten, die in Laborfehlern, mangelhafter stationärer Vorbereitung zur Röntgenuntersuchung, falsch abgenommenen Urin- und Blutproben liegen, weiter eingeschränkt.

Die invasiven Methoden, die in der inneren Medizin eine so große Rolle spielen und – wie bereits ausgeführt – einen wesentlichen Ansatzpunkt für Kritik an unserer modernen Medizin bedeuten, werden noch gesondert besprochen; dabei wird die Indikation der einzelnen Techniken und Methoden dargestellt, und es werden außerdem Angaben über Spezifität und Sensitivität gemacht. Ob mit oder ohne Zuhilfenahme des Bayes-Theorems sollte vor jeder einen Patienten belastenden Untersuchung die Frage nach dem Wert der Methode gestellt werden:

„Wieviel weiter führt mich diese Untersuchung im diagnostischen Fortschreiten, um eine bessere Therapie einleiten zu können?" (s. 3.4).

Neben der allgemeinen Unsicherheit einer Methode, die in der Technik und in der biologischen Streuung zu suchen ist, sind auch ganz spezielle Fehlerquellen, die durch den Patienten verursacht werden (schwerkrank und damit unzureichend untersucht) oder des Untersuchers (geübt, nicht geübt) einzurechnen.

Beispielsweise sei hier die röntgenologische Untersuchung des Dickdarms zum Ausschluß eines Kolonkarzinoms angeführt.

1. Sensitivität je nach Größe des Tumors < 3 cm ca. 80–90%.
2. Spezifität höchstens 50%–60% unter den Voraussetzungen, daß

a) der Untersucher geübt ist,
b) der Patient ausreichend vorbereitet wurde,
c) der Patient auch so belastbar ist, daß die Untersuchung technisch gut durchführbar ist.

Gerade die unter b) und c) genannten Voraussetzungen sind bei älteren schwerkranken Patienten nicht immer gegeben, weil die gute Vorbereitung, d. h. die Säuberung des Kolons vor dem Röntgenkontrasteinlauf ausgesprochen anstrengend ist und eine erhebliche Beeinträchtigung des Befindens des Patienten bedeutet. Sind alle 3 Voraussetzungen nicht erfüllt, können Sensitivität und Spezifität soweit abfallen, daß man – auch in Übereinstimmung mit den Röntgenologen – besser auf die Untersuchung verzichtet, die dann im diagnostischen Fortschreiten bei falsch-negativem Befund (ein kleines Kolonkarzinom wurde wegen mangelhafter Sauberkeit des Darms übersehen) sich eher nachteilig auswirkt. Ein eindrucksvolles Beispiel dafür, daß eine zusätzliche Untersuchungsmethode bei der Lösung eines Problems Nachteile für den Patienten ergibt, soll hier dargestellt werden (Abb. 6; Sisson et al. 1976):

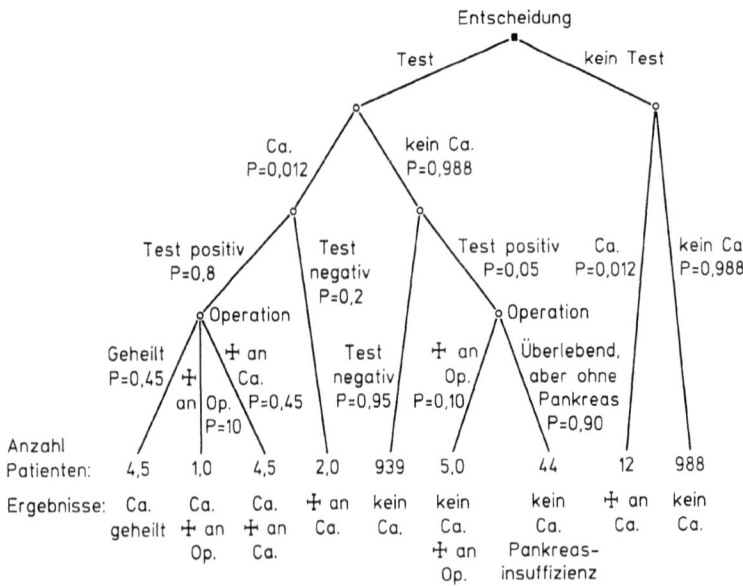

Abb. 6. Ausgehend von 1000 Patienten am Entscheidungspunkt ■ : Wahrscheinlichkeit bei jedem Ast für die Zahl von Patienten bei jedem weiteren Wahrscheinlichkeitspunkt 0. Die Anzahl der Patienten unten in der Zeichnung ergibt für jedes Ergebnis der verschiedenen Maßnahmen gemeinsam wieder 1000 für jede Entscheidung „Test oder kein Test" (vgl. Text)

Bei einem 50jährigen Patienten mit unklaren Bauchbeschwerden besteht Verdacht auf ein Pankreaskarzinom. Bei 1 000 Patienten mit derartigen Beschwerden und derartiger Befundkonstellation lag in einer Untersuchung retrospektiv ein Pankreaskarzinom bei 12 Patienten vor. Angenommen, ein neuer Test ohne Risiko soll in 80% ein Pankreaskarzinom entdecken (richtig positiv), aber er soll in 5% ein positives Ergebnis zeigen, auch wenn kein Neoplasma vorliegt (falsch-positiv). Von den Operierten sollen 50% geheilt sein. Die notwendige Pankreatektomie hat aber eine Mortalität von 10%.

Eigentlich sollte man nach diesen Zahlen von dem Wert des Testes überzeugt sein, aber die in Abb.6 gezeigten Zahlen im Entscheidungsbaum zeigen, daß für den Patienten kein Vorteil besteht:

5 Patienten sind verstorben, obwohl sie kein Karzinom hatten (falschpositiv 5%, Mortalität 10%).

2 Patienten starben am unerkannten Karzinom bei negativem Test (20% falsch-negativ).

4,5 Patienten wurden operiert und starben (10% Mortalität), einer starb während der Operation.

Den 12 Patienten, die der Diagnose Pankreaskarzinom wegen Nichtanwendung des genannten Tests entgangen sind, stehen 11,5 Patienten gegenüber, die dennoch verstorben sind.

Für viele Fachgebiete und Untersuchungsmethoden ist die Anwendung des Bayes-Theorems bereits in der Klinik erprobt worden. So läßt sich die Wahrscheinlichkeit der koronaren Herzerkrankung mit den Voruntersuchungen, Anamnese, Befund, Belastungs-EKG, Kardiokymographie, Thalliumszintigraphie und Fluoroskopie auch ohne Koronarangiographie ziemlich genau angeben (Diamond u. Forrester 1979). Die Entscheidung zur Indikationsstellung für die zerebrale Angiographie wurde mit Hilfe des Bayes-Theorems durch Mai et al. (1977) erarbeitet. Auch ist diese Methode für die Indikation zur Behandlung von Hodgkin-Patienten durch Safran et al. (1977) abgehandelt worden. Eine umfangreiche Zusammenstellung von Sadegh-Zadeh (1972) zeigt, daß viele Gebiete der modernen Klinik unter den Gesichtspunkten der Wahrscheinlichkeit, der Spezifität, der Sensitivität von Methoden und diagnostischen Maßnahmen aufgearbeitet worden sind (Ransohoff u. Feinstein 1978).

Aus den bisherigen Ausführungen ergibt sich, daß man sich hüten muß, labortechnische Methoden unkritisch, ohne Berücksichtigung der Aussagewerte einzusetzen. Der Wert einer Methode (Trennschärfe) ist nach der Sensitivität (wieviel falsch-negative Ergebnisse sind bei vorhandener Krankheit zu erwarten) und der Spezifität (wieviel falsch-positive Ergebnisse sind bei Nichtvorliegen einer Erkrankung zu erwarten) zu beurteilen. Je höher die Wahrscheinlichkeit einer Diagnose ist, um so höher müssen Spezifität und Sensibilität einer Methode sein, wenn eine Verbesserung der Erkenntnisse gewonnen werden soll. Anamnese und körperlicher Befund ergeben die Anhiebs- oder erste Vermutungsdiagnose (erste A-priori-Diagnose), auf der dann die weiteren diagnostischen Schritte basieren.

Sadegh-Zadeh (1980) hat die Arbeiten zusammengestellt, aus denen Spezifität und Sensitivität von Methoden, die zur Klärung der folgenden Diagnosen bekannt sein müssen, entnommen werden können (Organdiagnostik nach dem Bayes-Theorem):

Abdomen, akutes
Bauchtrauma, nichtperforiert
Chronische Erkrankungen
Diabetes mellitus
Diagnostik, präoperativ
Fieber mit Exanthem
Gallenwegserkrankungen
Gastroenterologische Probleme
Geriatrische Probleme
Gynäkologische Tumoren
Herzerkrankungen, allgemeine
Herzerkrankungen, kongenitale
Hirnerkrankungen, organische
Hirntumoren
Hyperthyreose
Ikterus
Intrakranielle Tumoren
Kalziumtherapie

Kardiovaskuläre Störungen
Knochentumoren
Kolitis
Kolonpolypen
Koronarsklerose
Lebererkrankungen
Magen-Darm-Trakt-Erkrankungen
Magen-Darm-Ulkus
Myokardinfarkt
Oberbauchschmerzen
Operationsindikationen
Präoperative Diagnostik
Röntgenrundherd
Schilddrüsenerkrankungen
Struma
Suizidrisiko
Urogrammbeurteilung
Vergiftungen

Es gibt nichts Schlimmeres als kritiklose Methoden- oder Laborgläubigkeit. Schätzen Sie nach Ihrer Erfahrung die Sensitivität und Spezifität für folgende Untersuchungsmethoden ein (sehr hoch, hoch, niedrig):
1. BSG für Tumordiagnostik
2. Sputum auf Tbc nach Ziehl-Neelsen bei verdächtigem Röntgenbild der Lunge
3. Roseolen am Stamm bei Typhus abdominalis
   [vgl. 3.3.1, Tabelle (81)]
4. Brustschmerz bei Herzinfarkt [vgl. 3.3.1, Tabelle (57)]
5. γ-GT-Erhöhung bei Fettleber
6. Bauchsonographie bei Lebermetastasen
7. T-PHA-Test bei Luesverdacht
8. Histologischer Befund: malignes Lymphom, Zelltyp lymphoblastisch

3.2 Die Ausschlußdiagnose

Bei der großen Variation von Erscheinungsmöglichkeiten kann in der Medizin jedes Symptom, jede Komplikation, jede Ursache vorkommen bzw. angenommen werden. Die richtige Frage heißt aber: Ist die mögliche Ursache dieser Erkrankung so wahrscheinlich, daß eine nicht eingeleitete Diagnostik oder nicht eingesetzte Therapie einen Nachteil für den Patienten bedeuten würde?

Diagnostische Maßnahmen, insbesondere Laboruntersuchungen, werden aus 3 verschiedenen Gründen angesetzt:
1. um eine Krankheit zu entdecken,
2. um eine Vermutungsdiagnose zu bestätigen (bzw. deren Wahrscheinlichkeit zu erhöhen),
3. um eine mögliche Diagnose auszuschließen.

Wir bezeichnen als Ausschlußdiagnose eine vermutete Krankheitsentität, welche ein anderes therapeutisches Vorgehen zur Folge haben würde als das bisher praktizierte. Die Ausschlußdiagnose ist ein Teil differentialdiagnostischer Erwägungen, allerdings mit dem wesentlichen Unterschied, daß das Ziel im „Nichtnachweis" einer definierten Krankheitsentität besteht („nondisease", Meador 1965).

3.2.1 Wertigkeit und Bedeutung der Ausschlußdiagnose nach Prognose und Therapie

Die Notwendigkeit der Ausschlußdiagnose liegt in der therapeutischen Konsequenz. Sie ist das beste Beispiel für die Einheit Diagnose-Erkennung zusammen mit Handlungsprinzip-Therapie (s. S. 13). Die Wahrscheinlichkeit bzw. schon die Möglichkeit, daß eine behandelbare Erkrankung vorliegt, daß also eine therapeutisch nutzbare Zeit verstreicht, läßt die Notwendigkeit der Ausschlußdiagnose steigen, besonders, wenn die Prognose der auszuschließenden Krankheitsursache schlecht ist. Wenn man also nach Anamnese und Erstuntersuchung Informationen gewonnen hat und nun die Wahrscheinlichkeiten aufstellt, nach denen verschiedene Erkrankungen als Ursache des vorliegenden Krankheitsbildes angenommen werden können, kann die Notwendigkeit des Nachweises bzw. des Ausschlusses einer Erkrankung, deren prozentuale Wahrscheinlichkeit geringer ist, sehr groß werden, wenn sich daraus schwerwiegende therapeutische Unterlassungen ergeben könnten. Besonders wenn die Prognose schlecht ist und die Therapie lebensrettend sein kann, wird man auch weniger wahrscheinliche Erkrankungen bedenken und durch diagnostische Maßnahmen ausschließen müssen.

Wenn aber Krankheitsursachen differentialdiagnostisch erwogen werden, die keine schlechte Prognose haben und bei denen therapeutische Maßnahmen im Augenblick nicht notwendig sind, ist die Abklärung zurückzustellen, da durch den Verlauf eine Durchschauung des Krankheitsbildes möglich ist („wait and see" bzw. Oudenotherapie).

Als Beispiel für das Verhalten zur Ausschlußdiagnostik sei folgender Krankheitsverlauf gegeben:

Ein röntgenologisch nachweisbares Infiltrat bei fieberhaftem Infekt und allgemeiner serologischer Entzündungsreaktion bei einem 50jährigen Mann wird unter Berücksichtigung von Entwicklung und gesamter Symptomatik gedeutet:
- als Pneumonie 80% Wahrscheinlichkeit,
- als Atelektase bei Bronchialtumor 10% Wahrscheinlichkeit,
- als Tuberkulose 10% Wahrscheinlichkeit.

Folgende diagnostisch-therapeutische Konsequenz wird gezogen:

Der Patient wird unter der Diagnose Pneumonie mit Antibiotika behandelt, und der Verlauf wird abgewartet. Die 10%ige Wahrscheinlichkeit eines Bronchialtumors wird durch den Verlauf höher oder geringer. Es werden kurzfristige Befundkontrollen durchgeführt. Die nur 10%ige Wahrscheinlichkeit (Möglichkeit), daß eine Tuberkulose vorliegt, führt zu intensiver Sputumuntersuchung, die sofort angesetzt wird, weil hier ein anderes therapeutisches Prinzip das akute Krankheitsbild beeinflussen würde.

Der klinische Alltag beschäftigt sich häufig mit dem Ausschluß von vermuteten Erkrankungen. Wenn ein Patient unter einer Angina pectoris leidet (Dauer > 20 min, Schmerzgrad, > 6–7), so ist die Feststellung, daß er keinen Herzinfarkt durchgemacht hat, weil Serumenzyme und Senkung normal bleiben und im EKG sich keine Veränderungen manifestiert haben, von großer Bedeutung.

Ausschlußdiagnosen, die lediglich aufgrund von Vermutungen durch technologische Untersuchungen wie Röntgen, Labor, Sonographie, EKG usw. ohne Berücksichtigung des klinischen Bildes gestellt werden sollen, sind sehr kritisch zu handhaben: Der festgestellte Befund muß in die Symptomatologie des Krankheitsbildes eingebaut werden. Rücksprache mit dem Untersucher und ggf. Wiederholung der Untersuchung (wenn vertretbar) erscheinen ratsam. Vorschlägen für weitere diagnostische, womöglich sogar Invasivmethoden des über das Krankheitsbild nicht voll orientierten Untersuchers (des Röntgenologen, Sonographen, Laborarztes oder Pathologen) ist nur nach eingehender Rücksprache zu folgen.

3.2.2 Der Einsatz von Normalbefunden bei der Diagnosestellung

Der Normalbefund spielt für die Ausschlußdiagnose eine erhebliche Rolle. Der richtige Einsatz von „normalen" Laborbefunden kann eine Hilfe für die Abschätzung der Wahrscheinlichkeit von Diagnosen sein.

Die Beurteilung eines Laborwertes, eines körperlichen Befundes, eines Röntgenbildes oder eines Elektrokardiogramms hängt unmittelbar mit der Frage zusammen, was eigentlich „normal" ist. Gleiches gilt für das v. a. in der klinischen Medizin gebrauchte Wort „typisch". Wenn man die statistische Betrachtungsweise der Normalität mit der 1-, 2- oder sogar 3-Sigmagrenze zugrunde legt, setzt dieses eine Normalverteilung (Gaußsche Kurve) voraus, die für Labordaten selten, für Beschreibungen aber nie gegeben ist.

Abgesehen von der Tatsache, daß die Labordaten meist nicht an einer normalen Bevölkerung, sondern vorwiegend an Patienten gewonnen wurden und daß die sog. pathologischen Werte fast nie nur an Kranken bestimmt wurden, ist v. a. auch für die Beurteilung von Bildern, Kurven oder klinischen Befunden eine Normalität bzw. die Abweichung von der Norm niemals eindeutig.

Tabelle 9 zeigt die von Gross u. Wichmann (1979) modifizierte Zusammenstellung nach Murphy (1976), aus der hervorgeht, welche unterschiedlichen Grundlagen für den Normalbegriff verwendet werden. Nach Feinstein (1976) ist es überhaupt fraglich, ob man den Begriff

Tabelle 9. Einige Beispiele für die unterschiedliche Verwendung des Begriffs „normal". (Nach Groß u. Wichmann, 1979, mod. nach Murphy 1976)

Grundlage	Anwendung v. a. in	Bevorzugter Ausdruck
Wahrscheinlichkeits-verteilungen folgend	Statistik	Gauß-Verteilung oder andere
Mittelpunkt einer Klasse	Deskriptive Wissenschaft, Biologie, Medizin u. a.	Arithmetisches Mittel, Median, Modus
Gewöhnlich in einer Klasse angetroffen	Deskriptive Wissenschaft, Biologie, Medizin u. a.	„Üblich"
Am günstigsten für Überleben und Reproduktion und	Genetik, „operational research", Technik	„Optimal"
Nicht zu Schäden führend	Medizin, Rechtsprechung	„Harmlos", „unschuldig"
Allgemein angestrebt	Politik, Soziologie	„Konventionell", Standard
Am günstigsten in seiner Klasse	Metaphysik, Ästhetik, Ethik	„Ideal"

„normal" oder „Normalität" festlegen kann. Galen u. Gambino (1975) haben in ihrer Monographie versucht, durch Angabe von statistisch-mathematischen Methoden den Diagnostiker weiter zu führen als dies mit dem Begriffspaar normal/abnormal möglich ist: Es ist klar, daß von normal zu abnormal, von gesund zu krank und von normal zu pathologisch fließende Übergänge vorhanden sind. Alle Trennlinien sind willkürlich. Dies gilt insbesondere auch für die in der Statistik benutzten Sigmagrenzen, die i. allg. einer Pseudogenauigkeit das Wort reden. Sensitivität und Spezifität v. a. einer metrischen Methode (Laborwert) steigen und fallen mit dem Ausmaß des abnormen Befundes.

„Die üblichen Alternativen normal oder pathologisch sollten durch die Trias a) wahrscheinlich normal, b) ambivalent oder grenzwertig, c) wahrscheinlich pathologisch, abgelöst werden" (Gross u. Wichmann 1979). Der Normalbefund kann aber – richtig und kritisch gedeutet – durchaus Informationen geben, die zwischen einzelnen Krankheitszuständen differenzieren lassen. Der behandelnde Arzt muß dazu jedoch wissen, wie häufig Normalbefunde bei einzelnen Erkrankungen vorkommen können.

Wenn wir die Ausführungen zum Bayes-Theorem berücksichtigen, haben wir nach der Erstinformation die Wahrscheinlichkeit von verschiedenen Diagnosen zu erwarten. Wenn man einen Normalbefund erhebt (Röntgen, Labor, Szintigraphie) und weiß, daß bei der einen Erkrankung Normalbefunde seltener sind als bei der anderen, läßt sich dieses Wissen quantitativ in die Wahrscheinlichkeitsberechnung nach einer Untersuchung mit negativem Befund einrechnen und eine bessere A-posteriori-Wahrscheinlichkeit einer Erkrankung gewinnen.

Beispiel. Ein Patient hat entweder eine Krankheit A oder eine Krankheit B. Nach Anamnese und Befund ist die Krankheit A wahrscheinlicher als die Krankheit B. Der untersuchende Arzt schätzt, daß bei der vorliegenden Symptomatik unter 100 Patienten 75 die Krankheit A hätten (A-priori-Wahrscheinlichkeit 0,75), während unter 100 Patienten mit der vorliegenden Symptomatik nur 25 die Krankheit B aufweisen würden (A-priori-Wahrscheinlichkeit 0,25).

Wenn nun eine Untersuchung (Röntgen, Labor, EKG) angesetzt wird und ein negatives Ergebnis erbringt, muß der Arzt abschätzen, wie oft 100 Patienten mit der Krankheit A ein negatives Ergebnis zeigen oder von der Krankheit B negative Befunde liefern.

In dem hier gezeigten Beispiel (Tabelle 10) soll angenommen werden, daß bei der Krankheit A nur in 20%, bei der Krankheit B aber in 80% der Fälle negative Befunde erbracht werden. Diese Betrachtung bedeutet, daß ein negatives Ergebnis der genannten Methode die A-posteriori-Wahrscheinlichkeit der Diagnose, die vorher 75:25 zugunsten der Diagnose A betrug, jetzt auf 43:57 gestiegen ist, so daß die Diagnose B wahrscheinlicher geworden ist.

Als weiteres Beispiel sei der Fall einer 60jährigen Patientin gegeben, die eine Alkoholanamnese, Gewichtsverlust, Erbrechen und Lebervergrößerung aufweist (Tabelle 11). Der Kliniker schätzt aufgrund der Se-

Tabelle 10. Wertigkeit eines Normalbefundes für eine Differentialdiagnose

	n	Anzahl Normalbefunde	Patienten mit Normalbefund [%]	P (Wahrscheinlichkeit)
Krankheit A	75	15	20	15/35 = 0,43
Krankheit B	25	20	80	20/35 = 0,57
Gesamt	100	35	100	1

rumwerte (OT, PT, alkalische Phosphatase, γ-GT) die Wahrscheinlichkeit für das Vorliegen einer Leberzirrhose (Ci) und eines Leberkarzinoms (Ca) gleich hoch, also 0,5 (50%) (A). Zur weiteren Abklärung wird ein Leberscan angefertigt, welches einen normalen Befund ergibt. Der Röntgenologe berichtet dem Kliniker, daß nur in 10% der Fälle mit einer Ci mit einem normalen Leberscan zu rechnen ist, bei Vorliegen eines Ca aber in 30% (B). Der Kliniker stellt folgende Überlegung an: Bei 100 Fällen der gleichen Symptomatik (50 mit Ci, 50 mit Ca) sind 20 negative Scans zu erwarten. Bei Vorliegen einer Ci 5 (10%) und bei Vorliegen eines Ca 15 (30%). (C) Die Multiplikation der Vortestwahrscheinlichkeit mit der Anzahl zu erwartender normaler Leberscans bei Ci bzw. Ca ergibt dann die Nachtestwahrscheinlichkeit der Erkrankung, welche für die Ci 0,25 (25%) und für das Ca 0,75 (75%) zeigt. Durch den Normalbefund des Leberscans ist das Leberkarzinom also wahrscheinlicher geworden (Gorry et al. 1978).

Tabelle 11. Bedeutung eines normalen Leberscans für die Ätiologie einer Hepatomegalie (vgl. Text)

Mögliche Diagnose	A Vortestwahrscheinlichkeit	B Häufigkeit von Normalbefunden bei der Erkrankung [%]	C Anzahl der Patienten mit normalem Leberscan	D Wahrscheinlichkeit der Erkrankung
Zirrhose (Ci)	0,50 (50%)	10	5	5/20 = 0,25 (25%)
Karzinommetastasen (Ca)	0,50 (50%)	30	15	15/20 = 0,75 (75%)
Gesamt	1,0 (100%)		20	1.0 (100%)

3.2.3 Steigerung von Sensitivität und Spezifität der Ergebnisse durch Rücksprache mit dem Untersucher

Die im vorigen Abschnitt genannten Wahrscheinlichkeiten für negative bzw. positive Ergebnisse, insbesondere bei Deutung der Röntgenologie, der Nuklearmedizin, aber auch der Histologie variieren sehr stark je nach Kenntnis, Erfahrung und Gründlichkeit des Untersuchers. Außerdem sei bei dieser Gelegenheit auf die zwingende Notwendigkeit der persönlichen Aussprache zwischen dem verantwortlichen handelnden Arzt, welcher alle Daten der Anamnese, des Befundes, des chemischen Labors und anderer Labordaten im Kopf hat, mit dem Spezialarzt hingewiesen. In einem eingehenden Gespräch wird die Kenntnis des Spezialarztes soweit gesteigert, daß er mit genaueren Informationen an die Deutung der vorliegenden Befunde herangeht. Die Wahrscheinlichkeit der A-priori-Diagnosen des Klinikers und die Wahrscheinlichkeit der A-priori-Diagnosen des Röntgenologen vor einem Röntgenbild mit feinfleckigen Herden in der Lunge können in einem Gespräch soweit aufeinander abgestimmt werden, daß die A-posteriori-Wahrscheinlichkeit der Diagnose erheblich gesteigert wird. Der Wert von minuziös ausgefüllten Begleitscheinen zu diagnostischen Untersuchungen in der Röntgenabteilung oder bei histologischen Befunden für den Pathologen und auch für das bakteriologische Labor ist sehr groß. Die Vorstellung, daß Deutungen dieser Untersuchungsmethoden ohne Vorbefund und „unvoreingenommen" einen größeren Wert haben sollten, ist als grundsätzlich falsch anzusehen (s. aber den mathematischen Einwand S. 47).

Voraussetzung für eine Ausschlußdiagnose ist die Beantwortung folgender Fragen:

1. Prognostische Bedeutung der Ausschlußdiagnose? Gefahr? Therapeutische Beeinflußbarkeit?
2. Wahrscheinlichkeit der Ausschlußdiagnose (%)?
3. Die zum Ausschluß notwendige diagnostische Methode betreffend:

    a) Wieviel falsch-negative Ergebnisse sind zu erwarten (Sensitivität)?
    b) Wieviel falsch-positive Ergebnisse sind zu erwarten (Spezifität)?
    c) Wieviel unsichere Befunde sind zu erwarten (Grenzwert, Normalgrenzwerte)?
    d) Wie belastend ist die Methode für den Patienten subjektiv und objektiv?

Beispiel: 65jährige Frau mit zunehmendem Krankheitsgefühl, Schwäche, Gewichtsabnahme von 3 kg in 4 Wochen, einmal geringfügig blutiger Auswurf vor 10 Tagen.

Befund: altersgerechtes Aussehen. Normalgewicht. Körperlich keine Abweichungen von der Norm. Serologisch allgemeine Entzündungsreaktion (leichte Anämie, BSG-Erhöhung, α-Globulinvermehrung, Temperaturen um 38 °C). Röntgenthorax: links parahilär Verschattung von ca. Handtellergröße, nicht ganz scharf begrenzt, polyzyklische Lymphknotenvergrößerungen am linken Hilus. Tomographie: Einengung des Bronchus; Diagnose: Bronchialkarzinom. Tuberkulose wird differentialdiagnostisch erwähnt.
Histologie ist nicht zu gewinnen. Bestrahlung unter der Diagnose Bronchialkarzinom. Antibiotikabehandlung mit Tetracyclin. Verlauf: Zunächst langsame, dann progrediente Verschlechterung, Exitus, Autopsie: Lungentuberkulose.
Kein Bronchialkarzinom!
Die Bronchoskopie hatte keine karzinomspezifische Histologie ergeben. Zentrale Lungenprozesse lassen sich perkutan nur unter hohem Risiko histologisch abklären. Eine Sputumuntersuchung war nicht angesetzt worden. Der schnell sich verschlechternde Verlauf hätte nach Anwendung des Ex-juvantibus-Prinzips früher zur Überprüfung der Diagnose durch eingehende Rücksprache mit dem Röntgenologen führen müssen.

3.3 Abschätzung der Wahrscheinlichkeit von Vermutungsdiagnosen aus Häufigkeit der Erkrankung und Häufigkeit von Symptomen

Die Vermutungsdiagnose war unter 2.4 als Grundlage für weitere diagnostische (und therapeutische) Maßnahmen genannt worden. Sie beruht auf den erreichbaren anamnestischen Daten und den Befunden der körperlichen Untersuchung. Aus der Vermutungsdiagnose sollen sich die weiteren labortechnischen Daten im Sinne einer überlegten Indikationsstellung ergeben.

Um eine begründete Vermutungsdiagnose zu stellen, müssen die Wahrscheinlichkeiten der in Frage kommenden Erkrankungen abgeschätzt werden. Dies gelingt mit der unter 3.1 dargestellten Wahrscheinlichkeitsrechnung, dem Bayes-Theorem, wobei es keineswegs in jedem Falle auf eine Berechnung ankommt; in der Regel genügt eine Abschätzung der Wahrscheinlichkeiten, wenn der Untersucher das Grundprinzip der Überlegung verstanden hat.

Zu einer Abschätzung (Berechnung) der Wahrscheinlichkeit benötigt man:

1. die A-priori-Wahrscheinlichkeit (Vortestwahrscheinlichkeit) der Diagnose in einer bestimmten Gruppe,
2. die prozentuale Häufigkeit des Symptoms (oder der Symptome) bei einer vermuteten Erkrankung.

ad 1. Die A-priori-Wahrscheinlichkeit ist das Auftreten einer Erkrankung in einer Population. Hierfür gibt es praktisch keine Unterlagen, so daß hier der Weg über die Häufigkeit der Erkrankung in einem internistischen Krankenhaus der Maximalversorgung gewählt wurde. Der Aufnahmearzt kann nach der Statistik der Medizinischen Klinik in Darmstadt rechnen, daß z. B. 4,9% der Patienten einen Harnwegsinfekt haben, 22,7% einen Diabetes mellitus, aber nur 0,1% eine Arteriitis cranialis (temporalis) oder ein Conn-Syndrom.

ad 2. Die prozentualen Häufigkeiten der Symptome der 75 häufigsten Erkrankungen sind von Müller-Rottgardt aus der einschlägigen Literatur herausgezogen worden und in den nachstehenden Tabellen zusammengestellt. Aus den Tabellen gleicher Krankheiten nach verschiedenen Autoren ergibt sich die Wertigkeit der Prozentsätze. Aus ihnen zeigt sich die Bedeutung einzelner sehr häufiger hochprozentiger Symptome und der für die Diagnostik geringere Wert seltener Symptome für die Überlegung der wahrscheinlichsten (Vermutungs-)Diagnose.

Zur Erläuterung ist ein Beispiel zur Errechnung einer höheren Wahrscheinlichkeit (A-posteriori-Wahrscheinlichkeit bzw. Nachtestwahrscheinlichkeit) aus der geringeren Wahrscheinlichkeit (A-priori-Wahrscheinlichkeit bzw. Vortestwahrscheinlichkeit) dargestellt.

Die einfachste Form des Bayes-Theorems ist folgende:

$$P(K/S) = \frac{P(K) \cdot P(S/K)}{P(S)}.$$

$P(K/S)$ = Wahrscheinlichkeit für das Vorliegen der Krankheit *K* bei einem bestimmten Symptom *S* (also die zu berechnende Unbekannte).
$P(K)$ = A-priori-Wahrscheinlichkeit für die Krankheit *K*, also die Wahrscheinlichkeit für das Vorliegen von K vor Erhalt des neuen Symptoms S.
$P(S/K)$ = Wahrscheinlichkeit, mit der das Symptom S bei einer bestimmten Krankheit K vorliegt.
$P(S)$ = Wahrscheinlichkeit, das Symptom S bei einem Patienten zu finden, ohne Berücksichtigung des Umstands, ob er Krankheit K hat oder nicht.

Beispiel: Angenommen, eine Hyperthyreose kommt bei 5% der Bevölkerung vor [A-priori-Wahrscheinlichkeit 5% = P (K) 0,05], Schlaflosigkeit (Symptom) wird bei 10% der

Bevölkerung gefunden [P (S) = 0,1], aber bei 30% Hyperthyreosekranker [P (S/K) = 0,3].

Die Wahrscheinlichkeit P (K/S), daß ein Patient, der unter Schlaflosigkeit leidet, an Hyperthyreose erkrankt ist, liegt hiernach bei 15%, ist also 3mal wahrscheinlicher als vor dem Wissen um das Symptom S:

$$P(K/S) = \frac{P(K) \cdot P(S/K)}{P(S)} = \frac{0,05 \cdot 0,3}{0,1} = 0,15$$

(S kann jede beliebige Information sein, z. B. Laborwert).

3.3.1 Tabellensammlung: *Prozentuale Häufigkeit von Symptomen bei Krankheitsentitäten*

In den folgenden (alphabetisch nach Krankheiten aufgeführten) Tabellen sind die nach Anamnese bzw. körperlicher Untersuchung feststellbaren Symptome (bisweilen auch einfache Laborwerte) zusammengestellt, um einen Anhalt für die Wertigkeit des Einzelsymptoms bei der Vermutungsdiagnose zu geben. Unter den Tabellenüberschriften ist (in Klammern) die Literatur angegeben, der die Zahlen (alle Angaben in Prozent) entnommen wurden. Die Prozentzahlen für W (= Wahrscheinlichkeit, daß die jeweilige Krankheitsentität überhaupt zur Untersuchung bzw. Aufnahme kommt) entstammen der Statistik der Medizinischen Kliniken in Darmstadt und beziehen sich auf 4618 stationär behandelte Patienten im Jahre 1980.

(1) Akromegalie
W < 0,1%

(1a) Häufigkeit der akromegalen Symptome
(Lohmann et al. 1977)

Vergrößerung der Akren	100
Vergrößerung der Sella	93
Kopfschmerz	87
Mensesanomalien	87
Amenorrhö	73
Grundumsatzerhöhung	70
Sehstörungen	62
Hyperhidrose	60
Hypertrichose	53
Hautpigmentierungen	46
Gewichtszunahme	39
Abnahme der Libido	38
Asthenie	33
Parästhesien	30
Niedriger RR, < 120 mm HG ($\approx$ 16 kPa) systolisch	30
Polyphagie	28
Hautfibrome	27
Glykosurie	25
Polydipsie	25
Strumen	25
Diabetes mellitus	12
Abnahme der Körperbehaarung	7
Galaktorrhö	4
Unterentwicklung der Brüste	4

(1b) Häufigkeit von Symptomen bei Akromegalie
(Hegglin u. Siegenthaler 1975)

Weichteilwachstum	100
Akrenwachstum	100
Prognathie	100
Splanchnomegalie	100
Osteoporose	80–100
Sellavergrößerung	90
Kopfschmerz	85
Stoffwechselsteigerung	40– 60
Arthrosen	60

(1b) Fortsetzung

Sehstörungen	60
Hypertrichose	50
Pigmentierungen	40
Gewichtszunahme	40
Libidosteigerung	35
Libidoverlust, männlich	25
Struma diffusa	25
Verminderte Glukosetoleranz	25
Manifester Diabetes mellitus	10
Hypertonie	10

(2) Amyloidose
W 0,1%

(2a) Symptomatik und Befunde im Verlaufe generalisierter Amyloidose (Bitter 1970)

Proteinurie	77,3
Ödeme	72,2
Hypotonie	68,6
BSG > 50 mm/h	59,6
Hypercholesterolämie	55,7
Knochenmarkplasmozytose	55,7
Hypalbuminämie	55,6
Adynamie	48,9
Low voltage im EKG	44,5
Hepatomegalie	44,4
Dyspnoe (bei geringer Anstrengung)	43,6
Suburämie, Urämie	43,6
Gewichtsverlust (mindestens 10%)	42,0
Herzinsuffizienz	41,1
Hyperglobulinämie	39,8
BSP-Retention	37,6
Linksdrehung der Herzachse	36,1
Herzvergrößerung	34,4
Myokardbeteiligung im EKG	27,2
Purpura, Ekchymosen	24,4
Aszites	21,1
Orthostatische Kollapsneigung	21,0
Hypertension > 105 mm Hg ($\approx$ 14 kPa) diastolisch	19,2

(2a) *Fortsetzung*

Diarrhöen	18,8
Bauchschmerz	16,1
Makroglossie	15,6
Splenomegalie	15,0
Digitalisüberempfindlichkeit	11,9
Hämaturie	11,6
Lymphadenopathie	11,0
Nierenvergrößerung (Röntgenbild)	9,5
Meläna, blutiger Stuhl	7,8
Gelenkschmerzen, -steifigkeit	7,1
Haut: Papeln, Knoten, Pruritus	6,8
Steatorrhö	5,7
Struma (diffus oder nodulär)	3,9

(2b) *Symptome bei Amyloidose* (Lohmann et al. 1977)

Proteinurie	77,3
Ödeme	72,2
BSG (> 50 mm/h)	59,6
Hypercholesterinämie (> 2,5 g/l)	55,7
Knochenmarkplasmozytose (> 10%)	55,7
Hypalbuminämie (< 2,5 g/l)	55,6
Hepatomegalie (ohne Herzinsuffizienz)	44,4
Herzinsuffizienz	41,0
Hyperglobulinämie	39,3
Bromsulfanretention (> 5% nach 45 min)	37,6
EKG-Veränderungen	27,2
Diarrhö (Neigung zu chronischem Verlauf)	18,8
Splenomegalie	15,0
Nierenvergrößerung	9,5

(3) *Anämie, perniziöse*
W 0,1% (Lohmann et al. 1977)

(3a) *Symptome*

Stimulationsrefraktäre Anacidität	95
Anämie (< 10 g% Hb)	90
Strohgelbes Hautkolorit	90
Gewichtsabnahme	90
Nervenbeteiligung	75
Leukozytopenie (< 4000/mm^3)	70

(3a) Fortsetzung

BSG-Beschleunigung (> 50 mm/h)	60
Thrombozytopenie (< 100000/mm³)	55
Zungenveränderungen (Hunter-Glossitis)	55
Pankreasbeteiligung	50
Psychische Veränderungen	50
Lebersymptome	40
Milzvergrößerung	12
Schilddrüsenerkrankungen (Unter-, aber auch Überfunktion)	4

(3b) Symptome von seiten des Nervensystems

Parästhesien (Kribbeln, Ameisenlaufen)	87
Motorische Schwäche	82
Störungen der Tiefensensibilität	75
Gangstörungen	73
Pyramidenbahnzeichen	53
Störungen der Oberflächensensibilität	47
Reflexausfälle	27

(4) Angiome, intrakranielle
W < 0,1%   (Hornbostel et al. 1977)

Initialsymptome arteriovenöser razemöser Angiome

Blutungen	ca. 40
Epilepsie	ca. 40
Kopfschmerzen (Migräne, gesteigerter Hirndruck)	16
Nur Paresen	3
Sonstige Störungen (nur Geräusch, Exophthalmus, Hautangiom)	1

(5) Anorexia nervosa
W 0,1%   (Lohmann et al. 1977)

Sekundäre Amenorrhö	100
Psychische Abnormitäten	95
Kachexie (öfters innerhalb mehrerer Wochen)	75
Gastrointestinale Störungen (Obstipation)	65
Asthenie	55
Bradykardie	31
Ödeme	20

(5) Fortsetzung

Abnahme von Achsel- und Schambehaarung	15
Vorzeitige Alterung	5
Eosinophilie	0,6

(6) Aortenbogensyndrom
W < 0,1% (Rauh 1970)
Beschwerden und Befunde bei Takayasu-Arteritis
(n = 62)

Kein Radialispuls	100
Erhöhte Erythrozytensenkungsgeschwindigkeit	100
Keine Pulsationen der A. carotis communis	87
„Überempfindlichkeit" des Karotissinus	87
Synkopen und Schwindel	87
Orthostatische zerebrale Symptome	84
Charakteristische Kopfhaltung	63
Tachykardie	63
Gefäßgeräusche am Hals	61
Sehstörungen	56
Kopfschmerz	56
Photophobie und Tränenfluß	47
Steife Schulter	44
Augenschmerzen	42
Leukozytose	40
Haarausfall	37
Paroxysmale zerebrale Symptome	29
Perforation des Nasenseptums	27
Sprachstörungen	16
Struma	0,8
Hemiplegie	0,6

(7) Aortenruptur, disseziierende
W 0,36% (bezogen auf 3300 unselektierte Sektionen)
(Heinrich 1971; Heinz u. Lindheimer 1965)

Plötzliche, heftige Schmerzen in der Herzgegend	90
Hypertonie	85
Schwer beeinträchtigter Allgemeinzustand mit Schocksymptomatik	64
Abdominelle Schmerzen	50
Aorteninsuffizienz, akute	20–56

(7) Fortsetzung

Verlegung der Nierenarterien mit kolikarigen
    Schmerzen, Hämaturie und/oder Anurie 15–60
Rückenschmerzen 30
Hemi- oder Paraplegien 20
Bewußtseinsstörungen 10
Perikarditisches Reiben 4

(8) ***Appendizitis*** (n = 845)
    W 4% (Lohmann et al. 1977)

Druckschmerz im rechten Unterbauch 87
Erbrechen 45
Abwehrspannung 44
Psoasschmerz 44
Loslaßschmerz 44
Leukozytose 33
Axillar-rektale Temperaturdifferenz > 1 °C 17

(9) ***Arteriitis cranialis temporalis***
(Horton-Magath-Brown-Syndrom) (n = 499)
W 0,1% (Haller et al. 1977)

Häufigkeit der untersuchten Symptome bei Altersheimbewohnern > 60 Jahre

Hypertonie [RR 150/90 mm Hg ($\approx$ 20/12 kPa)] 36,0
Kopfschmerzen 25,5
BSG 50 mm nach Westergren (1-h-Wert) 10,4
Myalgie 10,2
Visusminderung 9,0
Druckschmerz der A. temporalis 5,5
Zungenbrennen 5,2
Fehlende Pulsation der A. temporalis 2,0
Kau-/Schluckstörungen 0,2

(10) Bornholmer Krankheit
W < 0,1%   (Windorfer u. Reiss 1960)

(10a) Verteilung der Hauptsymptome (ohne Meningitis myalgica; Epidemie in den schwedischen Städten Huskvarna und Jonköping 1950) (n = 85)

Fieber	69
Kopfschmerzen	49
Stiche	39
Brechen oder Brechreiz	30
Muskelschmerzen in Gliedmaßen und im Nacken	28
Bauchschmerzen	17
Halsentzündung	10
Erkältung oder Husten	8
Schmerzen in der Lumbalgegend	4
Dünner Stuhl	2
Schmerzen in den Hoden	2

(10b) Häufigkeit der Symptome (n = 262)

Schmerzen im Abdomen	52,6
Schmerzen im Thorax	19,8
Schmerzen im Abdomen und im Thorax	18,9
Schwere Kopfschmerzen	34,3
Erbrechen	15,2
Lichtscheu	11,8
Frösteln oder Schüttelfrost	11,4
Halsschmerz und -entzündung	10,3
Orchitis der männlichen Erwachsenen	10
Schmerzen in den Beinen	6,8
Nackenschmerzen	4,9
Schwindel	4,2
Bewußtseinstrübung	2,6
Parästhesie und Hyperasthesie	1,7

(11) Bronchialkarzinom
W 1,8%

(11a) Symptome bei klinischer Erstmanifestation
(Lohmann et al. 1977)

Reizhusten	78,8
Gewichtsverlust	76,6
„Krankheitsgefühl"	69,0
Sputum	55,5
Brustschmerz	52,7
Dyspnoe	47,2
„Infekt"	41,6
Hämoptoe	32,2
Heiserkeit	8,9
Metastasen	
Knochen, Leber, Drüsen	16,7
Hirn	8,8

(11b) Symptomatologie des Bronchialkarzinoms
(nach Linder) (Schettler 1980)

BSG-Beschleunigung	90
Husten	73
trocken	47
mit Auswurf	26
Fieber	32
Abgeschlagenheit	27
Brustschmerz	18
Hämoptoe	14
Gewichtsverlust	14
Dyspnoe (Stridor)	7
Trommelschlegelfinger	2

(11c) Häufigkeit der Frühsymptome bei Bronchialkarzinom
(n = 292) (Hegglin u. Siegenthaler 1975)

Husten	93
Auswurf	69
Thoraxschmerz	32
Hämoptoe	24
Fieber	22
Dyspnoe	20
Pneumonie	12

(11c) Fortsetzung

Müdigkeit	11
Bronchitis	9
Rheumaschmerz	8
Nachtschweiß	7
Pleuritis	6
Anorexie	4

(11d) Karzinom in der Lungenwurzel (zentrales Bronchialkarzinom) (Teschendorf et al. 1975)

Thoraxschmerz	72
Husten	70
Sputum	40
Hämoptysen	40
Dyspnoe	15
Anamnestisch „grippale Infekte"	45

(12) **Bronchiektasen**
W 0,1%   (Worth 1966)

Husten	98
Dyspnoe	55
Pneumonie	50
Spastische Symptome	42
Schmerzen	32
Erschöpfung	32
Hämoptysen	26

(13) **Cholezystitis**
(Demling 1973)

Intensiver subkostaler Dauerschmerz	80
Typische Kolik zu Beginn	75
Palpable Gallenblase	50
Schmerzbedingte Atemhemmung	20
Bauchdeckenspannung	20
Flüchtiger Ikterus	20
Intermittierendes Fieber	10

(14) Colitis ulcerosa
W 0,5% (Lohmann et al. 1977)

(14a) Initiale Symptome

Blutungen	98,2
Abdominale Schmerzen	55,4
Diarrhöen	52,4
Körperschwäche	51,2
Obstipation	20,5

(14b) Symptom im Verlauf

Blutabgang	100,0
Abdominale Schmerzen	79,5
Diarrhöen	77,7
Tenesmen	56,6
Gewichtsverlust	56,6
Fieber	38,0
Obstipation	31,3

(15) Colon irritabile
W 0,1% (Lohmann et al. 1977)

Stuhlbeschwerden

Vorwiegend Obstipation	67
Schleimbeimengungen	43
Vorwiegend Diarrhö	33
Wechselnde Stuhlbeschaffenheit	33
„Schafkot"stuhl	30
Blutspuren	15
Unverträglichkeit von Nahrungsmitteln	78
Abdominalschmerzen	74
Vegetative Störungen	60
Blähungsbeschwerden	52
Schmerz bei Palpation	45
Schmerzhaftes palpables Kolon	46
Nichtschmerzhaftes palpables Kolon	14
Appendektomienarben	20

[s. auch (33, 34)]

(16) Conn-Syndrom (Hyperaldosteronismus) (n = 145)
W 0,1%

(16a) Subjektive und objektive Symptome bei primärem Hyperaldosteronismus (Hornbostel et al. 1977)

Hypertonie	100
Hypokaliämie	100
Proteinurie	85
Hyposthenurie	80
EKG-Veränderungen	80
Muskelschwäche	73
Polyurie	72
Hypernatriämie	65
Kopfschmerzen	51
Retinopathie	50
Polydipsie	46
Kardiomegalie	41
Parästhesien	24
Sehstörungen	21
Intermittierende Paralyse	21
Intermittierende Tetanie	21
Müdigkeit	19
Muskelschmerzen	16
Paralysen	4
Ödeme	3
Keine Symptome	6

(16b) Häufigkeit der klinischen und biochemischen Veränderungen bei voll ausgebildetem primärem Aldosteronismus (Wolff u. Philippi 1972)

Hochdruck	100
Hypokaliämie	100
Alkalose	100
Aldosteronsekretion	100
Reninsuppression	100
Proteinurie	85
Pitressinresistente Hyposthenurie	80
Eingeschränkte Harnacidifikation	80
EKG-Veränderungen	80
Vermehrte Kaliumausscheidung	75
Muskelschwäche	73
Nächtliche Polyurie	72

(16b) Fortsetzung

Hypernaträmie	65
Herabgesetzte Glukosetoleranz	60
Kopfschmerz	51
Retinopathie I–III	50
Polydipsie	46
Parästhesien	24
Zeitweilige Muskellähmung	21
Tetanie	21
Muskelschmerz	16
Ödeme	3
Asymptomatisch	6

(17) Diabetes mellitus
(beginnende diabetische Stoffwechselentgleisung)
W 22,7%

Polyurie	100
Polydipsie	100
Gewichtsabnahme	90
Leistungsabnahme	80
Exsikkose	50
Inappetenz, Übelkeit	40
Pyodermie	20
Zystitis	10
Pruritus vulvae	5

(18) Endokarditis, akute (n = 38)
W 0,1% (Anschütz 1968a)

Schwer krank	100
Tachykardie	93
Fieber > 39,5 °C	89
EKG pathologisch	85
Herz vergrößert	65
Lebervergrößerung	62
Kein wesentliches Herzgeräusch	61
Bewußtsein eingetrübt	57
Schüttelfrost	45
Typisches Herzgeräusch	39
Milzvergrößerung	33
Gelenkschwellung und Arthralgie	33

(18) Fortsetzung

Ikterus	33
Embolien	33
Meningismus	32
Blutungen (Haut, Nase)	22
Urämie	19
Abszesse	14

(19) Endokarditis, subakute (n = 222)
W 0,1%

(19a) Anamnese der subakuten bakteriellen Endokarditis
(Anschütz 1968a)

Fieber	92
Schüttelfrost	49
Appetitlosigkeit	68
Schweißausbruch	62
Gewichtsverlust	49
Herzbeschwerden	31
Arthralgie	29
Hautembolien	20
Arterielle Embolien	15
Nasenbluten	8
Hämaturie	4

(19b) Klinische Symptome der subakuten bakteriellen Endokarditis (n = 222) (Anschütz 1968a)

Fieber	89
Vitium	88
Embolien	72
Anämie	65
Zyanose	58
Milztumor	52
Dekompensation	31,5
Ikterus	15
Mykotische Aneurysmen	5
Koronaraneurysmen	3

(19c) „*Chronische Endokarditis*" (Prozentzahl von „wirklich chronischen" Patienten mit verschiedenen Manifestationen; n = 40) (Anschütz 1968a)

Tachykardie	90
Fieber	88
Herzinsuffizienz	65
Neue Geräusche	57
Vergrößerung des Herzens	48
Arthritis	43
Nur Arthralgien ohne Arthritis	30
Perikarditis	25
Erythema marginatum	20
Subkutane Knoten	15
Vorhofflimmern	13
Abdominelle Beschwerden	10
Chorea	5

(20) *Enzephalitis (zentraleuropäische Zeckenenzephalitis)*
W 0,1%

(20a) *Subjektive Symptome bei meningoenzepahlitischer und meningoenzephalomyelitischer Krankheitsform* (n = 679) (Duniewicz 1976)

Kopfschmerzen	66,5
Mattigkeit	42,1
Schwindel	11
Erbrechen	10,5
Nausea	10,3
Lichtscheu	9,6
Schlafstörungen	9,3
Appetitlosigkeit	6,8
Doppelsehen	1
Bauchschmerzen	0,8
Krämpfe	0,3
Durchfall	0,3

(20b) Objektiver Befund bei meningoenzephalitischer und meningoenzephalomyelitischer Krankheitsform
(n = 679)
(Duniewicz 1976)

Meningeale Symptome	96,6
Bewußtsein normal	75,8
Zerebellare Ataxie	75,21
Extrapyramidaler Tremor	74,53
Körpertemperatur > 38 °C	60,5
Körpertemperatur < 38 °C	35
Körpertemperatur normal	4,5
Vestibulärer Nystagmus	30
Bradypsychie	23
Paresen der Gliedmaßen und des Rumpfes, der Hirnnerven	11
Blasenentleerungsstörungen	2
Bewußtseinstrübung	0,8
Bewußtlosigkeit	0,4

(21) **Gastrointestinale Blutungen** (n = 247)
W 1,8% (Schettler 1980)

Ulcus duodeni	26
Ulcus ventriculi	20
Erosionen	15
Ösophagusvarizen	13
Mallory-Weiss-Syndrom	8
Ulzeröse Ösophagitis	6
Andere (Hiatushernie, gastroösophagealer Prolaps, benigne und maligne Magentumoren)	11

(22) **Glomerulonephritis, akute**
W 1,7% (Lohmann et al. 1977)

Albuminurie, Hämaturie	89,0
Ödeme, Oligurie	83,0
RR-Steigerung	74,0
Lendenschmerzen	48,0
Herzerweiterung, Lungenstauung	43,0
Kopfschmerzen	37,0
Lebervergrößerung	37,0
EKG-Veränderungen	33,0

(22) Fortsetzung

Erhöhter Netzhautarteriendruck	32,0
Anstrengungsdyspnoe	29,0
Leukozytose	29,0
Hautläsionen (Urtikaria, Petechien, Ekzem)	20,0
Fundusveränderungen	18,0
Eosinophilie	14,0
Azotämie	9,0
Hypoproteinämie, Hypercholesterinämie	3,0

(23) Glomerulonephritis, chronische (n = 136)
W 1,4% (Lohmann et al. 1977)

(23a) Häufigkeit subjektiver Beschwerden

Schwindel, Visusstörungen, Kopfschmerzen	36
Rückenschmerzen	26
Ödeme	20
Harnwegsbeschwerden	19

(23b) Häufigkeit klinischer Symptome

Proteinurie + Erythrozyturie + Hypertonie	41,5
Proteinurie + Erythrozyturie	27,4
Proteinurie + Hypertonie	11,1
Proteinurie	8,1
Bakteriurie	7,4
Erythrozyturie	2,8
Hypertonie	2,1
Hypertonie + Erythrozyturie	2,1
Proteinurie + Erythrozyturie + Ödeme	2,1
Proteinurie + Erythrozyturie + Ödeme + Hypertonie	1,4
Ödem + Erythrozyturie	0,7
Keine Symptome	0,7

(24) Hämochromatose
W 0,1%

*(24a) Symptomatologie der primären idiopathischen
Hämochromatose* (n = 1 500) (Demling 1973)

Leberzirrhose	91,9
Hautpigmentierung	90
Diabetes Mellitus	76,2
Splenomegalie	50
Kardiale Symptome	36,7
Gastrointestinale Symptomatik	36,5
Aszites	35
Neurologische Symptome	35
Psychische Veränderungen	30
Hypofunktion der Sexualorgane	24
Hodenatrophie	18

*(24b) Häufigkeit klinischer Symptome der primären
Hämochromatose* (Demling 1973)

Lebervergrößerung	90
Hautpigmentierung	80
Diabetes mellitus	60
Erbrechen und Durchfall	35
Kardiale Symptomatik	25–35
Hypogonadismus	20

(25) Harnwegsinfekt
W 4,9%

*(25a) Häufigkeit klinischer Symptome bei akuten und
chronischen Harnwegsinfekten* (n = 80) (Barth 1980)

Dysurie	88,7
Algurie	77,5
Abgeschlagenheit, Müdigkeit	53,7
Klopfschmerzhaftes Nierenlager	38,7
Nierenschmerzen	37,5
Fieber	27,5

(25b) Prozentuale Häufigkeit einzelner Symptome bei Rezidiven einer Harnwegsinfektion (Daschner 1976)

Enuresis nocturna	34
Enuresis diurna	30
Dysurie	30
Fieber	27
Pollakisurie	25
Appetitlosigkeit	20
Wundsein	20
Bauchschmerzen	17
Schmerzen im Nierenlager	15
Müdigkeit	5
Blässe	5

(26) **Hepatitis**
W 0,6%

(26a) Anamnese und Beschwerden bei Patienten mit chronisch aggressiver Hepatitis (Kühn u. Wernze 1979)

Müdigkeit	67
Unbestimmte Oberbauchschmerzen	65
Anorexie	40
Dunkler Urin	39
Fettintoleranz	33
Heller Stuhl	26
Pruritus	24
Rheumatische Beschwerden	24
Nausea und Erbrechen	20
Kolikartige Oberbauchschmerzen	17

(26b) Symptome und Befunde bei chronisch-aggressiver Hepatitis (Biopsiebefunde)
(Hegglin u. Siegenthaler 1975)

1. Subjektiv

Müdigkeit	77
Unbestimmte Bauchschmerzen	65
Anorexie	40
Dunkler Urin	39
Fettintoleranz	33
Heller Stuhl	26
Pruritus	24

(26b) Fortsetzung

Rheumatische Beschwerden	24
Erbrechen	20
Kolikartige Oberbauchschmerzen	12

2. Objektiv

Vergrößerte Leber	76
Vergrößerte Milz	40
Gewichtsverlust	33
Ikterus	28
Fieber	24
Anämie	19
Spider-naevus	15
Aszites	8
Ösophagusvarizen	6
Plamarerythem	6

(26c) Prodromie und frühe Krankheitszeichen bei ikterischer A- (n = 415) *und B-Hepatitis* (n = 109) W 2,7%   (Kühn u. Wernze 1979)

	Hepatitis A	Hepatitis B
Konjunktivalikterus	100	100
Urinverfärbung	94	95
Hellverfärbung des Stuhls	52	59
Juckreiz	42	32
Inappetenz	90	68
Übelkeit, Brechreiz	87	61
Erbrechen	71	44
Unbehagen im rechten Schmerzen Oberbauch	65	54
Verstopfung	29	9
Durchfall	25	16
Müdigkeit	91	
Schwäche	77	79
Schläfrigkeit	49	
Fieber	76	21
Kopfschmerzen	71	5
Muskelschmerzen	52	8
Gelenkschmerzen	21	34
Exanthem („rash")	–	14
Schwindel	–	3
Geschmacksstörungen	–	2

(27) Hirntumoren
W 0,1% (Hornbostel et al. 1977)

(27a) Neurologische Befundabweichungen bei Patienten mit zerebellaren Angioblastomen zum Zeitpunkt der klinischen Aufnahme (n = 36)

Stauungspapille	64
Nystagmus	47
Kopfzwanghaltung	33
Hirnnervensymptome	
V. Hirnnerv	28
VI. Hirnnerv	17
VII. Hirnnerv	11
VIII. Hirnnerv	8
Zerebellare Symptome	
Gangunsicherheit und Fallneigung	81
Ataxie bei Zielversuchen	61
Dysdiadochokinese	44
Dysarthrie	14

(27b) Häufigkeit von Stauungspapillen

1. Alle intrakraniellen Tumoren zusammen (n = 1166)	59
2. Bei Astrozytomen, Glioblastomen und Meningeomen (n = jeweils 100)	34
3. Bei Spongioblastomen, Medulloblastomen und Hämangioblastomen des Kleinhirns (n = jeweils 50)	65

[Horton-Syndrom s. (9)]

[Hyperaldosteronismus s. (16)]

(28) Hyperthyreose
W 0,5% (Hegglin u. Siegenthaler 1975)

(28a) Häufigkeit der subjektiven Symptome (bei mittelschwerem und schwerem Verlauf)

Gewichtsverlust	94
Erregung, Unruhe, Angst usw.	91
Müdigkeit	85
Zittern	84

(28a) Fortsetzung

Durst	80
Herzklopfen	76
Schwitzen	72
Muskelschwäche	68
Thermophobie	67
Schlaflosigkeit	59
Haarausfall	58
Atemnot	56
Ödeme	56
Fieber, Subfebrilität	48
Appetitverlust	43
Sehstörungen	42
Durchfall	41
Nausea	39
Apathie	39
Polyurie	38
Erbrechen	34
Obstipation	31
Pruritus	29
Heißhunger	27
Muskelschmerzen	25
Bauchkrämpfe	23
Menstruationsstörungen	21

(28b) Häufigkeit der objektiven Symptome (bei mittelschwerem und schwerem Verlauf)

Tremor	97
Warme Haut	95
Tachykardie	94
Abmagerung	84
Psychomotorische Erregung, Labilität usw.	82
Struma nodosa	74
Glanzauge	73
Feuchte Haut	65
Graefe-Zeichen	60
Haarausfall	57
Fieber	56
Strumageräusch/-pulsation	54
Adynamie	51
Exophthalmus	43
Herzvergrößerung	42

(28b) Fortsetzung

Dalrymple-Zeichen	40
Große Blutdruckamplitude	40
Flüssige oder vermehrte Stühle	35
Prätibiale Ödeme	35
Konvergenzschwäche	33
Struma diffusa	32
Hepatomegalie	31
Konjunktivale Injektion	30
Lidödem	29
Seltener Lidschlag	29
Muskelatrophie	29
Arrhythmie	23
Pigmentation	20
Chemosis	18
Augenmuskelparese	14
Tachypnoe	12

(29) **Hypertonie** (n = 840)
W 23%   (Hornbostel et al. 1977)

Belastungsdyspnoe	42
Nervosität	35
Palpitationen	32
Schwindelgefühl	30
Beklemmungsgefühl in der Herzgegend	26
Kopfschmerzen	23
Angina pectoris	7
Depressive Stimmungslage	7
Ruhedyspnoe	4
Nasenbluten	3

(30) **Hypothyreose**
W 0,2%   (Lohmann et al. 1977)

(30a) Häufigkeit der Symptome bei primärer Hypothyreose

Langsame Reflexe	91
Trockene Haut	88
Müdigkeit	84
Kälteempfindlichkeit	80
Vermindertes Schwitzen	76

(30a) Fortsetzung

Blässe	73
Obstipation	66
Muskelschwäche	58
Konzentrationsschwäche	57
Vergeßlichkeit	57
Psychische Labilität	54
Lidödem	53
Gewichtszunahme	50
Sehstörungen	50
Parästhesien	49
Blähungen	48
Sekundäre Geschlechtsbehaarung	43
Ödeme	43
Gelbe Haut	43
Kopfschmerzen	41
Unsicherer Gang	40
Muskel- und Gelenkschmerzen	39
Schwindel	39
Hörschwäche	38
Anämie	38
Schläfrigkeit	37
Haarausfall	35
Kropf	35

(30b) Häufigkeit der Symptome bei sekundärer Hypothyreose

Müdigkeit	93
Kälteempfindlichkeit	92
Blässe	91
Psychische Labilität	88
Schläfrigkeit	78
Langsame Reflexe	77
Vermindertes Schwitzen	75
Sekundäre Geschlechtsbehaarung	75
Konzentrationsschwäche	74
Trockene Haut	71
Unsicherer Gang	68
Muskelschwäche	66
Vergeßlichkeit	65
Haarausfall	60
Muskel- und Gelenkschmerzen	59

(30b) Fortsetzung

Kopfschmerzen	57
Sehstörungen	53
Obstipation	50
Parästhesien	50
Gewichtszunahme	47
Schwindel	46
Anämie	42
Blähungen	38
Hörschwäche	38
Ödeme	37
Kropf	28
Gelbe Haut	26
Lidödem	25

(31) Immunkomplexerkrankungen
W < 0,1%   (Schettler 1980)

Häufigkeit der verschiedenen Symptome bei Kindern mit allergischer Purpura

Erythem	100
Fieber	75
Gelenkbeteiligung	68
Vorausgehende Infektionen	66
Abdominelle Schmerzen	53
Benzidin-positive Stühle	49
Ödeme der Extremitäten	46
Teerstühle	38
Hämaturie	38
Kopfödeme	24
Hämatemesis	11

(32) Karzinoid
W 0,1%   (Lohmann et al. 1977)

Häufigkeit der Symptome bei typischem Karzinoidsyndrom (n = 138)

Flush	93,5
Diarrhöen	77,5
Palpabler Lebertumor	62,4
Kolikartige Leibschmerzen	50,7
Körpergewichtsverlust	47,1
Rechtsseitige Endokardfibrose (autoptisch) oder durch Herzkatheter gesichertes Klappenvitium	39,9
Teleangiektasien	25,2
Asthma	18,9
Oligurie oder Ödeme (ohne Anhalt für Herzerkrankung)	18,9
Dauerzyanose	18,1
Ileus oder Subileus	15,2
Linksseitige Endokardfibrose (nur autoptisch nachgewiesen)	13,1
Gelenkschmerzen, „Arthritis"	7,3
Pellagraartige Dermatose	6,5

(33) Kolondivertikulose und Reizkolon
W 0,8%   (Hornbostel et al. 1977)

(33 a) Häufigkeit verschiedener Symptome bei der unkomplizierten Divertikulose (n = 150)

Flatulenz	52
Durchfall	50
Kolikschmerz	50
Obstipation	44
Bauchschmerz	30
Schleim auf dem Stuhl	26
Tenesmen	25
Blut im Stuhl	16

(33 b) Häufigkeit verschiedener Symptome beim Reizkolon
(n = 100)

Flatulenz	53
Obstipation	44
Kolikschmerz	44
Durchfall	39
Bauchschmerz	32
Schleim auf dem Stuhl	18
Tenesmen	15
Blut im Stuhl	5

(34) **Kolonkarzinom**
W 0,6%   (Demling 1973)

(34 a) Linkes Kolon (n = 1926)

Bauchschmerz	59
Gewichtsverlust	49
Blut, Schleim	33
Paradoxe Diarrhö	32
Übelkeit, Erbrechen	19
Bleistiftstuhl	14
Appetitverlust	11
Schwäche	10

(34 b) Rechtes Kolon (n = 1542)

Bauchschmerz	69
Gewichtsverlust	59
Schwäche	28
Paradoxe Diarrhö	21
Übelkeit, Erbrechen	19
Blut, Schleim	17
Appetitverlust	16

(34 c) Frühsymptome des Rektumkarzinoms

Paradoxe Diarrhö	15,2
Schmerzen und Brennen im After	14,6
Blut und Schleim	14,2
Ileussymptome	3,6
Kreuz- und Ischiasschmerzen	2,3
Kontinenzstörung	1,8

(34 c) Fortsetzung

Änderung der Stuhlform	1,8
Leistungsknick	1,4
Akuter Ileus	1,4
Miktionsbeschwerden	0,9

(34 d) Symptome des Rektumkarzinoms

Blut und Schleim	64,1
Paradoxe Diarrhö	34,5
Schmerzen und Brennen im After	27,5
Leistungsknick	23,5
Kontinenzstörung	21,7
Ileussymptome	12,3
Änderung der Stuhlform	11,7
Kreuz- und Ischiasschmerzen	7,7
Miktionsbeschwerden	7,4
Akuter Ileus	5,1

(35) Koronare Herzkrankheit (n = 4952)
W 11,3%   (Diamond u. Forrester 1977)

(35 a) Nachweis der koronaren Herzkrankheit durch Angiographie bei Patienten mit folgenden Symptomen

Nichtanginöser Brustschmerz	16,0
Atypische Angina pectoris	49,9
Typische Angina pectoris	88,9

Aufteilung nach Alter und Geschlecht

Alter	Nichtanginöser Brustschmerz		Atypische Angina pectoris		Typische Angina pectoris	
	♂	♀	♂	♀	♂	♀
30–39	5,2	0,8	21,8	4,2	69,7	25,8
40–49	14,1	2,8	46,1	13,3	87,3	55,2
50–59	21,5	8,4	58,9	32,4	92,0	79,4
60–69	28,1	18,6	67,1	54,4	94,3	90,6

(35b) Prodromi bei Patienten mit akutem Koronartod
(n = 81) (Effert et al. 1980)

Müdigkeit, Schwäche	42
Dyspnoe	39
Thoraxschmerz	35
Stimmungsänderung	20
Allgemeines Krankheitsgefühl	17
Appetitlosigkeit, Übelkeit	17
Armschmerz	10
Benommenheit, Synkope	8
Ödeme, Aszites	7
Verschiedenes	16

(36) Leberzirrhose
W 2,7%   (Kühn u. Wernze 1979)

(36a) Häufigkeit allgemeiner Symptome (Erstsymptome)

	♂	♀
Arbeitsunfähigkeit	63	81
Müdigkeit	60	75
Dyspepsie	38	57
Gewichtsverlust > 5 kg	23	30
Fieber	13	27
Arthralgie	8	18
Impotenz	32	–
Menstruationsstörung	–	3

(36b) Häufigkeit allgemeiner Symptome

	♂	♀
Muskelatrophie	24	40
Untergewicht	15	25
Teigige Ödeme	26	28
Hodenatrophie	30	–
Gynäkomastie	12	–
Parotisschwellung	6	2

(36c) Häufigkeit hepatischer Symptome (Erstsymptome)

	♂	♀
Gelbsucht	31	57
Helle Stühle	23	55
Tibialödeme	29	32
Oberbauchschmerzen	16	40
Pruritus	15	28
Aszites	19	20
Meläna	5	7
Hämatemesis	7	6
Enzephalopathie	7	6

(36d) Häufigkeit von Hautveränderungen

	♂	♀
Palmarerythem	49	50
Geringe Körperbehaarung	38	57
Facies cirrhotica	46	43
Spider-naevus	37	28
Weißnägel	29	23
Hautblutungen	6	17
Nagelzyanose	10	4
Striae	2	5

(37) Leberkarzinom, primäres
W 0,3%   (Lohmann et al. 1977)

(37a) Symptome

Rasche Verschlechterung des Allgemeinzustands	74
Gewichtsverlust	48
Oberbauchschmerzen	41
Zunahme des Bauchumfangs	39
Ikterus	30
Fieber	17
Magen-Darm-Blutung	14

(37b) Klinische Befunde

Leber vergrößert	82
derb	71
höckerig	41
dolent	40
Aszites	62
Hautstigmata (Spider-neavus u. a.)	54
Ikterus	52
Enzephalopathie	30
Splenomegalie	13
Gynäkomastie	10

(38) Lebervenenobliteration
W < 0,1%   (Bützow et al. 1976)

Symptomhäufigkeit bei obliterierenden Lebervenenerkrankungen

Aszites	93,3
Hepatomegalie	70
Beinödeme	56,1
Verstärkte Venenzeichnung	54,9
Abdominalschmerz	54
Splenomegalie	30
(Sub)ikterus	28
Erbrechen	24
Hämatemesis, Meläna	9,8
Diarrhö	8

(39) Leukämie, akute
W 0,9%   (für alle Leukämien insgesamt)

(39a) Symptome (Lohmann et al. 1977)

Anämie (< 11 g% Hb)	100
Fieber	97
Hämorrhagische Diathese	95
Thrombopenie	95
Lymphknotenschwellung	56
Lebervergrößerung (gering)	55
Milzvergrößerung (gering)	50
Leukozyten > 20 000	43

(39a) Fortsetzung

Serumeisenerhöhung	40
Leukozyten < 5000	35
Serumeisenverminderung	20
Knochenschmerzen	10
Chlorome	6

(39b) Häufigkeit wichtiger Symptome bei der akuten Leukämie (Gross u. van de Loo 1972)

Fieber	70–100
Knochenschmerzen	10–60
Blutungsneigung	33
Entzündung des Mund-, Nasen-Rachen-Raumes	39
Leukämische Hautinfiltrationen	6
Milzvergrößerung	35
Lymphknotenschwellungen	43
Anämie < 10g% Hb	72
Leukozyten < 3000/mm^3	25
Leukozyten normal 4000–9000/mm^3	25
Leukozyten 9000–30000/mm^3	26
Leukozyten > 30000/mm^3	24
Thrombozyten < 100000	72
Thrombozyten < 30000	30
Blasten im Differentialblutbild	
> 80%	37
< 20%	16
0%	4

(39c) Klinische Befunde bei akuter Leukämie (Hennekenser 1972)

Anämie (Hb > 10,0 g%)	72
Lebervergrößerung	64
Lymphknotenvergrößerungen	43
Entzündliche Veränderungen der oberen Luftwege	39
Fieber > 38 °C	38
Milzvergrößerung	35
Blutungsneigung	33
Leukämische Hautinfiltrate	6

(39d) Anamnestische und körperliche Leukämiesymptome
(Gross u. van de Loo 1972)

Blässe	71
Fieber	71
Lymphknotenschwellungen	39
Blutungen	34
Müdigkeit	29
Anorexie	29
Milzvergrößerung	28
Knochenschmerzen	26
Lebervergrößerung	25
Bauchschmerzen	17
Nasenbluten	12
Übelkeit, Erbrechen	10
Atembeschwerden	5
Ulzerationen	5
Meningismus	2

(39e) Symptomatik der präleukämischen Phase
(Gross u. van de Loo 1972)

	AL	CML	CLL
Patientenzahl	96	202	425
beschwerdefrei	0	5	15
Allgemeine Leistungsminderung	93	62	21
Gewichtsverlust	–	28	11
Appetitlos, Völlegefühl	–	12	5
Infekte, Fieber	70	16	3
Stomatitis	23	–	0
Splenomegalie	53	83	60
Hepatomegalie	65	88	31
Lymphome	20	0	60
Anämie < 12 g% Hb	90	64	21
Leukopenie < 4000	23	1	2
Leukozytose	66	95	90
10000–100000	44	36	66
> 100000	22	59	24
Thrombopenie < 100000	87	19	40
Hämorrhagische Diathese	63	7	8

(40) Leukämie, chronisch lymphatische
W 0,9% (für alle Leukämien insgesamt)
(Hegglin u. Siegenthaler 1975)

Häufigkeit wichtiger Symptome

Lymphknotenschwellungen insgesamt	82
generalisiert	60,5
mediastinal	23,1
monolokulär	17,5
Milzvergrößerung	72
Leberschwellung	46
Urogenitalsystem	40
Hautbeteiligung insgesamt	28
leukämisch	10
Gewichtsabnahme	18
Hämaturie	17
Eiterungen	17
Beteiligung des Nervensystems	15
Fieberschübe	15
Herpes zoster	10
Skelettbeteiligung	7
Pruritus	3

(41) Leukämie, chronisch myeloische
(Lohmann et al. 1977)

Milztumor (groß)	94
Leukozytose (> 50000)	90
Klopfschmerz des Sternums	75
Gewichtsabnahme	41
Anämie (< 11 g% Hb)	33
Hämorrhagische Diathese	26
Hämaturie	15
Netzhautblutungen	12
Amenorrhö	10
Knochenschmerzen	9
Lymphknotenschwellungen	6
Hautinfiltrate	5
Priapismus	3

(42) Leukämie, Monozytenleukämie
(Kuntz 1977)

(42a) Prodromalstadium

Schwäche, Appetitlosigkeit, allgemeine Leistungsminderung	95
Fieber, „grippaler Infekt"	70
Gewichtsabnahme	60
Schmerzen (Oberbauch, Kopf, Gelenke)	50
Nachtschweiß	40
Gingivitis, Tonsillitis	25
Schlafstörungen	25

(42b) Klinische Befunde im Manifestationsstadium

Oropharyngeale Alterationen	80
Anämiesymptome	60
Lebervergrößerung	60
Milzvergrößerung	60
Lymphknotenschwellungen	60
Schmerzen (Abdomen, Knochen)	55
Hämorrhagische Diathese	35

(43) Lungenembolie (klinische Symptomatik)
W 3%

(43a) 20 pulmonalangiographisch gesicherte Fälle
(Sasahara et al. 1965; Hornbostel et al. 1977)

Dyspnoe	100
Tachypnoe über 20/min	95
Betonter 2. Pulmonaliston	95
Normale SGOT	94
Erhöhte LDH	89
Tachykardie über 90/min	70
Normales Serumbilirubin	64
Thoraxschmerz	55
Leukozytose über 10000/mm^3	55
Husten	50
Hämoptoe	25
Zyanose	15

(43 b) Sammelstatistik
(Krauss 1960; Hornbostel et al. 1978)

Leukozytose > 10 000/mm^3	80
Thoraxschmerz	73
Tachykardie > 90/min	57
Dyspnoe	46
Tachypnoe > 20/min	43
Kurzer Schock	25
Husten	22
Hämoptoe	17
Zyanose	14

(43 c) Häufigkeit der positiven Befunde bei rezidivierenden Lungenembolien (n = 128) (Herzog et al. 1978)

Tachypnoe/Dyspnoe	27
Tachykardie	17
Thoraxschmerz	11
Pulmonalarterielle Hypertension	21
Hämoptoe	2
Thrombophlebitis	28

(43 d) Häufigkeit der verschiedenen Symptome bei Lungenembolien (Krauss 1960)

Leukozytose und „Linksverschiebung" mit oder ohne Vermehrung der Leukozyten	74–86
Blutsenkung beschleunigt > 5 mm (nach Westergren)	69–84
Fieber, subfebril bis 40 °C	65–79
Brustschmerzen	72–74
davon pleural	50–57
Angina pectoris	24–28
Tachykardie	55–59
Dyspnoe	45–47
Tachypnoe	41–45
Pulmonale Rasselgeräusche	9–64
Pleurales Reiben	10–25
Zyanose	3,8–24
Husten	9–35
Hämoptoe	4,5–29
Hypotonie im großen Kreislauf	23–28
Bauchschmerzen	5–28

(43 d) Fortsetzung

Große Pleuralergüsse	6–8
Bewußtlosigkeit, Krampfanfälle, Hemiplegie-symptome (Morgagni-Adams-Stokes-Syndrom durch Hirnoligämie)	3–4,4
Thrombophlebitis oder Thrombose nachweisbar bei Eintritt der Embolie	8–50

(43 e) *Symptomatik und Befunde bei Lungenembolien*
(Grosser 1978)

	Bis zu
Tachypnoe	95
Pleuralschmerz	75
Unruhe – Angst	70
Tachykardie	70
Husten	60
Fieber	50
Rasselgeräusche	50
Hämoptyse	35
Schwitzen	25
Synkope	20
Pleurareiben	20
Zyanose	15

(44) **Lupus erythematodes**
W 0,1%

(44 a) *Klinische Symptome* (n = 520) (Lohmann et al. 1977)

Gelenkbeschwerden (u. U. subjektive Beschwerden viel stärker als objektive Veränderungen; manchmal ausgeprägte Muskelatrophie)	92
Fieber	83
Hauterscheinungen (Hautefloreszenzen mit „Schmetterlingsaspekt" im Gesicht oder uncharakteristisch an anderen Stellen)	71
Lymphknotenvergrößerung	59
Gelenkschwellungen	49
Pathologischer Harnbefund (wie Herdnephritis oder nephrot. Syndrom)	46

(44a) Fortsetzung

Pericarditis exsudativa	32
Pleuritis	30
Lungenveränderungen (diskrete Verschattung, besonders der Unterfelder oder miliar)	30
Lebervergrößerung	23
Gelenkdeformationen	26
Herzgeräusche (wechselnd)	20
Abdominalschmerzen	19
Raynaud-Phänomene	18
Splenomegalie (gering)	9

(44b) Klinische Symptome und Organbeteiligungen bei Lupus erythematodes (Alexander u. Kampf 1977)

Arthritis/Arthralgien	90
Hautveränderungen	70–80
Neuropsychiatrische Befunde	59
Nierenbeteiligung	50
Appetitlosigkeit, Erbrechen	50
Diarrhöen	50
Abdominale Schmerzen	50
Myalgien	50
Abakterielle verruköse Endokarditis	30–55
Pleuralexsudat	45
Schmetterlingsförmiges Exanthem im Gesicht	40
Perikarditis	30
Hepatomegalie	23
Raynaud-Syndrom	20
Splenomegalie	9
Interstitielle Myokarditis	8

(44c) Prozentuale Häufigkeit der klinischen Manifestationen beim Lupus erythematodes
(Hegglin u. Siegenthaler 1975)

Arthralgien	92
Fieber	84
Hauterscheinungen	72
Lymphknotenschwellungen	59
Pathologische Nieren- und Urinbefunde	53
Anorexie, Nausea, Erbrechen, Durchfälle	53
Gelenkschwellungen	49
Myalgien	48
Pleuritis	45
Pericarditis exsudativa	32
Lungenveränderungen	30
ZNS-Veränderungen	26
Gelenkdeformationen	26
Hepatomegalie	23
Herzgeräusche	20
Abdominalschmerzen	19
Raynaud-Phänomene	18
Splenomegalie	9

[Lymphogranulomatose s. (53)]

(45) Magenkarzinom
W 0,9%

(45a) Symptomatik des Magenfrühkarzinoms
(Hornbostel et al. 1977; Lohmann et al. 1977)

	Masuda (1970) (n = 124)
Epigastrische Schmerzen	50
Blutung	11
Erbrechen, Übelkeit	8
Appetitlosigkeit	8
Meläna/Hämatemesis	6
Gewichtsverlust	5
Müdigkeit	5
Anämie	3
Diarrhö	3

(45a) Fortsetzung

	Kuro-kawa (1967) (n=181)	Kawa-shira (1966) (n=181)	Rösch u. Thoma (1974) (n=34)
Nüchternschmerz	52,5	44,1	35,4
Postprandialer Schmerz	16,6	8,8	32,4
Uncharakteristischer Oberbauchschmerz	6,6	10,8	41,2
Gewichtsverlust	65,7	6,6	65,9
Völlegefühl	51,9	50,8	38,3
Erbrechen	42,0	23,2	35,4
Übelkeit	42,0	23,2	41,2
Anorexie	35,4	14,3	32,4
Magenbrennen	29,3	18,7	20,6
Meläna/Hämatemesis	7,4	3,8	32,4

(45b) Symptome des Magenkarzinoms (n = 1112)
(Lohmann et al. 1977)

Gewichtsabnahme	83,5
Schmerzen	69,1
Erbrechen	43,1
Darmbeschwerden	41,1
Appetitlosigkeit	30,2
Allgemeine Symptome[1]	27,6
Schluckstörungen	20,4
Brechreiz	20,2
Schwäche	19,2
Aufstoßen	17,2
Bluterbrechen	6,4
Regurgitation	6,4
Rasches Sättigungsgefühl	4,6

---

1 Einschließlich Müdigkeit, Völlegefühl, Fieber; Bewußtsein, „einen Magen zu haben"; Druckempfindlichkeit; Abneigung gegen Speisen, schlechten Geschmack und Symptome ohne Beziehung zum Verdauungssystems

(46) Mastozytosesyndrom
W < 0,1%   (Hornbostel et al. 1977)

Häufigkeit von Symptomen und Befunden beim Mastozytosesyndrom (n = 29)

Hautveränderungen	26
Splenomegalie	25
Hepatomegalie	24
Urticaria pigmentosa	24
Anämie	23
Mastzellvermehrung im Knochenmark	21
Bauchschmerzen	14
Nausea, Erbrechen	13
Schwäche	12
Gewichtsverlust	12
Eosinophilie	12
Fieber	11
Lymphadenopathie	10
Durchfälle	8
Flushsyndrom	8
Knochenschmerzen	8
Hämatemesis	6
Anorexie	5
Nasenbluten	5
Meläna	5
Kopfschmerzen	5
Hautblutungen	4

(47) Mediastinaltumoren
W 2%

(47a) Symptomatik bei Patienten mit Mediastinaltumoren (z. T. mehrere Symptome) (n = 82)
(Salzmann et al. 1976)

Brustschmerzen	35,4
Atemnot	26,8
Husten	24,4
Gewichtsabnahme	13,4
Druckgefühl im Thorax	11,0
Schluckbeschwerden	8,5
Myasthenie	7,3

(47a) Fortsetzung

Einflußstauung	7,3
Auswurf	7,3
Herzbeschwerden	7,3
Fieber	3,7
Heiserkeit	1,2
Bauchbeschwerden	1,2
Juckreiz	1,2
Ohne Beschwerden	24,4

(47b) Subjektive Symptome (Lohmann et al. 1977)

Schwäche und Gewichtsverlust	63
Chronisch-rezidivierender Husten	60
Kurzatmigkeit und Atemnot	59
Brustschmerzen	37
Fieberzustände	33
Vermehrter Auswurf	31
Bluthusten	15

(48) Morbus Addison (Nebennierenrindeninsuffizienz)
W 0,1%

(48a) Häufigkeit der klinischen Symptome bei chronischer NNR-Insuffizienz (Lohmann et al. 1977)

Asthenie	99
Pigmentation der Haut (fehlt bei sekundärer NNR-Insuffizienz)	98
Gewichtsreduktion	97
Anorexia, Nausea, Erbrechen	90
Hypotension [RR < 110/70 mmHg ($\approx$ 14,7/9,3 kPa)]	87
Pigmentierung der Schleimhaut (fehlt bei sekundärer NNR-Insuffizienz)	82
Spontanhypoglykämie	50
Subacidität (Magensaft)	50
Abdominalschmerz	34
Salzhunger	22
Diarrhö	20
Obstipation	19
Vitiligo	6

(48b) Häufigkeit der Symptome bei Morbus Addison
(n = 125) (Hegglin u. Siegenthaler 1975)

Asthenie	99
Pigmentierung der Haut	98
Gewichtsreduktion	97
Anorexie, Nausea, Erbrechen	90
Hypotension < 110/70 mmHg ($\approx$ 14,7/9,3 kPa)	87
Pigmentierung der Schleimhäute	82
Spontanhypoglykämie	50
Abdominalschmerz	34
Salzhunger	22
Diarrhö	20
Obstipation	19
Synkopen	16
Vitiligo	6

(49) Morbus Bechterew (Spondylitis ankylosans)
W > 0,1%

(49a) Frühsymptome der Spondylitis ankylosans
(Krüger u. Schattenkirchner 1980)

Tiefsitzende, oft nächtliche Kreuzschmerzen mit Morgensteifigkeit	70
Gesäßschmerzen, ausstrahlend in die Leisten-Oberschenkel-Region	60
Periphere Arthritis	35
Schmerzen im Brustkorb, „Reifgefühl"	30
HWS-Steifigkeit, -Schmerzen	30
Fersenschmerzen	15
Sternalschmerzen	10
Iritis	5

(49b) Krankheitsbild bei Spondylitis ankylosans
(Hornbostel et al. 1977)

Iliosakralarthritis	>90
Mäßige BSG-Beschleunigung	80
Nächtliche Kreuzschmerzen	60–70
Gelenkschmerzen	30

(50) Morbus Boeck (Sarkoidose)
W 0,015%

(50a) Subjektive Symptome (n = 94) (Lohmann et al. 1977)

Erythema nodosum	100
Erhöhte Körpertemperatur	100
Leistungsschwäche, allg. Abgeschlagenheit	97
Gelenkschmerzen, flüchtige Schwellungen, Steifigkeit	79
Kreuzschmerzen	47
Übelkeit, Erbrechen, Magenbeschwerden, Inappetenz	46
Druckgefühl in der Brust, Beklemmungsgefühl, Atemnot	44
„Grippe", Rachenkatarrh	37
Reizhusten	19
Gewichtsverlust	19
Herzsensationen	11
Kopfschmerzen	11
Niere	7
Herz (Reizleitungsstörungen)	6
Knochen (Ostitis cystoides multiplex: Jüngling-Krankheit)	5
Tränendrüsen	3
Schleimhäute (Nase)	2
Nervensarkoide	2

(50b) Organbeteiligung bei Morbus Boeck
(Lohmann et al. 1977)

Mediastinale Lymphknoten	100
Lunge	76
Bronchialschleimhaut	57
Leber (nur geringe Funktionsstörung)	56
Periphere Lymphknoten	31
Erythema nodosum	28
Milz	25
Augen (Iritis, Uveitis, Knötchenbildung in der Konjunktiva des Unterlides)	24
Haut (isolierte oder generalisierte klein- und grobknotige und vereinzelt flächenhafte Hautveränderungen)	10

(50b) Fortsetzung

> Nervensystem (ein- oder doppelseitige Fazialis-
> parese, Polyneuritis oder Meningitis bzw.
> Meningoenzephalitis, psychotische
> Zustandsbilder)   9

(51) Morbus Crohn
W 0,5%   (Schettler 1980)

Schmerzen	80–95
Diarrhö	90
Anale und perianale Läsionen	20–50
Fieber	30
Ausbildung von Fistelgängen	20–40
Morbus Bechterew	3

(52) Morbus Cushing (n = 450)
W > 0,1%   (Hegglin u. Siegenthaler 1975;
Lohmann et al. 1977)

Vollmondgesicht	88
Stammfettsucht	86
Hypertonie	85
Diabetes mellitus	85
Amenorrhö	77
Hirsutismus	73
Adynamie	67
Striae rubrae	60
Ekchymosen	60
Osteoporose	58
Unterschenkelödeme	57
Büffelnacken	54
Akne	54
Endokrines Psychosyndrom	46
Kopfschmerzen	40
Pathologische Frakturen	38
Schlechte Wundheilung	35
Neurologische Symptome	34
Kyphose der Wirbelsäule	25
Polyzythämie	20
Nephrolithiasis	20
Exophthalmus	14

(53) Morbus Hodgkin (Lymphgranulomatose)
W 0,3%

(53a) Symptome der Initialphase (Lohmann et al. 1977)

Fieber	75
Milztumor	30
Anämie (< 11 g% Hb und $4 \cdot 10^6$ Erythrozyten)	30
Gewichtsabnahme	26
Pel-Ebstein-Fieber	22
Pruritus	17
Lungenbeteiligung	0,5

(53b) Häufigkeit der Symptome bei Erstuntersuchung
(n = 134) (Hegglin u. Siegenthaler 1975)

Lymphknotenschwellung	100
Lymphopenie	58,3
Fieber	55,3
Anämie	53,0
Erhöhte Senkung	50,8
Pruritus	27,8
Leukozytose	27,1
Husten	26,4
Eosinophilie	24,1
Monozytose	23,6
Abmagerung	15,8
Müdigkeit	12,1
Leukopenie	11,4
Alkoholschmerz	0,8

(53c) Vollbild der Lymphogranulomatose
(Lohmann et al. 1977)

Tastbare Lymphknotenschwellung (indolent)	93
Fieber (allg.)	90
Gewichtsabnahme	60
Milztumor	60
Leberschwellung	50
Alkoholschmerz (nach 1–20 min)	40
Pel-Ebstein-Fieber	31
Pruritus	30
Skelettbeteiligung	25
Lungenbeteiligung	21

(53 c) Fortsetzung

Hautbeteiligung	20
Allergische Erscheinungen	18
ZNS-Beteiligung	12
Ikterus	7

(53 d) Häufigkeit wichtiger Symptome bei der Lymphogranulomatose (Hegglin u. Siegenthaler 1975)

Tastbare Lymphknotenschwellungen	93
Fieber	90
vom Pel-Ebstein-Typ	31
Gewichtsabnahme	60
Milztumor	60
Leberschwellung	50
Pruritus	30
Skelettbeteiligung	30
Lungenbeteiligung	21
Pleurabeteiligung	20
Alkoholschmerz	20
Hautbeteiligung	20
ZNS-Beteiligung	12
Ikterus	7,2

(54) Morbus Whipple
W 0,1%   (Demling 1973)

	Nach Plummer (n=34)	Nach Russo (n=39)	Nach Haubrich (n=72)
Abmagerung	76		80
Hypotonie	64	69	75
Abdominale Distension ± Resistenz	–	–	68
Abdominale Resistenz	–	20	22
Hyperpigmentation	47	44	58
Lymphadenopathie	41	48	58
Fieber	18	41	48
Purpura	50	–	31
Ödeme	38	44	42
Glossitis	9	–	10

(55) Multiple Sklerose
W 0,1% (Hegglin u. Siegenthaler 1975)

Häufigkeit der wichtigsten Symptome bei multipler Sklerose

Spastische Störungen	86,5
Zerebrale Ataxie und Intentionstremor	58,0
Hypästhesien	43,3
Erkrankungen des N. opticus inkl. Folgezustände	33,3
Parästhesien	33,0
Nystagmus	31,5
Fazialisparesen	31,3
Sprachstörungen	29,0
Augenmuskelparesen	26,0
Blasenstörungen	20,5
Schwindel	15,0
Lagesinnstörungen	12,0
Querschnittsmäßig begrenzte Sensibilitätsstörungen	6,5

[Multiples Myelom s. (66)]

(56) Myelopathie, vaskuläre
W 0,2% (Hornbostel et al. 1977)

Reflexstörungen	100
Paresen	90
Tonusanomalie	75
Muskelatrophie	65
Sensibilitätsstörungen	33
Vorderhornzeichen	7
Bulbäre Symptome	6

(57) Myokardinfarkt
W 4,8%

(57a) Verteilungsmuster der angegebenen Beschwerden (n = 3162) (Hornbostel et al. 1977)

Substernal links	47,9
Linke Thoraxseite	29,6
Linke Schulter	24,6

(57a) Fortsetzung

Linker Oberarm	24,2
Rechter Oberarm	7,4
Epigastrium	7,2
Linke Halsseite	6,7
Rechte Schulter	6,0
Rechter Thorax	4,7
Rechte Halsseite	1,3
Keine oder uncharakteristische Beschwerden	29,4

(57b) Verteilungsmuster ausstrahlender kardialer Schmerzen
(n = 705) (Hornbostel et al. 1977)

Substernal links	75
Linke Schulter und linker Oberarm	26
Linker Unterarm Ulnarseite	22
Rechte Schulter	17
Oberbauch	8
Linker 4. und 5. Finger	6
Linke Halsseite	6
Rücken	3
Keine verwertbaren Beschwerden	10

(57c) Herzinsuffizienz- und Koronarinsuffizienzzeichen
(n = 79) (Ertl et al. 1976)

Dyspnoe	42
nur unter Belastung	27
auch in Ruhe	15
Dritter Herzton	27
Ödeme, Stauungsleber	20
Rasselgeräusch	11
Stenokardien	48
nur unter Belastung	34
auch in Ruhe	14
Dyspnoe und Stenokardien	27
nur unter Belastung	14
auch in Ruhe	13

*(57d) Prozentuale Häufigkeit der wichtigsten Symptome
bei ausgeprägtem Myokardinfarkt*
(Lohmann et al. 1977)

Enzymaktivität erhöht	98
Schmerz (linksseitig)	96
RR-Abfall	95
Erhöhte Körpertemperatur	91
BSG-Beschleunigung	87
Erhöhte Pulsfrequenz	80
Leukozytose	80
Dyspnoe	48
Herzvergrößerung	41
Rhythmusstörung	36
Erbrechen	29
Schock	26
Linksinsuffizienz	24
Rechtsinsuffizienz	17
Perikardiales Reiben	13

*(57e) Prozentuale Häufigkeit der wichtigsten Symptome
bei rudimentärem Myokardinfarkt*
(Lohmann et al. 1977)

Schmerz	88
BSG-Beschleunigung	49
Erhöhte Körpertemperatur	35
RR-Abfall	24
Dyspnoe	23
Erhöhte Pulsfrequenz	16
Enzymaktivität erhöht	15
Leukozytose	15
Rhythmusstörung	14
Fieber	8
Erbrechen	6
Schock	4

[Nebennierenrindeninsuffizienz s. (48)]

(58) Ösophaguskarzinom
W 0,1%

(58a) Symptome (n = 131) (Lohmann et al. 1977)

Dysphagie	94,6
Erbrechen, Regurgitation	30,5
Schmerzen im Thorax	19,8
Schmerzen im Epigastrium	14,5
Husten	9,1
Aufstoßen	8,4
Substernaler Druck	8,4
Schmerzen im Rücken	6,1
Schmerzen beim Schlucken	3,8
Atemnot	3,8
Heiserkeit	3,8

(58b) Art der Beschwerden bei Ösophaguskarzinomen
(n = 269) (Demling 1973)

Gewichtsabnahme	60
Schluckbeschwerden	59
Druck- und druckschmerzhaftes Epigastrium	45
Erbrechen	35
Appetitlosigkeit	25
Druck und Schmerz retrosternal	22
Aufstoßen	16
Müdigkeit	12
Druck- und Völlegefühl	10
Verfärbte Stühle	7
Schmerzen im Rücken und in der rechten Schulter	7
Obstipation	7
Brechreiz	5
Hämatemesis	5
Fleischwiderwillen	5
Übelkeit	4
Schluckauf	2
Sodbrennen	1
Keine Beschwerden	1

[Ornithose s. (67a)]

(59) Osteomyelofibrose
W > 0,1% (Lohmann et al. 1977)

Splenomegalie	94
Hepatomegalie	71
Blässe	21
Diskrete Lymphknotenvergrößerung	12
Periphere Ödeme	11
Blutungsneigung	7
Herzvergrößerung oder Herzgeräusche	6

(60) Panarteriitis nodosa
W > 0,1%
(Lohmann et al. 1977; Schoen et al. 1970)

Fieber	89
Tachykardie	83
Schwäche	81
Leukozytose	77
Gewichtsverlust	76
Bauchschmerz	73
Hämaturie	69
Hypertonie	67
Albuminurie	61
Neuritis	61
Myositis	57
Kachexie	54
Anämie	52
Zerebrale Symptome	48
Arthritis	46
Dyspnoe	42
Lungensymptome	40
Hautsymptome	39
Lebervergrößerung	37
Ödeme	36
Urämie	32
Erbrechen	28
Eosinophilie	25
Knötchen	22
Augensymptome	21
Drüsenschwellungen	17
Brustschmerz	16
Ikterus	15

(60) Fortsetzung

Periphere Durchblutungsstörungen	15
Durchfälle	14
Hämoptoe	14
Milztumor	8

*(61) **Pankreaskarzinom***
W 0,4%

(61a) Pankreaskopfkarzinomsymptome (n = 89)
(Trede et al. 1977)

Gewichtsabnahme	100
Ikterus	68
Schmerzen	41
Übelkeit, Inappetenz	38
Leistungsknick	34
Erbrechen	14

(61b) Symptome im Anfangsstadium (Lohmann et al. 1977)

Gewichtsverlust	65
Schmerzen	49
Anorexie	44
Schwäche	35
Verschiedene gastrointestinale Störungen	26
Ikterus	25
Hochsitzende Stenose	14
Positive Röntgenbefunde	11
Palpable Gallenblase	7
Metastasen	7
Hautjucken	5
Diabetes	4
Meläna	2

(61c) Symptome im Spätstadium (Lohmann et al. 1977)

Gewichtsverlust	90
Ikterus	90
Schmerzen	68
Hepatomegalie	58
Hochsitzende Stenose	44
Positive Röntgenbefunde	35

(61 c) Fortsetzung

Epigastrische Resistenz	33
Palpable Gallenblase	21
Extrahepatische Störungen	19
Hämatemesis und Meläna	16
Aszites	10
Steatorrhö und Kreatorrhö	7
Hyperglykämie	4
Diabetes	4
Periphere Ödeme	4

(61 d) Symptome im Anfangsstadium (Lohmann et al. 1977)

Gewichtsverlust	72
Schmerzen	70
Schwäche	42
Verschiedene gastrointestinale Störungen	33
Anorexie	28
Metastasen	23
Hochsitzende Stenose	14
Positive Röntgenbefunde	12
Diabetes	9
Hämatemesis und Meläna	9
Epigastrische Resistenz	2
Ödeme	2

(61 e) Symptome im Spätstadium (Lohmann et al. 1977)

Schmerzen und Gewichtsverlust	98
Verschiedene gastrointestinale Störungen	67
Metastasen (extrahepatisch)	60
Hepatomegalie	58
Aszites	40
Hochsitzende Stenose	37
Positive Röntgenbefunde	35
Epigastrische Resistenz	35
Diabetes	33
Tiefsitzende Stenose	16
Periphere Ödeme	16
Hämatemesis und Meläna	14
Splenomegalie	12
Ikterus	7

(62) Pankreatitis, akute
W 1,1%

(62a) Häufigkeitsskala der Symptome (Ritter 1970)
(Lohmann et al. 1977)

Schwerer Abdominalschmerz (spontan, bohrend; Linksschmerz oder häufiger mittlerer Oberbauch, in den Rücken ausstahlend)	90
Übelkeit, Erbrechen (häufig „löffelweise")	80
Meteorismus	80
Subileus, Ileus	60–80
Fieber	80
Kreislaufversagen und Schock	60
Peritonealexsudat	50
Röntgenzeichen	50
Peritonitis	20–40
Schockniere	20

(62b) Klinische Symptomatik der akuten Pankreatitis
(Demling 1973)

Schmerzen	90–100
Schmerzausstrahlung in den Rücken	50
Übelkeit, Erbrechen	75–85
Meteorismus, Darmparese	70–80
Fieber	60–80
Schock	40–60
Elastische Bauchdeckenspannung („Gummibauch")	50
Ikterus, Subikterus	20
Anurie, Oligurie	20
Palpabler Oberbauchtumor	10–20
Passagere Hypertonie	10–15
Meläna	4
Hämatemesis	3

*(63) **Pankreatitis, chronische***
W 0,9%   (Lohmann et al. 1977)

Häufigkeit klinischer Symptome

Rezidivierender Schmerz	90
Gewichtsabnahme	70
Übelkeit und Erbrechen	50
Steatorrhö (15% massiv, 25% latent)	40
Fettunverträglichkeit	33
Dyspeptische Beschwerden	25
Diabetes mellitus	20
Ikterus	15
Kalzifikation	15
Hypoglykämische Zeichen	5

*(64) **Perikarditis***
W 0,4%   (Lohmann et al. 1977)

Fieber	94
Substernaler Schmerz	91
EKG-Veränderungen	89
Leukozytose	87
Perikardreiben	69
Brüsker Beginn (Tbc schleichend)	66
Herzverbreiterung	66
Pleurabeteiligung	58
Dyspnoe	55
Infekt der oberen Luftwege	55
BSG-Beschleunigung	49
Rezidive	37

(65) Phäochromozytom
W < 0,1%

(65a) Subjektive Symptome (n = 76) (Hornbostel et al. 1977)

	Paroxysmal	Persistierend
Kopfschmerzen	92	72
Schweißausbrüche	65	69
Herzklopfen	73	51
Gesichtsblässe	60	28
Nervosität	60	28
Zittern	51	26
Brechreiz, Erbrechen	43	26
Schwächegefühl	38	15
Brustschmerzen	32	13
Bauchschmerzen	16	15
Sehstörungen	3	21
Gewichtsverlust	14	15
Atemnot	11	18
Hitzegefühl	11	8
Schwindel	11	3
Stuhlverstopfung	–	13
Kribbeln in den Armen	11	–
Pulsverlangsamung	8	3
Kälte und Schmerzen in den Fingern	8	3
Hitzeunverträglichkeit	3	8
Krampfanfälle	5	3

(65b) Objektive Symptome (n = 18)
(Hegglin u. Siegenthaler 1975; Hornbostel et al. 1977)

Schlanker Habitus	89
Dauerhypertonie	50
Hämoglobin > 15 g%	50
Blutdruckkrisen	44
Proteinurie	44
Glukosurie	39
Nüchternblutzucker > 100 mg%	33
Glukoseintoleranz	28
Cholelithiasis	17
Orthostatische Hypotonie	11
Neurofibromatose	6

(65 c) *Symptome bei Kindern* (n = 95)
(Hornbostel et al. 1977)

Hypertonie	100
persistierend	88
paroxysmal	12
Kopfschmerzen	75
Schweißausbrüche	67
Übelkeit und Erbrechen	48
Gewichtsverlust	38
Sehstörungen	37
Bauchschmerzen	32
Polydipsie und Polyurie	31
Zerebrale Krampfanfälle	22
Livide Verfärbung der Akren	22

(65 d) *Symptome bei Kindern* (Werning u. Siegenthaler 1971)

Persistierende Hypertonie	92
Kopfschmerzen	81
Schwitzen	68
Brechreiz, Erbrechen	56
Gewichtsverlust	44
Sehstörungen	44
Bauch- und Brustschmerzen	35
Herzklopfen, Nervosität	34
Gesichtsblässe	27
Müdigkeit, Schwäche	27
Polydipsie, Polyurie	25
Krämpfe	23
Atemnot	16
Blaurote Hände	11
Verstopfung	8
Paroxysmale Hypertonie	8

(66) **Plasmozytom (multiples Myelom)**
W 0,8%

(66 a) *Häufigkeit verschiedener Symptome*
(Lohmann et al. 1977)

BSG über 50 mm/h	93
M-Gradient (Elpho)	90

(66a) Fortsetzung

Knochenveränderungen	87
Anämie < 11 g% Hb	84
Knochenschmerzen	80
Proteinurie	80
Gesamt-E > 8 g%	72
BSG über 100 mm/2 h	67
Gewichtsverlust	63
Hyperglobulinämie (> 3 g/100 ml)	52
Serumkalzium > 5 mmol/l	50
Bence-Jones-E-Körper	45
Leukopenie < 4000	40
Lebervergrößerung	35
Erythrozytengeldrollenbildung	31
Myelozyten im peripheren Blut	23
Thrombozytopenie	25
Plasmazellen im peripheren Blut	23
Milzvergrößerung	18
Tumorbildung	11
Leukozytose > 10000	10

(66b) Häufigkeit der Symptome bei Myelom
(Hegglin u. Siegenthaler 1975)

BSG > 50 mm/h	93
Anämie	84
Albuminurie	80
Schmerzen	79
Röntgenologische Knochenveränderungen	72
BSG > 100 mm/h	67
Hyperglobulinämie	52
Gewichtsverlust	34
Geldrollenbildung	31
Myelozyten	26
Plasmazellen im peripheren Blut	23
Bence-Jones-Eiweißkörper	16
Tumorbildung	15
Blutung	10
Hyperkalzämie	10

(67) Pneumonie
W 4,3%   (Lohmann et al. 1977)

(67a) Häufigkeit der Symptome bei Ornithose

Temperatur > 39 °C	96
Leukozyten < 7000	92
Heftige Kopfschmerzen	90
Puls < 80/min	87
Husten	81
BSG > 100 mm	76
Thoraxschmerzen	71
Pulmonale Rasselgeräusche	66
Pulmonale Dämpfung	22
Auswurf	20
Atemnot	13
Bronchialatmen	10
Zyanose	9

(67b) Häufigkeit klinischer Symptome bei der Mykoplasmapneumonie (Sundermann et al. 1969)

	Chanock (1965) (n = 18)	Evans et al. (1967) (n = 91)	Jansson et al. (1964) (n = 40)	Biberfeld et al. (1964) (n = 36)	Reimann (1967) (n = 103)
Husten	–	90	100	100	100
Kopfschmerzen	–	60	33	45	30
Frösteln	67	75	–	17	–
Halsschmerzen	–	35	–	13	–
Schnupfen	28	45	53	8	55
Fieber	67	75	100	100	100
Halslymphknoten-schwellung	–	–	5	21	5
Pharyngitis	72	–	–	48	30
Rasselgeräusche	33	80	–	75	–
Erbrechen	–	–	–	–	25

(68) Polyarthritis, primär chronische
W 0,4%

(68a) Prodromalsymptome (n = 248) (Schoen et al. 1970)

1. Allgemeinsymptome

Vermehrte Schweißneigung	50
Rasche geistige und motorische Ermüdbarkeit	41
Appetitlosigkeit	36
Gewichtsabnahme ohne Grund	23

2. Charakteristika

Parästhesien	59
Steifigkeit am Morgen	55
Spannungsgefühl in umschriebenen Gelenkbezirken	51
Zunehmende Unbeholfenheit	49
Schmerzhafte Empfindungen im kalten Wasser	44
Gänsslen-Zeichen (Schmerz der Fingergrundgelenke bei kräftigem Händedruck)	34
Blaßwerden einzelner Finger	31
Akrozyanose, Cutis marmorata	23
Heiserkeit (als Zeichen einer Entzündung des Krikoarytenoidgelenks)	16
Abnorme Pigmentation an den dem Sonnenlicht am meisten ausgesetzten Stellen	11

(68b) Erstlokalisation der Gelenkveränderungen
(Schoen et al. 1970)

Fingergelenke	35,8
Kniegelenke	14,3
Handgelenke	12,0
Sprunggelenke	11,7
Schultergelenke	10,1
Zehengrundgelenke	8,1
Wirbelsäule	3,9
Ellbogengelenke	2,1
Hüftgelenke	1,5

(69) Polycythaemia vera
W 0,1%   (Lohmann et al. 1977)

Milzvergrößerung	82
Lebervergrößerung	50
Hautjucken (besonders nach warmem Bad)	50
Hypertonie (Typ Gaisböck)	40
Atem- und Kreislaufbeschwerden	30
Thrombosen (zerebral, koronar, abdominal, peripher)	22
Ulzera in Magen und Duodenum	20
Hämorrhagische Diathese	12
Sekundäre Gicht	5

(70) Polyneuropathie, alkoholische
W 0,9%   (Haferkamp 1976)

(70a) Subjektive Beschwerden (n = 145)

Muskelschwäche	46
Spontanneuralgie	45
Parästhesien	37
Muskelkrämpfe	30
Taubheitsgefühl	30
Gehunsicherheit	29
Brennschmerz	12

(70b) Objektive Befunde (n = 145)

Reflexverminderung	92
Herabgesetzte Vibrationsempfindlichkeit	90
Taktile Hypästhesie	60
Motorische Paresen	55
Gestörte Tiefensensibilität	48
Hypalgesie	36
Wadendruckschmerz	28
Vegetative Störungen	4
Hirnnervenausfälle	3

(71) Purpura, anaphylaktoide
(Schoenlein-Henoch-Syndrom)
W < 0,1%   (Hegglin u. Siegenthaler (1975)

Purpura	100
Arthralgien	90
Abdominalschmerzen	80
Hämaturien	75
Niereninsuffizienz	50
Fieber	45
Arthritis	45
Myalgie	35
Ödeme	35
Albuminurie	35

(72) Pyelonephritis, chronische
W 1,2%   (Lohmann et al. 1977)

Leukozyturie, Bakteriurie	90
Nierenlagerklopfschmerz	80
Hypertonie	50
Subfebrile bis febrile Temperaturen	50
Mikrohämaturie	50
Allgemeine Beschwerden (Müdigkeit, Kopfschmerzen, Gewichtsabnahme)	20

[Rektumkarzinom s. (34c, d)]

(73) Retikulose, maligne
W < 0,1%   (Lohmann et al. 1977)

Anämie (Hb < 10 g%)	95
Fieber	90
BSG > 30 mm/1.h	900
(> 100 mm/1.h:35%)	
Lymphknotenschwellungen	85
Thrombozyten < 10000/mm^3	75
Hypergammaglobulinämie	75
Leukozyten > 9000/mm^3	60
(< 4000/mm^3:20%)	
Milzvergrößerung	60
Leberbeteiligung	50
Hautbeteiligung	50

(73) Fortsetzung

Lungenbeteiligung	35
Skelettbeteiligung	30
Nervenbeteiligung	10
Magen-Darm-Beteiligung	5

(74) **Rheumatisches Fieber** (n = 162)
W 0,1%   (Friedberg 1959)

Polyarthritis	85
Pankarditis	65
Rezidivierende Epistaxis	48
Myalgien („Wachstumsschmerzen")	47
Blässe	36
Schwere Kopfschmerzen	33
Herzschmerz	32
Chorea	30
Abdominalschmerz, Nausea, Erbrechen	20
Erythema marginatum	17
Subkutane Knötchen	13,6

[Sarkoidose s. (50)]

(75) **Schilddrüsenadenom**
W 0,1%   (Lohmann et al. 1977)

(75 a) *Häufigkeit der Symptome bei nuklearmedizinisch dekompensiertem Adenom* (n = 160)

Gesteigerte Erregbarkeit	76
Herzklopfen	61
Tremor	47
Sinustachykardie (> 100/min)	39
Wärmeintoleranz	38
Gewichtsabnahme	31
Psychische Symptome	17
Hypertonie	13
Haarausfall	13
Adynamie	10
Herzrhythmusstörungen (Extrasystolie, absolute Arrhythmie)	9
Durchfall	8

(75a) Fortsetzung

Kardiale Dekompensation	5
Fieber	3

[Schoenlein-Henoch-Syndrom s. (71)]

(75b) Häufigkeit der Symptome bei nuklearmedizinisch kompensiertem Adenom (n = 70)

Gesteigerte Erregbarkeit	75
Herzklopfen	60
Tremor	25
Wärmeintoleranz	18
Gewichtsabnahme	16
Psychische Symptome	11
Haarausfall	6
Adynamie	6
Herzrhythmusstörungen (Extrasystolie, absolute Arrhythmie)	5
Sinustachykardie (> 100/min)	4
Hypertonie	3
Durchfall	2

(76) **Sinusknotensyndrom**
W < 0,1%   (Thormann et al. 1977)

(76a) Häufigkeitsverteilung der Symptome bei Sinusknotensyndrom (n = 192)

Synkopen	55
Schwindel + Synkopen	45
Schwindel	37
Zunehmend kardiale Dekompensation	22
Arterielle Embolien	21
Zunehmend Angina pectoris	20
Konzentrationsschwäche	15
Spürbarer Wechsel zwischen Tachykardie und Bradykardie	13
Zerebrale Ischämien	10
Keine Symptome	6

(76 b) Häufigkeitsverteilung kardialer Rhythmus- und Reizleitungsstörungen bei Sinusknotensyndrom
(n = 213)

Sinusbradykardie (< 60/min)	79
Sinuatrialer Block bzw. sinuatriale Pause	49
Vorhofflimmern und Vorhofflattern	36
Kammerextrasystolie	26
Intraventrikuläre Blöcke	25
Paroxysmale supraventrikuläre Tachykardie	24
Vorhofextrasystolie	24
Atrioventrikuläre Blöcke	17
Ventrikuläre Tachykardie	12

(77) **Sklerodermie**
W 0,3%   (Hegglin u. Siegenthaler 1975)

Häufigkeit des Organbefalls

Haut	99
Gefäße (Raynaud-Krankheit)	65
Oesophagus	50
Knochen (osteolytische Herde an den Phalangen)	50
Lungen	45
Gelenke	29
Weichteilverkalkungen	28
Nieren	11
Magen- und Duodenalulzera	3
Leber	3

[Spondylitis ankylosans s. (49)]

(78) **Spontanpneumothorax**
W 0,5%

Plötzliche Atemnot	80
Abgeschwächtes Atemgeräusch	70
Schmerzen	40
Seitendifferenter hypertoner Klopfschall	20

[Takayasu-Arteriitis s. (6)]

(79) Tuberkulose
W 0,1% (Hein et al. 1975)

Symptome bei erstentdeckten Tuberkulosen (n = 421)

Husten	79,1
Auswurf	78,5
Müdigkeit, „Kränkeln"	71,8
Nachtschweiß, Frösteln	28,0
Schlafstörungen, labile Stimmungslage	10,9
Gastrointestinale Beschwerden (als einziges Zeichen)	9,0

(80) Turner-Syndrom
W < 0,1% (Berghoff et al. 1976)

Häufigkeit einiger klinischer Merkmale

	Karyotyp	
	45,X-	X-XX-Mosaik
Minderwuchs[1]	95	75
Primäre Amenorrhö[2]	97	88
Keine Brustentwicklung[3]	95	82
Pterygium colli	46	26
Pigmentnaevi	63	49
Cubitus valgus	54	54
Hypoplastische Nägel	48	40
Herz- und Aortadefekte[4]	10–16	5– 7
Nierenanomalien	38	16
Lymphödeme	38	26

---

[1] Patienten über 16 Jahre
[2] Patienten über 14 Jahre
[3] Unbehandelt
[4] Relative Häufigkeit nimmt mit zunehmendem Alter ab

(81) Typhus, beginnend, 1. Woche
W 0,1%

Staffelförmiger Temperaturanstieg	90
Kopfschmerzen	80
Obstipation	70
Hustenreiz	60
Relative Bradykardie bei Fieber	50
Roseolen, schubweise auftretend	50
Delir	20
Diarrhö	10

(82) Wegener-Granulomatose
W < 0,1%

(82a) Initialsymptome und ihre Häufigkeit (n = 75)
(Kesselring u. Zollinger 1961)

Rhinitis	34,6
Sinusitis	24,9
Husten	17,8
Otitis	14,6
Glieder- und Gelenkschmerz	12,9
Fieber	10,5
Dyspnoe	8,0
Thoraxschmerz	8,0
Konjunktivitis	2,5
Kieferschmerz	2,6
Hämoptoe	2,6
Stomatitis	1,3
Orchitis	1,3

(82b) Klinische Symptome bei generalisierter Form
(n = 100) (Imbach 1977)

Rhinorrhö, verstopfte Nase, Nasenbluten	85
Polyarthralgien	42
Hautausschlag	41
Otorrhö/Hörverminderung	38
Husten	38
Augensymptome	36
Hämoptoe	11

3.4 Indikation, Wertigkeit und Grenzen moderner Invasivdiagnostik

> Invasive diagnostische Maßnahmen führen zu größerer Beunruhigung und zu mehr Schmerzen als man i. allg. annimmt. Haben Sie schon einmal erwogen, eine solche von Ihnen verordnete Maßnahme an sich selbst durchführen zu lassen?

Invasive diagnostische Methoden haben erheblich dazu beigetragen, die Sicherheit von Diagnosen zu steigern bzw. diese überhaupt erst zu ermöglichen. Laparoskopie, Gastroskopie, Herzkatheteruntersuchungen, Biopsien sind heute unentbehrlich, wenn ein durch konservative diagnostische Methoden festgestellter Befund weiter abgeklärt oder gesichert werden muß, weil eine differente, womöglich eingreifende Therapie den Zustand des Patienten bessern kann. Nach übereinstimmender Meinung werden aber die invasiven Methoden zu häufig eingesetzt. Wenn wirklich notwendig für die Therapie – mit dem Ziel der Heilung oder auch nur der Beschwerdebesserung – sind diese Methoden indiziert, wobei die in den ersten Kapiteln genannten Gesichtspunkte eingehend zu berücksichtigen sind. Darüber hinaus ist aber bei jeder derartigen Maßnahme auch die Belastung des Patienten (etwa vitale Gefährdung durch die Methode oder auch nur subjektive Belastung durch Schmerz, Übelkeit, Beunruhigung) mit in Betracht zu ziehen (s. 5,4,1, S. 200). Das Sicherheitsbedürfnis des Arztes muß ebenfalls bedacht werden. Es ist nicht zu vertreten, daß schmerzhafte, belästigende oder gar bedrohende Methoden angewandt werden, nur um ein „Alibi" für eine Ausschlußdiagnose zu haben, aus der bei eingehender Prüfung doch keine therapeutische Konsequenz gezogen wird. Diese Form des „Alibismus" ist abzulehnen (s. 5.6, S. 208).

Im folgenden werden die Grenzen moderner Intensivdiagnostik anhand der einzelnen Methoden dargestellt. Dabei wird auf eine Reihe 1976 in der Zeitschrift *diagnostik* veröffentlichter Einzeldarstellungen Bezug genommen. Indikation, Kontraindikation, Fehlindikation, Risiko- und Zwischenfälle sowie Nebenwirkungen sind aufgeführt.

3.4.1 Gastroskopie (Volkheimer 1976)

Indikation:
1. bei geringster radiologischer Unklarheit,
2. bei technisch insuffizientem Röntgenbild,
3. bei Diskrepanz zwischen Symptom und Röntgenbefund,
4. zum Nachweis des Frühkarzinoms,
5. zur Differentialdiagnose Karzinom und Polyp,
6. zur Diagnose von Erosionen,
7. zur Lokalisation von Blutungen.

Eine Biopsie ist notwendig bei:
1. jedem Ulkus aus Rand, Grund und Umgebung;
2. jeder Mukosaalteration, auch wenn sie makroskopisch einen noch so benignen Eindruck macht.

Eine *fakultative Indikation* ist ratsam, wenn trotz weiterbestehenden Symptomen die röntgenologische Aussage „Magen o. B." vorliegt. Sie ist auch zu diskutieren, wenn bei klinischem Verdacht auf ein Ulcus duodeni die Radiologie nicht fündig wurde.

Eine *Fehlindikation* besteht, auch wenn bei einem diagnostischen Ergebnis eine therapeutische Konsequenz nicht gezogen wird:

1. bei Inoperabilität wegen Alter und Kachexie oder
2. bei einem röntgenologisch gesicherten, ausgedehnten Magentumor.

Eine *Kontraindikation* besteht kaum. Nichtblutende Ösophagusvarizen schließen eine Gastroskopie nicht aus.

Die Belastungen und Risiken bestehen in der Mißempfindung; die Gastroskopie ist keine angenehme Prozedur, aber sie ist jedem zumutbar, dabei ist allerdings vorauszusetzen, daß der Untersucher die Technik beherrscht. Eine Gastroskopie dauert nur wenige Minuten. Erreicht ein Untersucher regelmäßig eine Untersuchungsdauer von 15 min oder überschreitet er dieses Limit sogar, sollte er sich ernsthaft Gedanken über seine manuelle Eignung hierfür machen. Selbstverständlich sind der Gastroskopie durch anatomische Anomalien Grenzen gesetzt. Bei unkooperativen, undisziplinierten Patienten ist die Untersuchung ebenso wenig angezeigt wie bei Psychopathen, die durch Beißen und Reißen den Einsatz des Geräts zum Risiko machen.

3.4.2 Pädiatrische kardiologische Invasivdiagnostik (Rautenburg 1976)

Eindeutige Indikation:
1. Präoperative Diagnostik von allen Herz- und Gefäßfehlern. Dabei bedeutet nicht jede Diagnose von vornherein auch die Indikation zu einem operativen Eingriff.
2. Sicherung des Operationserfolges, besonders nach schweren und komplizierten Herzoperationen.
3. Überprüfung der anatomischen und hämodynamischen Situation vor einer Zweitoperation.
4. Ausschluß eines Herzleidens, wenn das durch die Vorfelddiagnostik nicht sicher möglich ist und die Gefahr besteht, daß das Kind – womöglich zu Unrecht – zum „Herzkrüppel" gestempelt wird.

Fehlindikation:
1. wenn das Kind herzgesund ist, d. h. keine atypischen Befunde in der Vorfelddiagnostik gefunden wurden;
2. wenn ein Herzgeräusch aufgrund der Vorfelddiagnostik mit größter Wahrscheinlichkeit sich als akzidentelles Geräusch erklären läßt;
3. wenn die Vorfelddiagnostik mit größter Wahrscheinlichkeit einen hämodynamisch unwirksamen Ventrikelseptumdefekt vermuten läßt;
4. wenn durch alle Methoden der Vorfelddiagnostik nur eine Herzrhythmusstörung ermittelt wurde, aber kein Anhalt für einen Herzfehler besteht;
5. wenn nach einer Endokarditis ein Mitral- oder Aortenfehler entstanden ist, der zu keiner Insuffizienz führte;
6. wenn die Befunde früherer Katheterisierungen und Angiokardiographien so eindeutig sind, daß eine Wiederholung zum jeweiligen Zeitpunkt keinen diagnostischen Gewinn bringen würde;
7. wenn bei einfachen Fehlern (z. B. offener Ductus Botalli oder postduktale Aortenisthmusstenose) die Befunde der Vorfelddiagnostik so eindeutig und klar sind, daß die Ergebnisse der speziellen Herzdiagnostik die Indikation zu einer Operation nicht mehr fördern.

Kontraindikationen und Risiko:
1. akute bakterielle, rheumatische Karditis, Sepsis;
2. akute Infektionskrankheiten;
3. konservativ nicht beherrschbare Herzinsuffizienz;
4. interkurrente entzündliche Erkrankungen, wenn die Herzkatheterisierung keine Notmaßnahme darstellt.

Komplikationen bei beiden Untersuchungsmethoden: Je jünger (kleiner) und schwerkranker das Kind, um so größer das Untersuchungsrisiko. Jenseits des Säuglingsalters wird das Risiko einer keineswegs immer tödlichen Komplikation (Rhythmusstörung, Perforation, Blutung) bei der Herzherzkatheterisierung mit 0,1–0,3% veranschlagt, bei der Linksherzkatheterisierung mit ca. 0,5 und bei Angiokardiographie mit 0,3%.

3.4.3 Zerebrale Angiographie (Mager u. Schliack 1976)

Über die Reihenfolge der apparativen Zusatzdiagnostik entscheidet zunächst die Frage, wieweit diese Verfahren die Patienten beeinträchtigen und belasten. Wenig belastende Methoden wie EEG, Echokardiogramm, Röntgenaufnahmen, Computertomographie, Hirnszintigramm, Elektromyogramm, Lumbalpunktion sind – unabhängig von der Fragestellung – belastenden Untersuchungen wie Angiographie, Pneumenzephalographie, Myelographie voranzustellen. Über die Indikation zu den eingreifenden Untersuchungen entscheidet die Frage, ob sich Konsequenzen für den Patienten speziell in therapeutischer Hinsicht ergeben. Bei gesicherten metastatischen Tumoren und einer neurologischen Herdsymptomatik sowie entsprechenden Befunden im EEG, Szintigramm und Computertomogramm ist eine Angiographie zur Bestätigung der Befunde oder exakten Lokalisation nicht notwendig.

Die Indikation zu dem Eingriff ergibt sich aus den bisherigen Ausführungen.

Unnötige Indikation: Angiographien bei Patienten mit zerebralen Insulten sind nur dann indiziert, wenn sich therapeutische Konsequenzen im Sinne von gefäßrekonstriktiven Maßnahmen im Bereich der extrakraniellen Gefäße ergeben. Die akute Symptomatik, d.h. die Stabilisierung der vegetativen Dysregulation ist abzuwarten. Wenn ein Aneurysma operativ ausgeschaltet wird, ist die Gefahr einer Rezidivblutung beseitigt. Nicht gerechtfertigt ist die zerebrale Angiographie im Rahmen der Migränediagnostik, auch wenn es sich um schwere und häufige Kopfschmerzanfälle handelt. Wenn nicht gleichzeitig neurologische Herdsymptome bestehen, ist eine Angiographie nicht zu vertreten. Hinter einer typischen Migräne verbirgt sich praktisch nie ein Angiom, Aneurysma oder Hirntumor.

Komplikationen: Die Rate hängt ab von der Erfahrung des Untersuchers, von der Grundkrankheit sowie von der pro Zeiteinheit injizierten Kontrastmittelmenge. Die Zahl der bleibenden Folgen nach Arteriographie wird mit 8 je 24 000 Untersuchungen beziffert, das entspricht 0,03%. Eine weitere Studie von 31 255 Angiographien ergab eine Mortalität von 0,23%, bleibende neurologische Ausfälle von 0,24%, vorübergehende Reiz- und Ausfallserscheinungen 0,73%. Bei der perkutanen Gefäßdarstellung wurde eine Komplikationsrate von 5,2% leichter und 1,5% schwerer Komplikationen mit einer Mortalität von 0,3% ermittelt. Bei der Brachialisangiographie wurde eine Komplikationsrate zwischen 0,25 und 13,7% (!) angegeben, d.h. sie liegt dann im Durchschnitt bei 4–5%. Diese Zahl kommt den Erfahrungen der Autoren am nächsten. Bei einer Gefäßdarstellung durch die Femoralis wird in einer Übersicht über 500 Fälle eine Komplikationsrate von 2,6%, die Quote der neurologischen Ausfälle mit 1,8% angegeben.

3.4.4 Myelographie (Mager u. Schliack 1976)

Die *Indikation* besteht v. a. in der Diagnostik intraspinaler raumfordernder Prozesse. Dabei zeigt sich der partielle oder totale Abbruch der Kontrastmittelsäure und damit die genaue Lokalisation und Ausdehnung einer intraspinalen Raumforderung.

Überflüssige Indikation: bei spinaler Muskelatrophie, myatropher Lateralsklerose und bei der multiplen Sklerose (motorische Systemerkrankung). Die Indikation zur Diagnostik des Bandscheibenprolapses wird vermutlich zu großzügig angewendet. Die klinischen Zeichen (radikulärer dermatomaler Schmerz, ausgelöst auch durch Husten, Niesen, oder ein verbindlicher neurologischer Befund) lassen die betroffene Wurzel zweifelsfrei markieren. 90% aller Bandscheibenvorfälle liegen zwischen L4, L5, S1.

Risiken und Komplikationen: Spasmen und Myoklonien der unteren Extremitäten, zerebrale Krampfanfälle, radikuläre Zeichen, Schmerzen, Sensibilitätsstörungen, Blasen-, Mastdarmstörungen, Impotenz, passagere Zunahme bzw. Auftreten von Paresen der unteren Extremitäten sowie Zeichen meningealer Irritation mit Kopfschmerzen, meningitischen Symptomen, Schwindel und Temperaturanstieg sind bekannt. Als Spätfolge werden spinale Arachnitiden beschrieben.

Nebenwirkungen sind selten, bei Luftmyelographie seltener als bei Kontrastmittelmyelographie. Septische Meningitiden und Arachnitiden bei öllöslichen Kontrastmitteln sind bekannt, aber selten.

3.4.5 Zystoskopie (Rothauge 1976)

Indikation: Bei Erkrankungen der Harnblase endoskopische Untersuchung mit gleichzeitiger Probeexision. Katheterisierung der oberen Harnwege durch retrograde Kontrastmittelinstillation und röntgenologische Darstellung.

Kontraindikation: Prostatatuberkulose, Urogenitaltuberkulose (Diagnose durch charakteristischen Harnbefund nur aus dem Urin möglich: Tuberkulosebakterien, Kulturen). Auch bei unspezifischen oder latenten Entzündungsprozessen im Bereich der Prostata: Vorsicht! Provokationen eines Harnweginfektes auch bei Prostataadenom und Prostatakarzinom. Verschlechterung bis zum Abszeß möglich. Bei typischer Symptomatik mit Pollakisurie, Strangurie, Pyurie, einer akuten Zystitis ist eine Zystoskopie nicht angezeigt.

Fehlindikation: Die Zystoskopie zum Zweck der retrograden Kontrastmitteldarstellung der oberen Harnwege kann in den meisten Fällen vermieden werden.

3.4.6 Abdominelle Angiographie (Wenz 1976)

Indikation:
1. Diagnostik primärer Gefäßveränderungen;
2. Lokalisation von Tumoren, Zysten, Abszessen, Entzündungen und degenerativen Prozessen;
3. stumpfes Bauchtrauma;
4. Klärung der Pathogenese der portalen Hypertension;
5. Nachweis von Blutungen im Magen-Darm-Trakt;
6. therapeutische Konsequenz (Embolisation von Gefäßen bei Blutung, selektive Applikation von Chemotherapeutika).

Die Aussagekraft der abdominellen Angiographie beträgt naturgemäß bei vaskulären Veränderungen nahezu 100%. Sie ist groß bei reich vaskularisierten Tumoren oder raumverdrängenden Prozessen, bei denen die Gefäße stark verlagert sind, sinkt aber bei weniger vaskularisierten Prozessen ab.

Grenzen der Aussagefähigkeit: Voraussetzungen sind eine hochleistungsfähige Röntgenspezialapparatur und große Erfahrung sowie Ausweichen bei Punktionsschwierigkeiten.

Belastung und Komplikationen: Die Belästigung des Patienten, seine Strahlenbelastung und andere Risiken dürfen nicht größer sein als der diagnostische Nutzen. Die häufigste Komplikation ist das Hämatom an der Punktionsstelle. Größere Hämatome sind selten. Die Thrombose an der Punktionsstelle oder Embolisation eines Gefäßastes durch Manipulation mit der Katheterspitze, Perforation durch den Führungsdraht sind mit einer Häufigkeit von < 1% zu bewerten. Die schwerste Reaktion, die neurologische Störung durch Rückenmarkläsion, oder Todesfälle durch die Kontrastmittel liegen unter 1‰.

Fehlindikation: Nicht alles, was dargestellt werden kann, muß röntgenologisch sichtbar gemacht werden. Muß das palpable kindskopfgroße Aneurysma der Bauchaorta wirklich angiographiert werden, wenn Internist und Anästhesist dem Chirurgen bereits aufgrund von Risikofaktoren vom Eingriff abgeraten haben? Die Möglichkeit, die Ausdehnung eines Tumors im Bereiche des Magens oder Kolons präoperativ zu bestimmen, ist nicht sehr ergiebig, besser der Nachweis von Lebermetastasen v. a. bei endokrinen Tumoren, Sarkomen und Karzinoiden.

Kontraindikation: Auch beim schwer Unfallverletzten, der gerade von seinem Schock gebessert ist, ist die Methode durchführbar. Die wichtigste Kontraindikation ist die Blutungsneigung. Angiographie nur im Notfall, bei einem Quick-Wert < 60%. Die in der Literatur angegebene absolute Kontraindikation zur Angiographie bei Plasmozytom der Niere gilt nicht mehr unumstritten. Bei schweren Allgemeinerkrankungen (Herz, Leber, Niere, Diabetes) wird nur angiographiert, wenn sich eine therapeutische Konsequenz ergibt.

Grundregel: Keine Angiographie nur um eines schönen Bildes willen!

3.4.7 *Phlebographie* (Heinrich 1976)

Indikation:
1. Verdacht auf frische Venenthrombose, wenn eine thrombolytische oder operative Behandlung in Frage kommt; diese nicht risikofreien Therapieverfahren sollten nur durchgeführt werden, wenn die Diagnose „Venenthrombose" gesichert ist;
2. postthrombotisches Syndrom, wenn operative Maßnahmen (Umleitungsoperation nach Palma oder May, Ligatur insuffizienter Perforanzvenen) in Betracht gezogen werden;
3. ausgedehnte Varikosis, wenn eine operative Behandlung vorgesehen ist, um sämtliche insuffizienten Perforanzvenen zu lokalisieren;
4. Begutachtungsfälle, wenn eine abgelaufene Venenthrombose zu beweisen oder auszuschließen ist;
5. venöse Stauungszustände, wenn extravasale von intravasalen Ursachen abgegrenzt werden müssen.
Die Indikationen 1., 4. und 5. gelten auch für die oberen Extremitäten.

Belastung des Patienten: Die Punktion der Fußrückenvene ist i. allg. schmerzhafter als eine Venenpunktion in der Ellenbeuge. Bei größeren Kontrastmittelmengen kommt es in 1% aller Untersuchungen bei dem im Winkel von 60° stehenden Patienten zu einem Kollaps. Phlebitische Reizungen lassen sich durch Acetylsalicylsäure und durch einen Kompressionsverband bessern bzw. vermeiden. Die Phlebographie der Beckenvenen durch die Punktion des Beckens erfordert eine Vollnarkose.

Unnötige und Fehlindikation: Die Phlebographie ist unnötig, wenn durch andere Untersuchungsmethoden diagnostisch hinreichende Sicherheit gewonnen wurde (z.B. Ultraschall, Dopplersonde, Thrombusmarkierung mit radioaktivem Jodfibrinogen, Venendruckmessung, Infrarotthermographie, Drainagetest und andere klinische Untersuchungsmethoden).

Absolute Kontraindikation: Kontrastmittelallergie, schlechter Allgemeinzustand, Spätschwangerschaft.

3.4.8 Linksherzkatheter (Senges u. Kübler 1976)

Indikation: Wenn eine Herzoperation erwogen wird und eine Erkrankung des linken Herzens vermutet oder nicht sicher ausgeschlossen werden kann, also bei schwereren rheumatischen Vitien und allen koronaren Herzerkrankungen sowie bei zahlreichen angeborenen Herzfehlern, da der Chirurg damit wichtige, unentbehrliche Informationen über Anatomie und Funktion des linken Ventrikels erhält. Bei Kardiomyopathie ist der Linksherzkatheter seltener indiziert. Außerdem besteht eine seltene Indikation bei erheblicher Dyspnoe zum Ausschluß einer linksventrikulären Erkrankung.

Belastung und Komplikationen: Abgesehen von der psychischen Belastung bestehen keine wesentlichen Beschwerden bei komplikationslosem Verlauf. Beim transseptalen Linksherzkatheter liegen die Todesfälle bei Erwachsenen unter 0,1%. Schwere Komplikationen wie Perforation des Perikards, Aortenpunktion, Thrombophlebitis, Lungenembolie, arterielle Embolie, bedrohliche Herzrhythmusstörungen treten in etwa 1% der Fälle auf. Bei der retrograden arteriellen Linksherzkatheterisierung liegt die Mortalität ebenfalls unter 0,1%. Ernstere Komplikationen wie schwere Herzrhythmusstörungen, arterielle Thrombosen, arterielle Embolie, bedrohliche Perforationen eines größeren Gefäßes, Blutungen, Infektionen, renale Komplikationen, Ileus und Darmnekrosen werden bei 1–2% der untersuchten Patienten beobachtet (0,5–7%). Leichtere Komplikationen wie passagere Rhythmusstörungen, vagale Reaktionen bei 5–10%. Bei größerer Erfahrung dürften die Komplikationen geringer sein. Bei 2500 transseptalen Punktionen der Autoren ist bisher an den direkten oder indirekten Folgen der Vorhofseptumpunktion niemand verstorben.

Mögliche Fehlindikation:
1. wenn der Patient von vornherein einen operativen Eingriff ablehnt oder dieser aus extrakardialen Gründen kontraindiziert ist (biologisches Alter, Niereninsuffizienz, eingeschränkte Lebenserwartung, erhöhtes Operationsrisiko);

2. wenn der Schweregrad des Vitiums schon bei nichtinvasiver Technik operative Konsequenzen ausschließen läßt.
3. Bei relativer Kontraindikation kann der Linksherzkatheter durch den risikoärmeren Rechtsherzkatheter ersetzt werden (rechtsventrikuläres Angiogramm mit späterer, allerdings kontrastärmerer Anfärbung des linken Herzens; Messung des Pulmonalkapillardrucks, der dem Druck im linken Vorhof annäherungsweise entspricht).
4. Bei Verdacht auf Perikarderguß, hypertrophische obstruktive Kardiomyopathie, Mitralstenose, Ersatz durch Echokardiographie.

Kontraindikation: Ablehnung der Herzkatheteruntersuchung durch einen nicht bewußtseinsgestörten Patienten. Neigung zu Extrasystolen, fieberhafte Erkrankungen, starke Senkungsbeschleunigung, dekompensierte Herzinsuffizienz, Anämie, Digitalisintoxikation, Hypokaliämie, frischer Infarkt, Antikoagulanzientherapie (Quick-Wert möglichst >30%), Tumor im linken Vorhof, Rotationsanomalien des Herzens, stärkere Skoliose der Brustwirbelsäule. Vorsicht bei Aortenaneurysma und Aorteninsuffizienz, insbesondere bei kleinem linkem Vorhof oder bei ausgeprägter Dilatation des rechten Vorhofs; schwere Aortensklerose, kürzlich durchgemachte arterielle Embolie, verkalkte Aortenklappenstenose.

3.4.9 Knochenmarkpunktion und Knochenbiopsie
(Pralle u. Löffler 1976)

Die Knochenmarkpunktion (Zytologie) erlaubt Aussagen über Reifungsstörungen, atypische Zellen, Differentialzählung und Zytochemie. Die Knochenmarkbiopsie (Histologie) unterrichtet über Zellgehalt, Knochenstruktur, Gefäßaufbau, Stromaanteil, Fasergehalt, Zellnester, umschriebene Infiltrate und Eisengehalt. Die Indikation zur Knochenmarkpunktion besteht immer nur als Abschluß nach Basisinformation der normalen hämatologischen Vordiagnostik.

Indikation (für Punktion):
1. hämatologische Systemerkrankungen: Leukämien und andere Hämoblastosen sowie Plasmozytom und maligne Lymphome;
2. Blutzellbildungsstörungen;
3. Stoffwechselstörungen (Eisenstoffwechsel, Vitamin B_{12}, Folsäure, Thesaurismosen und andere Erkrankungen);
4. Karzinosen;
5. Parasiten.

Indikation (für Knochenbiopsie; außer osteologischen Fragestellungen):
1. trockene Punktion
2. Fibrosierung, Sklerosierung
3. aplastische Veränderungen
4. Karzinose, maligne Lymphome
5. Granulomatöse Veränderungen
6. Knochenmarktransplantation.

Fehlindikation:
1. lokalisierte Prozesse, die nicht markierbar sind;
2. Feststellung der Ausdehnung eines Knochenmarkbefalls;
3. Knochenmark in der Nähe eines bestrahlten Feldes.

Kontraindikation:
1. absolut: nicht substituierte Koagulopathien;
2. relativ: für Sternalpunktion, Kinder unter 2 Jahren, Anomalien des Thoraxskeletts, Gefäßanomalien im Thoraxbereich.

3.4.10 Renovasographie (Kiefer 1976)

Folgende Verfahren stehen zur Verfügung:
1. perkutane retrograde Aortographie;
2. selektive Renovasographie, arteriell oder venös;
3. bei Beckenarterienverschlüssen translumbale Aortographie oder Katheterangiographie von der linken A. axillaris aus;
4. Kombination der Untersuchungen mit Adrenalin- oder Angiotensininjektionen vor der erneuten Angiographie.

Indikation:
1. Erkennung eines Nierentumors nach Sonographie und Urographie;
2. Aussagen über Beurteilung von Gefäßbeschaffenheit (Stenose) und Architektur, Transitzeiten; nephrographischer Effekt und Venenverhältnisse der Nieren. Primär angeborene und erworbene Gefäß- und Nierenerkrankungen. Bei der arteriellen und venösen Gefäßkatheterisierung können Blutproben zur biochemischen Analyse entnommen werden.

Einengung der Methode:
1. ungenügende filmtechnische Darstellung, mangelnde Kontrastmittelanreicherung;
2. Überlagerung von Gefäßen durch Nachbarorgane;

3. zahlreiche Nierenarterien, die so englumig sind, daß sie nicht ohne Gefahr sondiert werden können;
4. kleine, schlecht vaskularisierte Tumoren.

Komplikation und Belastung:
1. der Eingriff ist zumutbar;
2. das Mortalitätsrisiko ist praktisch gleich Null, wenn Kontraindikationen beachtet werden.;
3. Komplikationen entsprechen den üblichen angiographischen Komplikationsmöglichkeiten.

Nichtindikation:
1. wenn lediglich die Bestätigung anderer abgesicherter Diagnosen resultieren würde;
2. wenn keine therapeutische Konsequenz zu ziehen oder kein diagnostischer Gewinn zu erwarten ist;
3. wenn ein operativer Eingriff sowieso unmittelbar unumgänglich ist.

Kontrainindikation:
1. akute bakterielle Nieren- und Allgemeinerkrankungen, Blutgerinnungsstörung, chronische Urämie, thromboembolisches Krankheitsbild, Nierenarterienerkrankungen bei letaler Ersterkrankung;
2. relative Kontraindikation: Kontrastmittelallergie, Solitärmißbildungen oder Anomalien ohne klinische Symptomatik.

3.4.11 Koloskopie (Frühmorgen 1976)

Indikation: fragliche und unklare Röntgenbefunde bei vorausgehender Röntgenuntersuchung des Dickdarms; negative Röntgenbefunde bei anhaltenden abdominalen Beschwerden (Diarrhöen, Obstipation, Blutschleim- und Eiterabgänge, Tenesmen, Subileus); Verlaufsbeobachtungen nach Operation maligner Kolontumoren sowie bei Risikogruppen mit gehäufter Karzinominzidenz (Polypen, Colitis ulcerosa, M. Crohn mit mehrjährigem Krankheitsverlauf).

Relative Indikation: vor jedem operativen Eingriff, da hierdurch ein chirurgischer Eingriff gezielter durchführbar und nicht selten durch Ausschluß eines pathologischen Befundes vermeidbar wird.

Belastung und Komplikationen: Die von einem erfahrenen Endoskopiker ausgeführte Koloskopie stellt eine schmerzarme, in der Regel eine schmerzlose Untersuchung dar. Subjektive Mißempfindung durch Zug,

Druck, so daß bei 20% die intravenöse Gabe eines Analgetikums den Untersuchungsablauf erleichtert.

Diese Angabe widerspricht der unten angegebenen Zahl und Intensität der subjektiven Schmerzbeurteilung (s. 4.1), die hohe Schmerzangaben erbrachte; Blutungen und Perforationen in 0,32%–1,9% der Fälle (fehlerhafte Technik).

Kontraindikation: Fulminante Verlaufsform der Colitis ulcerosa, toxisches Megakolon, Peritonitis, hämorrhagische Diathese verbieten Gewebsentnahme; koronare Herzerkrankung, kardiale pulmonale Insuffizienz erhöhen das Komplikationsrisiko.

3.4.12 Retrograde Cholangiopankreatographie (Rösch 1976)

Indikation:
1. Verschlußikterus unklarer Genese;
2. Verdacht auf chronische Pankreatitis, Frage der Operation;
3. Verdacht auf Pankreasneoplasma (nicht indiziert bei Verdacht auf hormonell aktive Tumoren der Bauchspeicheldrüse);
4. rezidivierende akute Pankreatitis im Intervall;
5. sog. Postcholezystektomiesyndrom;
6. Verdacht auf Papillenstenose (ERCP + endoskopische Manometrie).

Relative Indikation: Zustand nach akuter Pankreatitis, chronische Cholangitis, Verdacht auf Pankreaspseudozyste, negatives Cholezysto- oder Cholangiogramm; ungeklärte anhaltende Oberbauchbeschwerden mit Verdacht auf Pankreaserkrankung.

Kontraindikation: akute Pankreatitis (ein längeres beschwerdefreies Intervall sollte abgewartet werden); sonst gelten die für alle endoskopischen Untersuchungen bekannten Kontraindikationen. Anwendung nur da, wo die Möglichkeit zu einem adäquaten chirurgischen Eingriff, der gelegentlich innerhalb weniger Stunden erforderlich werden kann, gegeben ist.

Die retrograde Cholangiopankreatographie kommt für die ambulante Praxis nicht in Frage.

Komplikationen: Nach der ERCP kommt es in wechselnder Häufigkeit (1–95%!) zum Amylase-/Lipaseanstieg im Serum. Auch bei Routineendoskopien ohne ERCP kommt es in 6,6% und nach retrograder Cholangiographie in 36,4% der Fälle zu einer Hyperamylasurie. Die Enzymgleisung entspricht der Menge des instillierten Kontrastmittels und dem

Injektionsdruck, klingt nach wenigen Tagen wieder ab. Außerdem kommt es durch die Untersuchung zu induzierten Pankreatitiden, die auch in normalen Drüsen auftreten können und gelegentlich als akute hämorrhagische Pankreasnekrose einen tödlichen Verlauf nehmen. Sie sind besonders häufig, wenn eine Parenchymdarstellung verursacht wurde oder wenn zu viel Kontrastmittel in den Ductus pancreaticus gegeben wurde. Die von den Autoren registrierte Pankreatitishäufigkeit betrug anfangs 7,4%, später 1,7%.

Eine gefürchtete Komplikation ist die Infektion einer Pankreaspseudozyste: Möglichst wenig Kontrastmittel installieren (dennoch kann es zu tödlichen Komplikationen kommen). Bei allen durch Abflußhindernis dilatierten Gangsystemen besteht die Gefahr einer eitrigen Entzündung, besonders bei steintragendem Choledochus. Das gestaute Gangsystem ist bald zu entlasten.

Selten entstehen Komplikationen durch Prämedikation, instrumentelle Perforation, Blutung, Verlust einer Katheterspitze.

Um das Komplikationsrisiko bei der ERCP möglichst niedrig zu halten, erscheint eine Reihe von Vorsichtsmaßnahmen ratsam:
1. antibiotische Abschirmung;
2. möglichst aseptisches Arbeiten;
3. vorsichtige Kontrastmittelinstillation;
4. wiederholte Anfärbung des Pankreasganges;
5. bei Luftblasen im Ductus pancreaticus: Stopp der Kontrastmittelinstillation;
6. Vermeidung einer Parenchymfärbung;
7. keine Prallfüllung von Zysten;
8. 30%iges Kontrastmittel;
9. sorgfältige Überwachung des Patienten;
10. bei Verdacht auf Abflußhindernis: Abdomenübersicht nach 24 h.

Gefahren durch Fehlindikation: Es muß nicht sein, daß aufgrund einer Fehlindikation durch eine Kontrastmittelinstillation in einer gesunden Bauchspeicheldrüse eine akute hämorrhagische Pankreatitis mit allen ihren Folgen ausgelöst wird (Rösch 1976).

Auf die Bereicherung der Diagnostik durch die Ultraschallmethode wird hingewiesen.

3.4.13 Leberblindpunktion und Laparoskopie (Pfleiderer 1976)

a) Leberblindpunktion

Indikation:
1. nichtlokalisierte Lebererkrankung;
2. Verlaufs- und Therapiekontrolle bei chronischer Hepatitis, Fettleber, evtl. Zirrhose;
3. allgemeine Erkrankungen mit fraglicher Leberbeteiligung;
4. Abheilungskontrolle bei akuter Hepatitis;
5. funktionelle Hyperbilirubinämien.

Absolute Kontraindikation:
1. Blutungsübel (hämorrhagische Diathese, Quick-Wert < 50%, Thrombozyten < $60000/m^3$),
2. Hämangiomatose der Leber,
3. Echinokokkus,
4. Leberabszeß,
5. eitrige Cholangitis.

Relative Kontraindikation:
1. kardiale Stauungsleber,
2. Lebermetastasen,
3. Cholostase,
4. fortgeschrittene Leberzirrhose.

Gefahren:
1. Blutung,
2. gallige Peritonitis bei Cholostase,
3. Organverletzung (Gallenblase, Kolon oder Niere).

Komplikationen können prinzipiell innerhalb von 24 h manifest werden (Pneumothorax, Blutung). Daher führen die meisten Untersucher die Leberpunktion nur unter stationären Bedingungen aus. Dies muß unbedingt bei Risikopatienten (höheres Alter, Lungenemphysem, Hämostasedefekt, fortgeschrittene Leberzirrhose) eingehalten werden.

b) Laparoskopie

Indikation:
1. unklare Hepatomegalie,
2. Differentialdiagnose des Ikterus,
3. chronische Hepatitis,

4. Leberzirrhose,
5. ungeklärte Lebervergrößerung,
6. Tumoren, Zysten,
7. Differentialdiagnostik des Aszites.

Kontraindikation:
1. ausgedehnte abdominelle Verwachsungen, z. B. auch nach Operationen,
2. schweres Emphysem mit Atmungsinsuffizienz,
3. schwerer Hämostasedefekt.

Gefahren:
1. Mediastinalemphysem,
2. Organverletzung bei Verwachsungen.

Aussagewert: Prinzipiell ist der Informationsgehalt der Laparoskopie größer, insbesondere bei Verdacht auf eine chronische Lebererkrankung. Durch Blindpunktion allein wird in ca. 20%–30% der Fälle eine Zirrhose nicht erkannt. Eine Punktion kann unter laparoskopischer Sicht gefahrloser und gezielter durchgeführt werden. Die *Mortalität* beider Methoden wird in großen Sammelstatistiken gleich hoch mit 0,1–0,2‰ angegeben.

Fehlindikation und Grenzen: Eine Fehlindikation besteht dann, wenn aufgrund anderer Befunde die Diagnose bereits feststeht und lediglich eine Bestätigung zu erzielen ist. Dies gilt z. B. bei fortgeschrittener Zirrhose mit typischem Befundmuster, bei Hepatitis im floriden Stadium mit typischen Ergebnissen, bei szintigraphisch oder sonographisch gesicherter Metastasenleber. Fehlindikation auch bei hohem Alter, schwerwiegender Erkrankung oder Prognose ohne Konsequenz. Lebermetastasen sind nur dann nachweisbar, wenn sie im Bereich der einsehbaren Leberoberfläche lokalisiert sind; damit ist nur in ca. 60%–80% der Fälle zu rechnen.

3.4.14 Perkutane Lungenbiopsie (nichtoffene Lungenbiopsie)
    (Zanoni 1977)

Mit der perkutanen Lungenbiopsie gelingt es in 79% der Fälle, die histologische Diagnose bei Tumoren zu sichern. Sie ist beschränkt auf periphere homogene Prozesse. Es können Herde bis zu 2 cm Durchmesser zuverlässig erfaßt werden.

Grundsätzlich gibt es 2 Methoden:
1. Nadelbiopsie mit Aspiration von Gewebe und zytologischer Beurteilung,
2. Nadelbiopsie mit Exzision von Gewebe und histologischer Beurteilung.

Nur die letztere Methode ergibt zuverlässig histologische Diagnosen. Eine Indikation ist vorwiegend bei soliden Rundherden gegeben. Feinretikuläre und restriktive Prozesse entgehen leicht der perkutanen Nadelbiopsie. Die Beschränkung der Indikation auf periphere und solide Herde führt zu komplikationsloserem Verlauf der Untersuchungsmethode.

Komplikationen bestehen im Pneumothorax (ca. 5%), Hämoptoe (ca. 5%); Todesfälle, schwere Komplikationen sowie eine Luftembolie, mit der gerechnet werden müßte, sind von dem Autor nicht beobachtet worden. Bei Hustenreiz muß sofort abgebrochen werden.

Die Diagnose wurde histologisch gesichert in rund 80% der Fälle, fraglich blieb sie bei rund 10%. Eine falsche Diagnose wurde in ca. 6% der Fälle gestellt. Eine vergebliche Punktion wird von dem Autor mit ca. 16% angegeben.

Kontraindikation:
1. respiratorische Insuffizienz,
2. Gerinnungsstörung.

Lokale Kontraindikationen sind: pulmonalarterielle Hypertension, vaskuläre Tumoren, Lungenabszesse und Pleuraempyem, Echinokokkus, zentrale Lage des Tumors.

Fehlindikation: Vorsicht bei dem Befund einer chronischen Pneumonie oder Atelektase, die die Randzone eines Tumors sein kann!

Falsch-negative Ergebnisse gehen auf ungenügende Biopsietechnik und Lokalisation zurück. Implantationsmetastasen im Stichkanal sind im Tierexperiment bestätigt, klinisch aber anscheinend ohne Bedeutung. Eine echte Fehlindikation liegt eigentlich nur bei zu tief liegenden Prozessen sowie bei disseminierten, diffusen, interstitiellen Erkrankungen vor.

3.4.15 Rechtsherzkatheterismus (Westermann 1977)

Der Schwerpunkt der invasivdiagnostischen Maßnahmen verlagert sich vom Rechtsherz- auf den Linksherzkatheter. Der Rechtsherzkatheter wird durch die vereinfachte Technik des Einschwemmkatheterismus weitgehend ersetzt.

Indikation: Verdacht auf sekundäre pulmonale Hypertonie (Mitralstenose, Myxom, Vorhofthromben); Nachweis einer Mitralinsuffizienz sowie Erhöhung des enddiastolischen Drucks bei Myokardinsuffizienz durch eine primäre Myokarderkrankung oder durch Druckbelastung wie bei Hypertonie, Aortenstenose; Volumenbelastung wie bei Mitralinsuffizienz oder auch bei Aorteninsuffizienz.

Außerdem besteht die Indikation bei einer primären pulmonalen Hypertonie durch Widerstandserhöhung im Lungenkreislauf sowie bei einer Störung des rechten Herzens bei Pulmonalstenose, Trikuspidalinsuffizienz oder auch bei Kontraktion zur Füllungsbehinderung des rechten Ventrikels (Pericarditis constrictiva). Außerdem ist der Rechtsherzkatheter indiziert beim Vorhofseptumdefekt, Ventrikelseptumdefekt, Ductus Botalli sowie zur Klärung von komplexen, angeborenen Vitien mit oder ohne Shunt.

Eine *Kontraindikation* für den Rechtsherzkatheter ist eigentlich nur dann gegeben, wenn keine therapeutische Konsequenz zu ziehen ist sowie bei schwerer dekompensierter Herzmuskelerkrankung oder bei schweren Rhythmusstörungen.

Die *Komplikationen* hängen von der Schwere der hämodynamischen Erkrankung ab. Eine Gesamtletalität bei Kindern wird mit 0,4%–0,5% angegeben. Gefährdende Rhythmusstörungen sind die länger anhaltenden ventrikulären Tachykardien sowie Bradykardien bis Asystolien. Bei 6000 Einschwemmkathetern sahen die Autoren 2mal eine Asystolie, 11mal Vorhofflimmern mit spontaner Remission, aber keine Todesfälle.

3.4.16 Aortographie bei arterieller Verschlußkrankheit
(Mac'Pherson et al. 1980)

> Die Aortographie ist eine invasive Untersuchung mit einem signifikanten Risiko von Morbidität und sogar Mortalität, außerdem ist sie teuer.

Eine *Indikation* besteht immer nur dann, wenn sich daraus eine chirurgische Konsequenz ergibt. Für die Sicherung einer Diagnose ist die Untersuchung nicht geeignet. Bei 88 Patienten kam es 7mal zu einer *Komplikation*, aber zu keinem Todesfall. Je generalisierter die allgemeine Arterienerkrankung (Herz), desto häufiger kommt es zu Zwischenfällen.

Die kritische Untersuchung ergab, daß nur bei 49% der Untersuchten die Untersuchung wirklich gerechtfertigt war. Bei den übrigen 51% wurden keine chirurgischen Maßnahmen vorgenommen, bei 38% war sie nicht wesentlich und bei 13% nur von nebensächlicher Bedeutung.

Direkte *Kontraindikationen* bestehen in Herzinsuffizienz, Blutungsneigung, v. a. aber dann, wenn der Patient eine Operation ablehnt. Außerdem besteht eine Gegenindikation, wenn die Symptome keinen chirurgischen Eingriff rechtfertigen und wenn die Symptome erst 3 Monate bestehen und sich seither nicht verschlechtert haben.

3.4.17 Koronarangiographie (Schaefer 1976)

Die *Indikation* zur Koronarangiographie setzt die Möglichkeit eines koronarchirurgischen Eingriffes voraus. Die Koronarchirurgie bringt in 70–80% der behandelten Patienten eine Verbesserung einer mit internistisch-medikamentösen Mitteln nicht beherrschbaren Angina pectoris. Aus den großen Studien geht hervor, daß außerdem eine Verbesserung der Lebenserwartung zu erwarten ist. Dies gilt „besonders für solche mit einer Koronarstenose der linken Hauptkoronararterie und vielleicht für solche mit Verschlüssen an allen 3 Hauptarterien. Ob diese Feststellung auch für Postinfarktpatienten, speziell solche mit keiner oder nur geringer Angina pectoris zutrifft, muß noch bewiesen werden" (Braunwald 1980).

Auf die Schwierigkeiten der Beurteilung des Prozentsatzes einer Koronarstenose wird hingewiesen. Die Möglichkeiten der internistischen Behandlung einer Angina pectoris nach Einführung der β-Blocker und Kalziumantagonisten sind erheblich angestiegen.

Die *Risiken* der Koronarangiographie sind nicht unbedeutend. Bei 7553 Patienten kam es zu 15 Todesfällen, 19 akuten Herzinfarkten und 56 lokalen arteriellen Komplikationen; das entspricht einer Komplikationsrate von 1,2%. Die Komplikationen sind beim Zugang über die A. brachialis häufiger als bei der transfemoralen Technik und stehen im Zusammenhang mit der Ausdehnung der Koronarstenose sowie mit der kardiodynamischen Funktion des linken Ventrikels (Editorial 1980; Davis 1979).

Empfehlung zur koronaren Bypasschirurgie nach Hurst u. King (1979):

1. Patienten, die an Angina pectoris leiden und deren erwünschter Lebensstil dadurch beeinträchtigt ist;
2. jüngere Erkrankte mit stabiler oder unstabiler Angina pectoris mit Obstruktion des Hauptstammes der linken Kranzarterie oder sogar einer Dreigefäßerkrankung;
3. Kranke über 65–70 Jahre nur, wenn trotz moderner medizinischer Therapie eine nicht akzeptable Angina weiter besteht;
4. Kranke mit Prinzmetal-Angina und persistierender Obstruktion der Koronararterie;

5. Patienten mit Herzinfarkt und trotz medizinischer Therapie fortbestehenden Symptomen der Ischämie;
6. Patienten ohne Symptome, bei denen eine aufgrund eines positiven Laufbandtests und damit verbundenen Arrhythmien durchgeführte Koronararteriographie eine hochgradige Obstruktion des Hauptstammes oder aller 3 Äste ergab.

Die Indikation wird unter der Bedingung gegeben, daß die Operationsmortalität unter 2% liegt und 90% der überbrückten Gefäße im ersten Jahr nach der Operation offenbleiben und daß die perioperative Infarktrate 6% nicht übersteigt. Diese Voraussetzungen sind nach den oben gegebenen Komplikationszahlen, z.Z. auch an ersten Zentren nicht immer gegeben.

Eine breitere Anwendung der Koranararteriographie wird von Lichtlen (Tabelle 12) mitgeteilt.

Tabelle 12. Indikationen zur Koronararteriographie. (Nach Lichtlen 1979)

Verlaufsformen der koronaren Herzkrankheit	Arbeits-kapazität	Empfehlung zur Koronarangiographie	Empfehlung zur Koronarchirurgie
Asymptomatisch	Gut	Nein	Nein
latent	Schlecht	Fraglich	Nein
Atypische Angina	Gut	Fraglich	Nein
pectoris	Schlecht	Ja	Ja
Typische stabile	Gut	Ja	Fraglich; nein
Angina pectoris	Schlecht	Ja	Ja
Unstabile Angina pectoris		Nach Medikation: ja Akut: fraglich	
Arrhythmie ohne Angina pectoris		Fraglich	Fraglich
Arrhythmie mit Angina pectoris		Ja	Fraglich
Arrhythmie mit Infarkt		Ja	Ja
Chronischer Infarkt ohne Angina pectoris		Ja	Fraglich
Chronischer Infarkt mit Angina pectoris		Ja	Fraglich
Chronischer Infarkt mit Linksherzinsuffizienz		Ja	Fraglich

Letztlich entscheidet z.Z. die persönliche Stellungnahme des behandelnden Arztes über ein aktives oder mehr zurückhaltendes Vorgehen.

In einem Bostoner Krankenhaus wurden bei 36% von 815 Patienten iatrogene Schäden festgestellt, davon waren 9% schwerwiegend, d.h. lebensbedrohlich, oder hinterließen bleibende Ausfälle. Bei 2% trugen sie erheblich zum Tode des Patienten bei. An erster Stelle der diagnostischen Maßnahmen steht der Herzkatheterismus, aber auch die Arteriographie sowie die Einschwemmkatheter haben eine hohe Komplikationsrate (Steel et al. 1981).

Kann man eigentlich Mortalitäten von 0,3–0,5% bei diagnostischen Methoden akzeptieren?

Sicher nur unter einer Voraussetzung. Welcher?

3.5 Indikation für Untersuchungen im chemischen Labor

1. Sowohl für die klinische Diagnostik als auch zur Therapiesteuerung ist das chemische Labor unabdingbar.
2. Es werden zuviele Laboruntersuchungen angefordert und durchgeführt.

Einerseits kann und soll auf das chemisch-klinische Labor nicht verzichtet werden, andererseits müssen Regeln für die Begrenzung der labortechnischen Diagnostik in das Bewußtsein des anordnenden Arztes gebracht werden, damit zwar
- ein Optimum für die Diagnostik und für die Therapie erreicht, aber
- der technische Aufwand im Labor nicht zu groß wird,
- die Organisation im Krankenhaus und v.a.
- die Belastung des Patienten sowie
- das Verarbeitungsvermögen des behandelnden Arztes ("Krankenblatt als Datenfriedhof") nicht überbeansprucht werden.

"Indikation und Bewertung von Laborbefunden für die medizinische Diagnostik" untertitelt L. Thomas sein Buch *Labor und Diagnose* (1978) und schreibt dazu im Vorwort: "Es soll zur Optimierung der Diagnostik beitragen und das Spektrum der oft zu zahlreichen, bei einer Vermutungsdiagnose möglichen und dann angeordneten Laboruntersuchungen einengen. Dabei ist jedoch zu berücksichtigen, daß ein Entscheidungsbaum zur diagnostischen Abklärung und Abgrenzung einer Vermutungsdiagnose nicht erstellt werden kann, da allein das klinische Bild entscheidend für die Auswahl der durchzuführenden Laboratoriumsuntersuchungen ist."

Thomas stellt in einem gesonderten Kapitel Vermutungsdiagnosen und Krankheitssymptome zusammen und gibt die Indikation für Laboruntersuchungen an, welche zur Erkennung der Vermutungsdiagnose

Daten liefern. So kann der untersuchende Arzt gezielt eine größere Sicherheit (Wahrscheinlichkeit) seiner Vermutungsdiagnose gewinnen, nachdem er diese aufgrund der Anamnese und des körperlichen Befundes gestellt hat. Wenn er, wie auf S. 44 angegeben, eine Reihe der Wahrscheinlichkeiten seiner Vermutungsdiagnosen zusammenstellt, wird er anhand der Ergebnisse von Labordaten seine Diagnose soweit sichern können, daß sich daraus eine sinnvolle therapeutische Konsequenz ergibt.

3.5.1 Begrenzung von Laboruntersuchungen

Auch das leistungsfähigste Labor hat eine Grenze in der Anzahl von Untersuchungen. Wenn es sich dabei um Ionenbestimmungen mit dem Autoanalyzer handelt, ist diese Grenze weit gesteckt. Wenn es sich aber um die Auswertung von Sternalpunktionspräparaten oder um häufig angeordnete Einzelbestimmungen (Hormone, Gerinnungsfaktoren) handelt, muß eine Beschränkung in Kauf genommen werden. Darüber hinaus wird durch häufige Laboruntersuchungen die Gesamtorganisation eines Krankenhauses, auch die einer Praxis, erheblich belastet. Schließlich sollte nicht vergessen werden, daß die Masse der Befunde zu Datenfriedhöfen in den Krankengeschichten führt, wo auch relevante Befunde in großer Zahl untergehen.

Das Anwachsen der Wissenslawine, die Zunahme der Menge von Einzelbefunden ist von Gross u. Fritz (1975) eingehend besprochen worden.

Jeder Untersucher mache sich für seinen Bereich klar, wieviel Zeit für eine einzelne, nicht rechtzeitig angeordnete Laboruntersuchung benötigt wird, die von qualifizierten Hilfskräften aufgebracht werden muß. Ein Beispiel aus dem eigenen Bereich sei hier gegeben:

– Anordnung am Krankenbett, Ausfüllen des Anforderungsbogens (2 min);
– Ausführung einer unkomplizierten Venenpunktion mit Hin- und Rückweg zum Krankenzimmer (8 min);
– Beschriftung, Einordnen (2 min);
– Extratransport zum Labor (Hin- und Rückweg 15 min);
– Labor: Registrieren, Einordnen, Einfüllen (ca. 8 min);
– Ausführen, Ausdrucken, Rückmelden (ca. 15 min);
– Übertragen des Wertes auf die Kurve (2 min);
Summe: 54 min!

Dieses bezüglich der Dauer der einzelnen Handlungen eher optimistische Beispiel zeigt, daß bei einer vergessenen und später nachgeholten

Blutentnahme 1 h Arbeitszeit benötigt wird. Selbstverständlich gilt dieser Einwand nicht im Falle akut bedrohter Patienten, bei denen die Sofortanalyse von gezielten Labordaten notwendig ist.

3.5.2 Belastung der Patienten

Ein weiterer, keineswegs zu vernachlässigender Gesichtspunkt ist die nicht unerhebliche Belastung des Patienten durch die Blutentnahme, wobei nicht selten große Blutergüsse an den Ellenbeugen der Patienten auftreten. Die Venenpunktion ist schmerzhaft v. a. dann, wenn bei chronisch Kranken die Venen „schlecht" werden und wiederholt Blut entnommen werden muß.

In Kap. 5 (Abschn. 5.4.1) ist in Abb. 12 die Schmerzgradbewertung der Venenpunktion bei 112 Patienten eingetragen, nachdem diese nach der im gleichen Kapitel angegebenen dol-Bewertungsskala nach Hardy et al. (1952) ihre Schmerzerlebnisse eingestuft hatten. Das durchschnittliche Ergebnis lag bei 1,63 dol, was einem leichten, gerade eben fühlbaren Schmerz gleichzusetzen ist. Bei den komplizierten Venenpunktionen aber war der mittlere Wert 3,6, und 12% der Patienten gaben einen Schmerz von > 5 dol an (Meyer 1979).

Außerdem führt die wiederholte Blutentnahme zu einem durchaus relevanten Eisenverlust. Dies spielt bei den heutigen labortechnischen Mikromethoden für erstuntersuchte Patienten kaum eine Rolle. Immer dann aber, wenn es sich um chronisch Kranke handelt, bei denen also wiederholt Blut entnommen werden muß und bei denen die Blutbildung gestört ist, kann eine Anämie erzeugt bzw. verschlimmert werden.

In der modernen Nierenklinik wurde z. B. herausgearbeitet (Höffler et al. 1970), daß die Anämie des Nierenkranken in einem direkten Verhältnis zu dem Kreatininwert steht, so daß ein zu niedriger Wert auf einer zusätzlichen Erkrankung (z. B. Blutungen) beruhen muß. Auch Hocken u. Marwah (1971) beschrieben so den „iatrogenen Beitrag zur Anämie des chronisch Nierenkranken". Nach diesen Autoren werden Nierenkranken in einer Dialysestation pro Jahr 1130 bis 3000 ml Blut zur Untersuchung abgenommen. Diese Erkenntnis hat dazu geführt, daß bei Hämodialysepatienten das Kreatinin nur noch selten bestimmt wird, v. a. auch deshalb, weil sich aus dieser Bestimmung keine Änderung der therapeutischen Konsequenz ergibt (Lindholm u. Russel 1969; Vaziri 1981). Ein bei dem jeweils vorliegenden Kreatininwert zu niedriges Hämoglobin bei Niereninsuffizienz ist daher durch zu häufige Blutentnahmen bedingt.

Ein weiteres Krankheitsbild mit erhöhtem Eisenstoffwechsel und regelhafter Eisenanämie ist die Septikämie. Lüthy u. Siegenthaler schreiben in dem Lehrbuch *Innere Medizin in Praxis und Klinik* von Hornbostel u. Siegenthaler (1977) lapidar: „Eine hypochrome Anämie entwikkelt sich nicht zuletzt wegen der vielen Blutentnahmen im Laufe weniger Tage."

Bei jedem Patienten mit einer chronischen Anämie aufgrund einer hämatologischen Erkrankung ist die rote Blutbildung gestört. Diese Erkrankungen werden durch häufige Blutentnahmen verschlechtert. Bedauerlicherweise gibt es zu dieser Frage aus der Hämatologie keine entsprechenden Untersuchungen.

3.5.3 Der anfordernde Arzt

Hardison (1979) hat die Begründungen von Ärzten für die Anordnung seiner Meinung nach nicht notwendiger Laboruntersuchungen so treffend zusammengefaßt, daß sie hier wiedergegeben seien:

1. „Um vollständig zu sein."
2. „,Man' sagt, der Test sei notwendig."
3. „Wir würden Ärger bekommen, wenn wir nicht ..."
4. „Wenn man nicht alles sofort macht, wird es doch nie getan."
5. Man kann nicht aus seiner „akademischen" Haut heraus. (Hardison zitiert Websters Wörterbuch: „akademisch" = hochgezüchtet, aber unerfahren und unfähig, mit der praktischen Realität fertig zu werden.)
6. „Wenn wir den Test nicht anordnen würden, könnten wir verklagt werden." (Als ob man sich mit einem schlecht begründeten Test besser vor einer Klage schützen könnte als mit einem begründet unterlassenen!)
7. „Wegen des Vergleichsprotokolls" (für den Patienten unerheblich).
8. „Wenn der Patient meine Mutter oder mein Vater wäre ..." (emotionale Begründung).
9. „Vielleicht kommt irgend etwas dabei heraus, woran wir gar nicht gedacht haben." (Dieses Argument ist anzuerkennen, wenn triftige Verdachtsgründe vorliegen.)

Die hier wiedergegebenen „Begründungen" für breit gestreute Labordiagnostik sind abzulehnen, weil sie zu einer Ausweitung führen, die nicht zu vertreten ist.

Und schließlich ist ein erzieherisches Prinzip geltend zu machen: Der die Laboruntersuchung anfordernde Arzt soll mit Überlegung das erwartete Ergebnis in seinen diagnostischen Gedankengang einbauen. Er soll nicht breit gestreut sammeln, sondern er soll die Befunde akkumulieren, logisch – unter Berücksichtigung von Sensitivität und Spezifität –

die Methoden einbauen und aus den zueinander in Beziehung gesetzten Ergebnissen aus Labor und Klinik neue, begründete diagnostische und therapeutische Konsequenzen ziehen.

3.5.4 Vier Studien über den Wert von Laboruntersuchungen

1968 hat Zieve auf die Fehlinterpretation und den Mißbrauch von Labormethoden durch Kliniker hingewiesen. Anhand von Lebertests wies er weiter auf die technischen Fehler, auf die physiologischen Variationen, auf die Überinterpretationen der Ergebnisse, auf die Unkenntnis von ergebnisbeeinflussenden physiologischen, pathophysiologischen, aber auch äußeren Faktoren hin. Vor allem nimmt er auch auf die Unkenntis der Normalverteilung Bezug (s. S. 53).

Genaue Definitionen gibt er für den überflüssigen Gebrauch von labortechnischen Untersuchungen, wobei er besonders die nicht notwendige Wiederholung von Untersuchungen herausstellt. Auch hier sei erneut auf die oben besprochenen Bindungen jeder Untersuchung an die therapeutische oder prognostische Konsequenz erinnert. Schließlich betont Zieve die zwingende Notwendigkeit, die chemisch-technischen Untersuchungen mit den klinischen Befunden zu korrelieren. „Nur dann ergeben sich für den Patienten wichtige Ergebnisse."

Eine weitere kritische Studie von Williams u. Dixon (1979) basiert auf dem Vergleich von 800 Notaufnahmen an 4 Krankenhäusern mit großem städtischem Einzugsgebiet. Im ganzen berücksichtigt die Untersuchung 12635 Laborbefunde, also rund 16 Einzelergebnisse pro Patient. Es ergaben sich große Unterschiede zwischen den einzelnen Krankenhäusern: bei manchen wurden nur 9, bei manchen aber 28 Befunde pro Patient erhoben. Innerhalb eines Krankenhauses war aber die Häufigkeit von Laborbestimmungen fast gleich. Das Krankenhaus mit dem aufwendigsten Einsatz des Labors hatte auch die längste durchschnittliche Aufenthaltsdauer der Patienten zu verzeichnen.

Nach dieser Studie führt ein größerer Aufwand an klinisch-chemischen Untersuchungen zu Beginn der Aufnahme nicht zu beschleunigter Klärung und damit zu früherer Entlassung, sondern zum gegenteiligen Ergebnis. Eine positive Rückwirkung auf die Diagnostik oder bessere klinische Ergebnisse bei höherem Laboraufwand konnten ebenfalls nicht festgestellt werden.

Die Bedeutung von Anamnese und Untersuchung wurde bereits von Lauda (1958) für die Anamnese mit 60% und für die Untersuchung mit 10–20% angegeben. Der Laborwert ergibt dann nur noch eine weitere Verbesserung von wenigen Prozenten. An dieser Stelle sei auch an die bereits zitierte Untersuchung (s. S. 26) von Sandler (1979) und die eige-

Tabelle 13. Ergebnisse von 11 178 Laboruntersuchungen der Kölner Universitätsklinik. (Aus Gross u. Oette 1979)

	%	%
Routinelabor	17,	davon pathologisch 2
Gezielte Untersuchung	43,	davon pathologisch 9
Ungezielte Untersuchung	39,	davon pathologisch 0,1

nen Ergebnisse erinnert (s. S. 25), wo die Wertigkeit von Anamnese und Befund für die verschiedenen Fachgebiete (Kardiologie hoch, Gastroenterologie relativ niedrig) und für die Akuität des Krankheitsbildes (Intensivstation hoch, onkologische Ambulanz niedrig) diskutiert wurde.

Eine breit angelegte sorgfältige Untersuchung zur Frage der Relevanz von Laboruntersuchungen liegt von Gross u. Oette (1979) vor. Die Untersuchung beruht auf der Auswertung von 7000 Anforderungsbögen für das klinische Labor der Kölner Universitätsklinik; sie bestätigt den hohen Stellenwert von Anamnese und körperlicher Untersuchung.

Die Analyse von 11 178 Laboruntersuchungen (Tabelle 13) zeigt den großen Wert von gezielten Untersuchungen, den guten Wert vom Routinelabor und den Unwert von ungezielten Untersuchungen. Diese ergaben nur in 0,1% ein pathologisches Ergebnis, welches zur besseren Kenntnis des Krankheitsbildes führte.

Auch nach dieser Studie sollte nur die gezielte Laboruntersuchung angewandt werden, da sie das Labor nicht überlastet und v. a. den Untersuchenden zur bewußten Akkumulation, Ordnung und Bewertung der Befunde zwingt. Ungezielte Untersuchungen haben praktisch keinen Wert. Eine Ausnahme wird bei unklaren Krankheitsbildern mit diffusen Allgemeinbeschwerden gemacht.

„Unnötige Untersuchungen belasten die Laboratorien und technischen Einrichtungen. Sie führen außer der Kostenexplosion und der Minderung der Qualität zur Verzögerung notwendiger Untersuchungen an anderen Kranken und damit zum Verstoß gegen das Grundprinzip der Krankenversicherung: die Solidargemeinschaft" (Gross u. Oette 1979).

3.5.5 Das Praxislabor

In der Praxis ist erst in den letzten Jahren mit der Gründung von ambulanten Laboratorien die Flut der chemischen Untersuchungen eingeführt worden, so daß die in der Verdenstudie 1977 erhobenen Zahlen sicher nicht ganz auf das Jahr 1982 zu übertragen sind (Moehr u. Haehn

1977): Es wurden 13 Praxen durch das Institut für Informatik in Hannover untersucht und die Analysen der praktischen ärztlichen Tätigkeit veröffentlicht. Danach war bei 8860 diagnostischen Maßnahmen in 88,6% der Fälle die ärztliche Betreuung nur durch Anamneseerhebung bzw. Verlaufsbefragung vorgenommen worden. Nur bei 6,7% wurden technische Hilfsmaßnahmen angewandt. In den einzelnen Praxen kamen große Schwankungen dieser Zahlen vor.

Dieses Ergebnis ist auch deshalb so bemerkenswert, weil es ebenfalls den so großen Wert von Anamnese und körperlicher Untersuchung unterstreicht, womit der allergrößte Teil der den niedergelassenen Arzt aufsuchenden Patienten ganz offenbar gut geleitet und behandelt wird. Ob die einzelnen Fehler in der Praxis wirklich stärker ins Gewicht fallen als die in der Klinik bei Anwendung aller diagnostischen Mittel festgestellten Fehldiagnosen von rund 8% (Gross u. Fischer 1981), ist nie untersucht worden. Es handelt sich allerdings auch nicht um vergleichbare Krankengruppen, da die Praxis es mit einer wesentlich geringeren Wahrscheinlichkeit der A-priori-Diagnose zu tun hat als die Klinik, in der ein bereits voruntersuchtes Krankengut mit einer Vermutungsdiagnose (Einweisungsdiagnose) analysiert wird, dessen A-priori-Diagnose deshalb größere Wahrscheinlichkeit hat. So können leichter gezielte Laboruntersuchungen angesetzt werden. In der breitgestreuten Laboruntersuchung in der Praxis muß demnach wegen der niedrigen A-priori-Wahrscheinlichkeit der Diagnose ein schlechteres Kosten-Nutzen-Ergebnis von Laboruntersuchungen herauskommen als in der Klinik.

3.5.6 Das Routineprogramm (Basisuntersuchung)

Trotz der erwähnten Ineffektivität von ungezielten Laboruntersuchungen hat es sich bewährt, bei jedem Patienten eine bestimmte Reihe von Untersuchungen ungezielt durchführen zu lassen. Es handelt sich dabei um labortechnische Daten, welche erfahrungsgemäß trotz ihres ungezielten Einsatzes eine hohe Aussagekraft bei pathologischem Ergebnis haben, andererseits bei normalem Ergebnis eine größere Gruppe von Erkrankungen als Ursache des vorliegenden Krankheitsbildes unwahrscheinlich machen.

Vecchio (1966) beschäftigte sich – unter Berücksichtigung der Spezifität und Sensitivität von verschiedenen laborchemischen Methoden – ausführlich mit der Abschätzung des prädikativen Wertes von labortechnischen Methoden. Auch nach den Zahlen von Sandler (1979) hatte sich ergeben, daß die ungezielte Durchführung von Blutzuckerbestimmungen häufig Aussagen auch bei nicht erkrankten Patienten bezüglich Lebensführung und weiterer Therapie machten.

Tabelle 14. Das internistische Routineprogramm der Städtischen Kliniken Darmstadt

Blutsenkung
Hgb, Ery, Leuko
γ-Glutamyltransaminase
Blutzucker
Kreatinin
Kalium, Natrium, Chlor, Kalzium
Urinuntersuchung
Thoraxröntgen
EKG

Die verschiedenen sog. Basisprogramme oder Routineprogramme umfassen im wesentlichen die gleichen Untersuchungen. Das eigene Basisprogramm ist in Tabelle 14 aufgeführt. Thomas (1978) empfiehlt zusätzlich Harnsäure, Cholesterin, Triglyceride, okkultes Blut im Stuhl, Lues Suchreaktion und Rheumafaktoren. Gross u. Oette (1979) nennen für die Klinik 20–30 technologische Untersuchungen.

Die Stellung der Bauchsonographie im Routineprogramm ist noch nicht ausdiskutiert. Sie hat eine hohe Aussagekraft und belastet den Patienten kaum, auch wenn die Sensitivität dieser Methode nicht überschätzt werden sollte (Gladisch 1981). Ihre technische Faszination (Ablenkung der Stationsärzte) macht sich als Störfaktor für die unmittelbare Krankenversorgung bemerkbar.

Routineprogramme variieren begreiflicherweise je nach Spezialkliniken und Spezialstationen. So ist das Routineprogramm einer neurologischen Klinik z.B. durch Regeluntersuchungen des EEG und Schädelröntgenuntersuchung erweitert (Cramon et al. 1979); zum Notfallabor vgl. Schuster u. Prellwitz (1981). Ältere Methoden sollten rechtzeitig durch technisch verbesserte ersetzt werden (Essinger 1981).

Aufgrund der bisherigen Erfahrungen ist sicher Zurückhaltung bei breitgefächerten, ungezielten (indiskriminierten) Laboruntersuchungen geboten. Mit Recht weist aber Allner (1981) nach eigenen Untersuchungen auf den Wert von individuellen, fachspezifischen Profilanforderungen von Patienten hin, welche im Labor durch einen Mehrkanalanalyzer indiskriminiert untersucht werden. In seinen Ergebnissen wurden insbesondere – wie bereits zitiert – beim kleinen Blutbild, bei der Glukose, bei der Cholesterinwertbestimmung, den Triglyceriden auch indiskriminiert, in der Größenordnung von 20%, pathologische Werte gefunden. Auf die hohe Anzahl von Mehrfachkrankheiten im höheren Alter ist hier hinzuweisen (Franke 1978). Alle hier erwähnten Untersuchungen sind in den allgemein empfohlenen und angewandten Routineprogrammen enthalten (s. auch Whitehead u. Wooton 1974).

Die Menge der Labormethoden – ungezielt, d.h. indiskriminiert angefordert –, bringt keinen Vorteil! Unter der Annahme (die meist nicht zutrifft), daß nur 5% falsch-positive Befunde bei Laboruntersuchungen erbracht werden, läßt sich mathematisch ableiten, daß die Wahrscheinlichkeit, „normalbefundig" zu sein, immer geringer wird, je mehr Untersuchungen angestellt werden. Dies führt zu dem Schluß: „Eine normale Person ist die, welche nicht genügend untersucht wurde" (Murphy 1976).

4 Indikationen zur Therapie

Indikationsüberlegungen werden in erster Linie beim Einsetzen von therapeutischen Maßnahmen angestellt. Bei diagnostischen Prozessen ist ein derartiges Abwägen erst in der modernen, technologisch ausgerichteten Medizin notwendig geworden.

Diagnose, Prognose, Indikation, Therapie sind Stufen ärztlichen Denkens und Handelns, die aus der frühen Neuzeit der Medizin übernommen worden sind und auch für uns heute gelten. Der chirurgische Indikationsbegriff ist ebenfalls fast ausschließlich mit der Therapie verbunden.

Internistische therapeutische Maßnahmen sind in 4 Gruppen zu unterteilen:
1. verbale Beeinflussung (ärztliches Gespräch) sowie die in der Psychosomatik angewandte analytisch-psychosomatische Therapie (verhaltenstheoretisch orientierte oder suggestive Verfahren; vgl. den Beitrag von Wesiack et al. in v. Uexküll 1979);
2. physikalische Maßnahmen (Pflege, Massage, Bewegungsübungen, z.B. bei Rehabilitation von Myokardinfarkten);
3. Diätetik (Ordnung von Essens- und Trinkgewohnheiten, z.B. bei Übergewicht, Alkoholismus und Diabetes mellitus);
4. medikamentöse (pharmakologische) Therapie.

Der Hinweis auf eine kritische Indikationsstellung in der inneren Medizin wurde im Eingangskapitel mit der Nebenwirkung von Medikamenten, der Nichtbefolgung medikamentöser Verordnungen und damit in einer Störung des Arzt-Patienten-Verhältnisses begründet. Ohne Zweifel gibt es auch Störungen in diesem Verhältnis bei der verbalen Therapie in der Psychosomatik. Abwehrprozesse des Patienten durch unvorsichtiges Verhalten und Auftreten von Psychotherapeuten bei Verkennung von psychischen Situationen kommen vor und müssen ebenso als unerwünschte Nebenwirkungen therapeutischer Maßnahmen gewertet werden wie die Nachblutung nach einer Operation oder eine Vorhoftachykardie mit Block nach Digitalisüberdosierung.

Auch physikalische Maßnahmen haben ihre Indikation und Gegenindikation. Die in den letzten Jahren vorsichtiger gestellten Rehabilitationsmaßnahmen nach Myokardinfarkt zeigen, daß auch hier Gegenanzeige und Anzeige sorgsam geprüft werden müssen (Buchwalsky et al. 1977).

Diätetische Vorschläge führen dagegen i. allg. nicht zu Nebenwirkungen, da deren „adaptive Noncompliance" hoch ist, d. h. die Vorschläge werden, wenn sie zu Mißempfindungen führen, doch nicht eingehalten. Hier kommen Therapieversager eigentlich nur bei Nichtbefolgung des ärztlichen Rates vor (Appetitlosigkeit, Alkoholiker, Diabetiker).

Indikationen und Gegenindikationen für diese Therapieformen (Wort, physikalische Therapie, Diät) spielen für den hier ausgeführten Gedankengang eine untergeordnete Rolle, so daß sie nicht weiter besprochen werden müssen. Grundsätzlich sollten diese Maßnahmen auf Kosten der medikamentösen Therapie mehr und mehr in den Vordergrund gestellt und häufiger angewandt werden als dies in unserem medizinischen Alltag getan wird: Das ärztliche Gespräch sollte gepflegt, Bewegung und körperliche Aktivität sollten angeregt und, soweit möglich, der maßlose krankheitsverursachende Konsum von Kalorien, Alkohol und Nikotin eingedämmt werden. Bei diesen therapeutischen Maßnahmen kann gar nicht genug getan und durchgesetzt werden.

Kennzeichnend für die moderne Medizin aber ist die medikamentös-pharmakologische Therapie mit allen ihren unerwünschten Nebenwirkungen; ihre Indikation wird im folgenden eingehender abgehandelt.

4.1 Grenzen der medikamentösen Behandlung durch unerwünschte Nebenwirkungen

> „Wenn behauptet wird, daß eine Substanz keine Nebenwirkung zeigt, so besteht der dringende Verdacht, daß sie auch keine Hauptwirkung hat". (Kuschinsky 1975)

Die medikamentöse Therapie ist wohl die wesentlichste Grundlage der modernen Medizin. Wann welches Medikament, in welcher Dosierung, bei welcher Krankheit angewandt werden kann, ist entsprechenden Lehrbüchern der inneren Medizin bzw. der Pharmakologie zu entnehmen. Es sind 2 Gründe, warum die Indikationen zur medikamentösen Therapie strenger gestellt werden: die unerwünschte Nebenwirkung und die Nichtbefolgungsrate (Gross u. Spechtmeyer 1977; Walter 1979).

Weil Wirkung und Nebenwirkung nur quantitative Unterschiede darstellen, ist eine strenge Indikationsstellung zu einer differenzierten Arzneitherapie erforderlich, um eine unerwünschte Arzneimittelwirkung zu vermeiden bzw. diese ggf. verantworten zu können.

Nach der von Heintz (1977) angegebenen Häufigkeit unerwünschter Arzneimittelwirkungen muß man bei einer differenzierten Therapie auf

1000 Patienten mit 20–200 unerwünschten Reaktionen und mit 2–20 Todesfällen rechnen!

Bei Arzneimittelnebenwirkungen ist die Haut mit einer Häufigkeit von 61,1 bzw. 37,5% meist führendes Manifestationsorgan, danach folgen der Gastrointestinaltrakt, das Zentralnervensystem, das kardiovaskuläre bzw. das hämatologische System. Die Prozentzahlen der unerwünschten Nebenwirkungen sind für die einzelnen Medikamente sehr unterschiedlich. Beim Ampicillin werden 5,7%–16,6% angegeben, beim Digoxin 16,1%, beim Digitoxin 9,3%, beim Prednison 19,9%, beim Tetracyclin 2,4%–6,8%. Mit Zunahme der insgesamt verordneten Medikamente steigt die Anzahl der unerwünschten Arzneimittelwirkungen überproportional an (Heintz 1977).

An dieser Stelle sei aber auch daran erinnert, daß Nebenwirkung nicht gleich Nebenwirkung ist: Diese ist beim Ampicillin in der Regel harmlos, bei Digitalisglykosiden kann sie tödlich sein.

In den USA sind die Todesfälle, die durch unerwünschte Nebenwirkungen hervorgerufen wurden, angestiegen (Porter u. Jick 1977). Auf 26 000 Patienten gab es 24 Todesfälle, d.h. knapp 1 ‰.

Eine wesentlich höhere Zahl findet sich bei der Überprüfung in den Kliniken. So fanden Jansen u. Fauser (1971) bei 5 000 Autopsien 167 Fälle mit verschiedenen Therapieschäden (3,34%). Diese waren in 55 Fällen Hauptursachen des Todes, in 37 Fällen ein wesentlicher Befund, in 64 Beobachtungen ein unbedeutender Nebenbefund, in 29 Fällen war der Therapieschaden untrennbar mit dem Grundleiden verflochten (Abb. 7). Die bei den autoptisch nachgewiesenen Therapieschä-

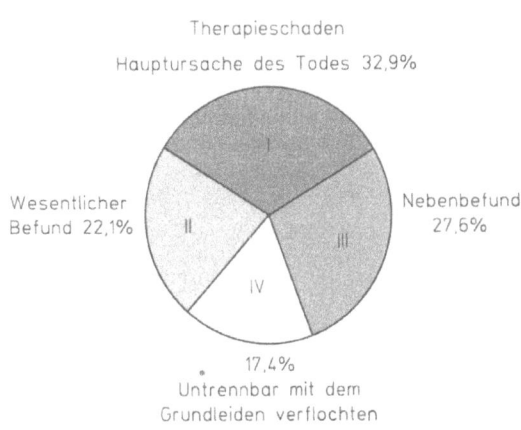

Abb. 7. Dignität der morphologisch faßbaren Therapieschäden in 167 Fällen bei 5 000 Obduktionen. (Nach Jansen u. Fauser 1971)

den festgestellten Ursachen lagen zu 34% bei Kortikosteroiden, zu 12% bei Schädigung des hämatopoetischen Systems. Bei 12% fanden sich postantibiotische Enterokolitiden, in 12% Blutungen durch Antikoagulantien, 4% betrafen Torotrastschäden, 5% Phenacetinnieren. Die übrigen 20% verteilten sich auf verschiedene Arzneimittel. An erster Stelle der Arzneimittel mit tödlichen Nebenwirkungen stehen die Zytostatika (Doerr u. Roßner 1977; Gillandonga et al. 1967), dann folgen Digoxin, Heparin, Kaliumchlorid, Streptokinase, Aluperinol. Die Tabellen 15 und 16 zeigen die Häufigkeiten der Nebenwirkungen nach Wirkstoffen und nach Symptomen. Alle maßgeblichen Autoren, die sich zu dem Thema der unerwünschten Arzneimittelwirkung geäußert haben, fordern übereinstimmend für den Einsatz hochwirksamer und deshalb mit

Tabelle 15. Die am häufigsten angegebenen Symptome bei Arzneimittelnebenwirkungen 1.1.1967–1.10.1976. (Nach Kimbel 1977)

Ausschlag, erythematös	697
Kreislaufstörung	576
Pruritus	499
Erbrechen	478
Übelkeit	476
Dyspnoe	448
Urtikaria	424
Fieber	348
Tod	340
Anaphylaktischer Schock	331
Ausschlag, makulös-papulös	257
Hypotonie	254
Flush	230
Tachykardie	225
Zyanose	196
Abdominale Schmerzen	195
Koma	191
Diarrhö	183
Parästhesie	174
Krampfartige Zustände	172
Kopfschmerz	171
Ausschlag o.n.A.	162
Herzstillstand	161
Gesichtsödem	155
Somnolenz	149
Angioödem	142
Benommenheit	137
Purpura	137
Hyperhydrosis	127
Apnoe	122
Gesamt	8177

Tabelle 16. Unerwünschte Arzneimittelwirkungen nach Wirkstoffgruppen. (Nach Kimbel 1977)

Ampicilline	353
Dextrane	243
Amidotrizoesäure	231
Digoxin (Derivate)	207
Co-Trimoxazol	203
Jodglycaminsäure	181
D-Penicillamin	173
BCG-Vakzine	135
Nitrofurantoin	134
Spironolacton	131
Tetracycline	120
Propanidid	109
Phenprocoumon	101
Aescin	99
Verapamil	94
Cephalosporine	94
Ovulationshemmer	93
Diazepam	88
Glibenclamid	71
Chloramphenicol	74
Metamizol	53
Methaqualon	48
Gesamt	3034

Nebenwirkungen behafteter Medikamente eine „strenge Indikationsstellung".

4.2 Medikamentenindikation am Beispiel der Digitalisglykoside

Das beste Beispiel für hohe Wirksamkeit eines Medikaments bei nicht zu vernachlässigender unerwünschter Nebenwirkung ist das Digitalisglykosid, eines der in Praxis und Klinik am häufigsten angewandten Medikamente. Die Indikation zur medikamentösen Behandlung ist immer dann gegeben, wenn eine Herzinsuffizienz besteht: Die Wirkung ist hervorragend, denn es gibt keine Substanz, deren positiv inotrope Wirkung so überzeugend ist wie das der Digitalisglykoside, so daß es durch keine andere Substanz ersetzt werden kann. Es ist aber schon länger bekannt und in zunehmendem Maße auch durch die Überwachungsmöglichkeiten auf den Intensivstationen in das Bewußtsein der Therapeuten gedrungen, daß die Nebenwirkungsrate erheblich höher ist als noch vor wenigen Jahren angenommen. Dies liegt bekanntermaßen in der geringen therapeutischen Breite: Bei 100% Vollwirkspiegel beginnt der toxische Bereich schon bei 140–160% und der letale Wirkspiegel liegt bei 300%. Vergleicht man diese äußerst geringe therapeutische Breite mit der von Diazepam (Valium), ist es verständlich, daß Digitalisglykoside heute keine Zulassungshürde mehr nehmen könnten.

Bei Digoxinpräparaten werden 5–20%, für Digitoxin ca. 9% unerwünschte Nebenwirkungen beschrieben (Rodansky u. Wassermann 1961). Die unerwünschte Arzneimittelreaktion besteht nicht nur in Übelkeit und Erbrechen, sondern in Rhythmusstörungen, welche kaum von solchen, die durch die eigentliche Herzkrankheit bedingt sind, klinisch zu trennen sind und welche durchaus zu tödlichen Komplikationen führen können. Die Beurteilung ist ausgesprochen schwierig. Gleichzeitige Bestimmungen des Glykosidspiegels geben keine sichere Entscheidung. Aufgrund von kritischen Schätzungen wird heute eine Mortalität der Digitalistherapie von rund 1–2% angenommen (Ogilvie u. Rued 1967)!

Diesen Erkenntnissen zufolge ist man heute zu einer deutlichen Verringerung der Digitalisdosierung gegenüber der früheren Medikation übergegangen. Dadurch sind die Nebenwirkungszahlen deutlich reduziert worden. Es ist aber nicht auszuschließen, daß das Digitalisglykosid z. Z. eher unterdosiert wird (Beller et al. 1971; Smith u. Abelmann 1971; Peck et al. 1973).

Neuere Studien beschäftigen sich bereits mit der Frage, ob wirklich jeder Patient mit einer Herzinsuffizienz des Digitalis bedarf, und ob man ihn nicht mit den modernen hochpotenten Saluretika alleine einstellen kann. (Lohnston u. McDevitt 1979; Guz 1978; Spector 1979). Die Schwierigkeit besteht z. Z. darin, zu entscheiden, welche Patienten Digitalis nicht benötigen. Immerhin konnten Johnston u. McDevitt bei 56 herzinsuffizienten Patienten bei 33 von 34 Patienten mit Sinusrhythmus ohne Verschlechterung Digitalis absetzen. Das Wiederauftreten von Vorhofflimmern war die schwerwiegendste Indikation für die Weiterdosierung. Auch in einer der Untersuchungsreihe in Liverpool konnte Digitalis bei 22,8% der ambulanten Patienten abgesetzt und bei 6% zumindest vermindert werden (Liverpool Therapeutics Group 1978; Hamer 1979).

Dieses Beispiel zeigt eindrucksvoll, daß bei einem Medikament, das zunächst kritiklos angewandt wurde („Digitalis ist die Milch des Alters"!?), durch zunehmende Kenntnis der Nebenwirkungen die Indikation zur medikamentösen Anwendung immer strenger gestellt wird, d. h. daß eine Reduktion der Dosis und schließlich sogar die Vermeidung des Medikaments allgemein anerkannt wird.

Ein eindeutiger Zusammenhang zwischen Medikament und Nebenwirkung besteht in der Menge der verordneten pharmakologischen Substanzen. Bei 2000 internistischen Patienten mit Nebenwirkungen waren 350 verschiedene Präparate, durchschnittlich 8 Präparate pro Patient, gegeben worden. Bei 20% der Patienten, welche sogar 12 verschiedene Medikamente genommen hatten, traten Nebenwirkungen auf. Wenn man von einer Nebenwirkungsrate von 10% ausgeht, besteht demnach eine überproportionale Beziehung zwischen Häufigkeit der Nebenwirkungen und Anzahl der genommenen Medikamente.

In der Zusammenstellung von Steel et al. (1981) über iatrogene Erkrankungen in einem Bostoner Krankenhaus bei 815 stationär behandelten Patienten stellte sich ein enger Zusammenhang zwischen der Anzahl der Medikamente und den Komplikationen heraus: Patienten ohne Komplikationen hatten im Mittel 7,3 ± 4,7 Medikamente erhalten, während bei geringeren medikamentös verursachten Komplikationen 11,7 ± 6,4 verordnet worden waren. Bei den 86 Patienten, die ernste Komplikationen zeigten, waren 17,1 ± 8,4 Medikamente verordnet worden. Die Unterschiede sind signifikant.

Unter dem Begriff der iatrogenen Herzinsuffizienz werden Zustände zusammengefaßt, welche außer durch die bereits genannte Digitalisnebenwirkung durch rhythmusstabilisierende Medikamente hervorgerufen werden können, da diese die Erregbarkeit des Herzens sowie die Leitungsgeschwindigkeit herabsetzen sowie darüber hinaus die Refraktärperiode verlängern. Außerdem sind ihnen negativ inotrope Wirkungen eigen. Hierzu gehören die β-Blocker wie auch Verapramil (Kalziumantagonist) sowie Chinidin und Lidoflazin. Schließlich sei an dieser Stelle auch an die Epinephrinmyokarditis, an die Adriblastinmyokardiopathie und an die kardiodepressorische Wirkung von Antidepressiva, aber auch von Phenothiazinen und Meprobramat erinnert (Anschütz 1979; Spain 1967).

Bei der Beurteilung von Nebenwirkungen ist streng zu trennen zwischen einer bewußten, eingerechneten und einer unvorhergesehenen, nicht erwarteten Komplikation. Nebenwirkungen von Medikamenten sollten nämlich nicht undifferenziert betrachtet werden. Einmal handelt es sich um Wirkungen einer indizierten, lebensnotwendigen, vielleicht rettenden Therapie, wie z.B. Stomatitis oder Soormykose des Mundes bei hochdosierter Antibiotikatherapie. Hierzu gehören auch die Nebenwirkungen von Antiarrhythmika, die bekannt, aber nicht immer vermeidbar sind. Anders ist aber eine Nebenwirkung zu beurteilen, wenn es sich um eine nicht erwartete, nicht eingerechnete handelt, die womöglich auf zu hoher Dosis oder auf Überempfindlichkeit beruht und vom behandelnden Arzt nicht rechtzeitig erkannt wurde, weil sie noch nicht bekannt war. Nur die Notwendigkeit der Verordnung entscheidet dann über die Beurteilung.

4.3 Die Nichtbefolgungsrate

Wenn trotz eingehender Aufklärung durch den behandelnden Arzt ein Patient einer medikamentösen Therapie kritisch und ablehnend gegenübersteht oder wenn er nach Therapiebeginn Beschwerden bekommt, sich nicht wohlfühlt, müde wird, unter Übelkeit und Kopfschmerzen o. ä. leidet, dann wird er seine Medikamente überhaupt nicht oder nicht mehr einnehmen, so daß die notwendige Therapie nicht durchgeführt wird. Nebenwirkung eines Medikaments und Nichtbefolgungsrate hängen also unmittelbar zusammen. Der Patient erträgt i. allg. eine kurzfristige, auch hohe, belastende Medikation besser als eine langfristige, die mit einer vielleicht nur geringen unerwünschten Nebenwirkung belastet ist. Eine umfangreiche Literatur beschäftigt sich mit dieser erst in den letzten Jahren in das Bewußtsein der Ärzte gedrungenen Problematik (Gillmann 1976; Weber et al. 1977; Walter 1979; Sackett u. Haynes 1976; Raspe 1980; Lee u. Tan 1979; Weintraub 1976; Downie et al. 1976; Larbig u. Raff 1978; Paeckelmann u. Schrey 1980).

Die Nichtbefolgungsrate von nichtmedikamentöser Therapie ist aber ebenso hoch, wenn nicht sogar höher zu bewerten als die von medikamentösen Anordnungen. So fanden Nüssel et al. (1978), daß bei Patienten mit durchgemachtem Herzinfarkt, von denen 60% geraucht hatten, schon nach 3 Monaten wieder 20%, nach 3 Jahren 32% wieder rauchten. Diätische Anweisungen bei Diabetikern wurden in ca. 60% der Fälle eingehalten, ca. 15% änderten ihre Essensgewohnheiten gar nicht (Wagner et al. 1976). Die Durchführung von physikalischen Trainingsprogrammen bei Patienten mit Herzinfarkt sinkt innerhalb von 2–3 Jahren auf rund 40% ab (Oldridge et al. 1978).

Das Ausmaß der Nichtbefolgungsrate variiert in den verschiedenen Krankheitsgruppen, Patientengruppen und bei den einzelnen Patienten. Die angegebenen Zahlen sind unsicher, da die verschiedensten Untersuchungsmethoden (Befragung, Placebos, Spiegelbestimmung) zu unterschiedlichen Ergebnissen führen. Trotzdem sollen die grundsätzlichen Zahlen der Nichtbefolgungsrate hier angegeben werden, um daraus eine weitere zwingende Notwendigkeit der strengeren Indikationsstellung auch für die medikamentöse Therapie ableiten zu können. Etwa ein Drittel der geprüften Patienten nimmt die Verordnung ein, ein weiteres Drittel nimmt bei 10 Verordnungen in 10 Tagen 1– bis 2mal nicht ein, und das letzte Drittel macht mehr als 3 Einnahmefehler. Im groben wiederholen sich die Zahlen bei allen Untersuchungen. Nach Raspe (1980) beträgt die Nichtbefolgungsrate bei der chronischen Polyarthritis 25%–60%. Auch bei kindlichen Malignomen war die Rate 16%–33%. Die Nichtbefolgungsrate bei der Hypertonie, bei Psychopharmaka und auch bei Antibiotika betrug ebenfalls 25%–60%; insbesondere für die Hypertonie (Relman 1980) und die Digitalisglykoside liegen umfangreichere Zahlensammlungen vor (Sackett u. Haynes 1976; BASF-Studie, Wagner et al. 1976; Kewitz 1977; zusammenfassende Darstellung: Weber 1979).

Die Ursachen für die Nichtbefolgung mediamentöser Anweisungen ist kaum zu definieren. Sicher handelt es sich nicht allein um mangelnde Intelligenz, auch nicht immer um Mißempfindungen bei Nebenwirkungen. Es ist die in zunehmendem Maße heute verbreitete Aversion gegen Medikamente, die auch tief in den Einzelpersönlichkeiten und in Lebenskrisen begründet ist. Raspe (1980 b) vermutet, daß durch unbefriedigenden Krankenhausaufenthalt die Nichtbefolgungsrate ansteigt. Er fragt auch mit Recht, ob nicht eine adaptive Nichtbefolgungsrate gerade bei der Digitalisdosierung die Rate der schweren Nebenwirkungen eher abnehmen läßt.

Alle Autoren empfehlen zur Verringerung der Nichtbefolgungsrate strenge Indikationen des Arzneimittels.

Als Verschreibungsgrundsatz sollte gelten:
a) so wenig wie möglich,
b) so selten wie möglich und
c) die Tablette sollte so klein sein wie möglich.

Die Regelmäßigkeit der Einnahme kann sicher durch Aufklärung, Aussprache und gute Patientenführung, durch gutes Arzt-Patienten-Verhältnis verbessert werden. Beipackzettel der pharmazeutischen Industrie helfen hier, führen aber wegen ihrer kurzen und lapidaren Ausführung oft eher zur Abschreckung, weil die juristisch notwendigen Aufzählungen von Nebenwirkungen den Patienten verunsichern.

Je mehr Medikamente gegeben werden, desto größer ist die Nichtbefolgungsrate. Wenn bei einem Patienten mehr als 6 Tbl./Tag verordnet werden, beträgt sie in der Regel > 60% (Weber 1979; Gundert-Remy et al. 1978; Schrey 1980). Aus diesen Ergebnissen ist zu schließen, daß man mit wenig Medikamenten auskommen muß.

Darum reduzieren wir bei unseren älteren Patienten, bei denen die Nichtbefolgungsrate besonders hoch ist, strikt die z.T. unerträglich hohen Tablettenmengen.

Auch die Zahl der Einnahmeverordnungen pro Tag spielt eine Rolle: 1mal tgl. befolgen 90%, 2mal tgl. 70%, 3mal tgl. 40%, 4mal tgl. nur noch 30% (Weber 1979).

Die „normale" Vergeßlichkeit ist auch nicht zu unterschätzen. So fiel es 10 freiwilligen, motivierten Versuchspersonen von Weber ausgesprochen schwer, „eine Einnahmefrequenz von 4 Tabletten über den Tag verteilt, über 10 Tage einzuhalten." Über eine Veränderung der Nichtbefolgungsrate in den letzten Jahren (vermehrte Aufklärung auch durch Beipackzettel) läßt sich nichts Sicheres sagen. Es erscheint sogar möglich, daß die in den Aufklärungstexten genannten Beschwerdekomplexe den Patienten weitere Beschwerden „suggerieren".

Zusammengefaßt sind folgende Punkte festzuhalten, die die Nichtbefolgungsrate beeinflussen:
- Patientenführung (Aufklärung, Erklärung, Arzt-Patienten-Verhältnis),
- Alter des Patienten,
- Menge der Medikamente,
- Akuität des Krankheitsbildes (Beschwerden, Leidensdruck).

Eine Abhängigkeit vom Intelligenzgrad oder vom sozialen Status des Patienten läßt sich nicht nachweisen.

Als wichtigste Gegenmaßnahme ist die eingehende Aufklärung und Erklärung der Zusammenhänge zwischen der Notwendigkeit der Einnahme des Medikaments und der vorliegenden Erkrankung zu nennen. Gerade in der Anfangszeit sollten häufigere und auch längere, auf die Einwände und Fragen des Patienten eingehende Gespräche geführt werden. Die Nichtbefolgungsrate steht auch in einem direkten Verhältnis zum Alter. Dies mag bereits mit einer zerebralen Einschränkung (Uneinsichtigkeit, aber auch Vergeßlichkeit) zusammenhängen. Die Menge der Tabletten muß unbedingt berücksichtigt werden. Außerdem besteht ein Zusammenhang zwischen der Akuität eines akuten Krankheitsbildes und einem nicht Beschwerden bereitenden chronischen Leidenszustand einerseits und der Befolgungsrate andererseits (Schrey 1980).

4.4 Wirksamkeitsgewichtung von Medikamenten

Um zu vermeiden, daß bei pharmakologischen Indikationen von zu vielen Tabletten, besonders bei alten Menschen, die Nichtbefolgungsrate so hoch ansteigt, daß die Tabletten überhaupt nicht mehr eingenommen werden, muß der behandelnde Arzt bezüglich der gesicherten Wirkung von Medikamenten eine Entscheidung treffen, er muß eine Gewichtung der Wirksamkeit vornehmen.

Im Zeitalter der Überinformation über pharmakologische Wirkungen unserer Medikamente ist dies für den praktisch tätigen Arzt, den Nichtpharmakologen oder den Nichtspezialisten schwer. Es sei hier aber an die *Ratschläge für Ärzte und Studenten in den Arzneiverordnungen* der Arzneimittelkommission der deutschen Ärzteschaft erinnert. Besonders die Formulierungen im Vorspann der einzelnen Kapitel, gerade in ihrer z. T. zurückhaltenden Form, erleichtern es dem praktisch tätigen Arzt, die „Wirksamkeitsgewichtung von Medikamenten" vorzunehmen.

Um das Problem darzulegen, sei ein praktisches Beispiel genannt: Ein 70jähriger Patient leidet an einem Hochdruck, an einem Diabetes und einer Belastungsinsuffizienz des Herzens. Er hat außerdem eine alte Leberzirrhose, eine leichte Hyperlipidämie sowie eine Hyperurikämie

Tabelle 17. Medikation nach Diagnose bei einem 70jährigen Patienten

Symptom/Befund	Tabletten/Tag		Zur Erhaltung des Zustands notwendig
Hochdruck	1mal	1 Resaltex	Ja
Herzbelastungsinsuffizienz	1mal	0,07 Digimerck	Ja
	1mal	1 Aldactone 100	Ja
Diabetes	2mal	1 Euglucon	Ja
Chronische Leberkrankheit	3mal	1 Legalon	Nein
Zerebralarteriosklerose	2mal	1 Enzephabol	Nein
Hyperlipidämie	2mal	1 Cedur	Nein
Hyperurikämie	1mal	1 Aluperinol	Nein

ohne Gichtanfälle. Darüber hinaus besteht eine zerebralarteriosklerotische Symptomatik. Tabelle 17 zeigt die nur aus den Diagnosen sich ergebende medikamentöse Therapie. Der Patient müßte 14 Tabletten einnehmen.

Wenn nun eine Wirksamkeitsgewichtung vorgenommen wird, ergibt sich folgendes Bild: Zwingend medikamentös behandlungsbedürftig sind der Hochdruck und der Diabetes sowie die Herzinsuffizienz. Der Patient muß also ein Diuretikum sowie ein Digitalisglykosid und wegen seines Diabetes ein Medikament einnehmen. Diese Therapie könnte mit 5 Tabletten durchgeführt werden. Man sollte wegen der nicht bewiesenen Wirkung auf die Behandlung der zerebralskerotischen Erscheinungen verzichten, desgleichen auf die Behandlung einer Leberzirrhose. Eine Altershyperlipidämie braucht medikamentös nicht gesenkt zu werden. Das gleiche gilt für eine Hyperurikämie, die bisher nicht zu einem Gichtanfall führte. Für jede der medikamentös nicht behandelten 4 Erkrankungen werden große Mengen von Präparaten angeboten, deren Wirkung zumindest zweifelhaft ist.

Die nach der Diagnose angezeigt erscheinenden 14 Tabletten lassen sich also auf 5 reduzieren.

Die Verordnung sollte niemals über das hinausgehen, was als „zwingend notwendig" indiziert ist.

Folgende Grundsätze sind zu beachten, um die Nichtbefolgungsrate medikamentöser Verordnungen möglichst klein zu halten:
1. Detaillierte Aufklärung über die Notwendigkeit der Verordnung, Erklärung der Zusammenhänge und Hinweise zu möglichen Nebenwirkungen.
2. Zu Beginn der Verordnung möglichst häufige Kontrollen.
3. Schriftlicher Therapieplan, möglichst einfach.
4. Reduktion der Tabletten, wenn irgend möglich unter 6 pro Tag.
5. Wirksamkeitsgewichtung der Medikamente.

Eine Bewertung von Arzneimitteln für Herz-Kreislauf-Präparate ist 1981 im Arzneimittelindex vorgenommen worden (Greiser 1981), weil „die Förderung einer kritischen Einstellung zu jeder Art der Arzneitherapie zu einer Einschränkung der Arzneimittelverschreibung führen sollte." Es wurde eine Beurteilung für 309 Mono- und 499 Kombinationspräparate in wirksam, wahrscheinlich, möglicherweise wirksam, unwirksam und nicht beurteilbar vorgenommen und schließlich das Präparat als positiv, mit Einschränkungen positiv, negativ und nicht beurteilbar und die Kombinationen als sinnvoll und nicht sinnvoll eingestuft. Die Kombinationspräparate werden durchweg kritisch beurteilt. Dies mag pharmakologisch begründet sein, widerspricht jedoch der im Vorhergehenden formulierten Forderung auf Reduktion der Tablettenzahl. Die Anwendung von Kombinationspräparaten ermöglicht durch Herabsetzung der Tablettenzahl eine der wesentlichen Maßnahmen zur Verhinderung der Nichtbefolgung von Arzneimittelverordnungen (z. B. bei Hochdrucktherapie). Die Problematik der Arzneimitteltherapie, deren Wirkung auf den Patienten sich in schwer überschaubarer Weise zwischen pharmakologischer und suggestiver Placebowirkung verteilt, wird im Vorwort des Arzneimittelindex wie folgt umrissen (Habermann 1981): „Die Charakterisierung eines Mittels als wirksam und positiv bedeutet also noch lange keinen Freifahrtsschein für seine unbegrenzte therapeutische Verwendung. Unkritische Verschreibungen lassen auch solche Mittel zur Gefahr und zur Plage werden. Ein Arzt, der bei funktionellen Herzbeschwerden eine Beinahe-Placebo verabreicht, versteht mehr von Arzneitherapie als sein Kollege, der irgendeines der in der Liste als wirksam eingestuftes Mittel verschreibt. Die Anwendung eines in der Liste als positiv bewerteten Mittels kann nicht immer als eine ärztlich positive Leistung gelten, ebensowenig wie ein als negativ klassifiziertes Mittel nicht immer fehl am Platze ist."

Wenn der Arzt sich entschließt, ein Medikament zu verordnen, muß er 1. von der Notwendigkeit der Anordnung sowie 2. von der Wirkung des Medikaments überzeugt und 3. darüber hinaus über die möglichen Nebenwirkungen informiert sein, 4. muß er eine Befolgung seiner Anordnung erwarten können. Bei wieviel Prozent Ihrer Patienten sind alle 4 Forderungen erfüllt?

4.5 Oudenotherapie

> Oudenotherapie und Placebowirkung beeinflussen Krankheitsverläufe, die „abwartendes Offenlassen" ermöglichen, mehr als allgemein angenommen.

Diese Therapie bedeutet, daß in einem Krankheitsfall bewußt auf Arzneimitteleinsatz verzichtet wird, wobei zu unterscheiden ist, ob ein Medikament von vornherein oder erst im Rahmen eines gezielten Auslaßversuchs nicht eingesetzt wird. Die Oudenotherapie ist somit eine „weiter getriebene" Wirksamkeitsgewichtung. Die Indikation zu einer solchen Therapie ist immer dann gegeben, wenn unter Einsatz eines Medikaments keine Zeichen für eine Besserung des Krankheitsbildes gewonnen wurden, wenn also keine wesentliche Änderung der Beschwerden oder eines objektiven Befundes zu sehen ist. Bleulers diesbezügliche Bemerkungen (1921) haben auch heute Gültigkeit: „Wir wissen viel zu wenig, wie Krankheiten ohne ärztliche Eingriffe verlaufen, und wir sparen, weil wir es wissen, diese Kenntnis in autistischer Weise von unseren medizinischen Überlegungen aus." – „Ich meine also, man sollte medizinieren, wo man weiß, daß es nötig oder nützlich ist, sonst aber nicht. Und man sollte zu erforschen suchen, nicht nur welches Mittel besser ist als ein anderes – das muß in Wirklichkeit gelegentlich heißen, welches weniger schadet als ein anderes –, sondern ob überhaupt die Anwendung eines Mittels besser ist, als die Natur machen zu lassen."

Das dem Griechischen entnommene Wort Oudenotherapie („keine Therapie") hat seine inhaltliche Entsprechung in dem angloamerikanischen Begriff des „Wait-and-see"-Verhaltens (abwartendes Beobachten eines Krankheitsverlaufs; Fair 1977). Es sei an dieser Stelle daran erinnert, wie klärend ein Krankheitsverlauf sein kann, der nicht durch Medikamente gestört wird. In der Praxis des niedergelassenen Arztes, aber auch im Krankenhaus gilt, daß ein Großteil der Beschwerden sich spontan bessert. Infekte, Fieberzustände, Hauterscheinungen und viele andere Symptome klingen ab, und die Ursachen werden hinterher auch nicht ergründet bzw. definiert. „Der Patient entzieht sich durch Gesundung weiterer Abklärung der Krankheitsursache und damit dem ärztlichen Zugriff."

Der Begriff der „Diagnose an der Zeitabszisse" stellt den Verlauf im Sinne des Ex-juvantibus-Prinzips oder des Wait-and-see-Prinzips in den Mittelpunkt der Krankheitserkennung. An dieser Stelle sei auch erneut an die Diagnose des niedergelassenen Arztes (Braun 1970) erinnert: „abwartendes Offenlassen" ist nichts anderes als Oudenotherapie oder Wait-and-see-Verhalten.

Bleuler (1921) sieht übrigens als Ursache für die unkritische medikamentöse Verordnung der Ärzte seiner Zeit das primäre Bedürfnis, helfen zu wollen. „Aber der Trieb zu heilen, kann nicht nur der Antrieb und die Triebkraft unseres Handelns sein. Die Richtung desselben, das Wo und das Wie zu bestimmen, das ist ganz allein Sache des Verstandes. Daß wir uns dieser neuen Arbeitsteilung endlich bewußt werden, ist eine notwendige Voraussetzung der Besserung."

4.6 Placebotherapie

Die suggestive Wirkung von Tablettenverordnungen ist nicht zu unterschätzen. So verlangen Patienten nach einer Tablette, die der Arzt ihnen nicht vorenthalten kann, ohne daß der Patient enttäuscht ist, weil er sich nicht genügend ernst genommen fühlt. Die Verordnung von Placebopräparaten hat keine Nebenwirkungen (Ausnahmen s. unten), ist ungefährlich, ja sogar wirksam. Daher ist diese Therapie durchaus im geeigneten Fall einzusetzen.

Die Existenz des Placebos stellt die naturwissenschaftlich orientierte Medizin vor Probleme, weil diese Substanzen keine Medikamente sind, sondern nur Analoga. Eine biologische Wirkung ist nicht nachgewiesen. Es gibt auch keine bestimmte Indikation für bestimmte Krankheitsbilder, dennoch können die Placebos therapeutisch erfolgreich sein. Ausmaß und Bereich ihrer Wirksamkeit sind vielfach geprüft worden und können als statistisch gut belegt gelten (Literaturübersicht bei Schindel 1967).

In letzter Zeit ist von Guillemin (1977) die Hypothese geprüft worden, ob Endorphine die Placeboanalgesien vermitteln können, ob sich dies aber auch auf andere Placebowirkungen (z.B. bei Asthma) übertragen läßt, ist ungesichert. In 10%-20% der Fälle treten Nebenwirkungen auf, die denen des durch das Placebo ersetzten Medikaments entsprechen (Erbrechen, Schweißausbruch, Durchfall, Verstopfung, Kopfschmerzen, Hautveränderungen).

Placebos werden erstens zur Prüfung pharmakologisch wirksamer Medikamente blind angewandt. Sie dienen als Kontrolle dafür, daß nur die spezifische, pharmakologische Wirkung des Kontrollpräparates gemessen wird. Zweitens dienen sie als Therapeutikum. Man unterscheidet das reine Placebo, das biologisch unwirksam ist, und das Pseudoplacebo, das eine biologisch aktive Substanz oder Verbindung enthält, die aber nicht im Sinne der Indikation wirkt und in einer zu kleinen Dosis gegeben wird (Vitamine, Tonika, appetitanregende Mittel, Verdauungsfermente usw.)

Eine Indikation für Placebo ist unter folgenden Bedingungen gegeben (Kuschinsky 1975):

- Die Diagnose muß soweit wie möglich abgeklärt sein. Kein pharmakologisch wirksameres Mittel mit besserer Aussicht auf Erfolg darf zur Verfügung stehen.
- Die Dauer der Behandlung darf nicht unnötig verlängert werden.
- Es dürfen keine schädlichen Stoffe verwendet werden.
- Die Verordnung muß in dem Bewußtsein geschehen, mit der Scheintherapie eine Psychotherapie einzuleiten.
- Bei Kindern können auch Mütter oder andere Angehörige die Therapie „mitmachen".

Das Placebo wirkt nicht nur in akuten Fällen, sondern kann auch bei chronischen Erkrankungen mit gutem Erfolg eingesetzt werden. So wurden in 15 kontrollierten Studien 1082 Fälle behandelt und bei 35% wurde durch Applikation von Placebo ein therapeutisch befriedigender Effekt erzielt. Ein Erfolg war zu erkennen, gleichgültig ob die Patienten über postoperativen Wundschmerz, Husten, Angina pectoris, Seekrankheit oder psychische Störungen klagten (Beecher 1968; Kuschinsky 1975; Battermann 1955; vgl. Tabelle 18).

Tabelle 18. Placebowirkung bei verschiedenen Schmerzursachen. (Nach Beecher 1960)

	Studien	n	Gute medikamentöse Placebowirkung [%]
Experimentalschmerz (Hitze, Druck, Elektroschock, Manschettenstau)	13	173	3
Schwere postoperative Wunden	5	453	33
Angina pectoris	3	112	34
Tumormetastasen	1	67	42
Kopfschmerz	1	199	52

Der Placeboeffekt steht in einem direkten Verhältnis zu der Güte des Arzt-Patienten-Verhältnisses. Nicht alle Patienten reagieren auf eine Placebotherapie. Man unterscheidet daher (allerdings von einigen Autoren kritisch beurteilt) einen „reactor" von einem „non-reactor".
Je ernster die Krankheit, je akuter die Situation ist, um so mehr wird der Patient in eine neue Therapie Hoffnung setzen und desto wahrscheinlicher einen positiven Placeboeffekt erleben. Von Beecher (1968) wurde eine direkte Beziehung zwischen der Akuität und dem Streß eines Krankheitsbildes und dem Placeboeffekt nachgewiesen. Die Wirksamkeit von Suggestion sowie Placebo- bzw. Pseudoplaceboeffekt geht eindrucksvoll aus der Tabelle 19 hervor (Wied 1933). Mit zunehmender pharmakologischer Wirksamkeit, von eindeutiger Unterdosierung bis

Tabelle 19. Placebo und Suggestion: Wirkung bei Frauen mit klimakterischen Beschwerden und Dysmenorrhö. (Nach Wied 1933)

Präparat und Suggestion	n	Besserung	[%]
Placebo Mitteilung: zweifelhafte Wirkung	20	3	15
Placebo Mitteilung: zuverlässiges Medikament	20	12	60
Ovarialpräparat Mitteilung: unsichere Wirkung	20	4	20
Ovarialpräparat Mitteilung: positive Wirkung	20	14	70
Hochwirksames Hormonpräparat (Äthinylöstradiol) Mitteilung: unsichere Wirkung	20	16	80
Hochwirksames Hormonpräparat (Äthinylöstradiol) Mitteilung: sehr wirksam	20	19	95

zur höheren medikamentösen Wirkung, und im Zusammenhang mit der suggestiven Mitteilung „zweifelhafte Wirkung, zuverlässige Wirkung" ist eine steigende Wirkung auf die klimakterischen Beschwerden der
Die Placebowirkung ist schwierig zu beurteilen und einzusetzen. Man sollte sich aber darüber im klaren sein, daß auch bei den sog. hochwirksamen Präparaten eine nicht unerhebliche Rolle dem durch das Placebo wirkenden Suggestiveffekt zuzuschreiben ist. Nur so ist es verständlich, daß eine so hohe Anzahl von nicht oder fraglich wirksamen Präparaten, die z.T. auch noch eindeutig unterdosiert sind, immer wieder zur Besserung von Beschwerden führen. Hierher gehören zumindest große Teile der Homöopathie und der sog. paramedizinischen Medikamente.

> Wenn ein Patient in die Sprechstunde kommt und sich dabei ein neues Rezept erbittet, weil seine Tabletten ausgegangen seien, sollten Sie vorsichtig herausbekommen, seit wann er sein Medikament nicht mehr genommen hat und bei längerer Pause die bereits von dem Patienten praktizierte Oudenotherapie verlängern und vielleicht mit einem Placebo unterstützen.

4.7 Kritische Überlegungen zur Indikation für die künstliche Beatmung

> Das „Franco-Tito-Syndrom" ist der Hauptanlaß des Vorwurfs, die moderne Medizin sei „unmenschlich".

Erst durch die Technik der künstlichen Beatmung ist es möglich geworden, Patienten am Leben zu erhalten, die aufgrund ihrer schweren Grunderkrankung zum Sterben verurteilt sind. Derartige Patienten, welche während der Langzeitbeatmung eine Komplikation nach der anderen entwickeln, bekommen nicht selten eine Sepsis, oft mit antibiotikaresistenten Keimen, und stellen so eine Gefahr für die anderen auf der Intensivstation behandelten Patienten dar. Die Problematik des Abbruchs dieser Therapie mit Festlegung von Kriterien des Hirntodes hat zu einer umfangreichen Diskussion in der medizinischen Literatur geführt, die auch von juristischer Seite noch nicht als abgeschlossen angesehen werden kann (Sax 1975; Möllering 1977).

Diese Technik ist es, deren Möglichkeiten den Arzt und den leidenden Patienten dazu verleiten, sie anzuwenden bzw. fortzuführen, und welche die Bezeichnung „Franco-Tito-Syndrom" allgemein bekannt gemacht hat: ein Sterben über Wochen und Monate, das mit immer neuen Komplikationen dann doch zum Tode führt. Henke (1980b) hat die Ambivalenz der Situation unter dem Titel *Die Anfechtung des Arztes auf der Intensivstation* eindrucksvoll dargestellt.

Die guten Ergebnisse dieser Behandlungsmethode werden ganz überwiegend bei der Beherrschung der akuten respiratorischen Insuffizienz, insbesondere auch bei Intoxikationen, erzielt (Falke 1976; Cording 1980; Halbritter et al. 1979; Jahrmärker et al. 1981; Pontoppidan et al. 1972; Herkel 1977; Peter u. Beyer 1980).

Die Indikationen zur künstlichen Beatmung sind unten aufgeführt. Sie enthalten die auf den Intensivstationen üblichen Anweisungen für den Einsatz einer künstlichen Beatmung. Besonderer Wert wird in dem hier besprochenen Zusammenhang auf die Betonung des potenziell reversiblen Grundleidens gelegt (Tabelle 20). Die nachfolgend aufgeführten Indikationen enthalten die auf den Intensivstationen üblichen Anweisungen für den Einsatz der künstlichen Beatmung (vgl. Halbritter et al. 1979; Herkel 1977; Pontoppidan et al. 1972); sie sind gegeben bei:

– *obstruktiven Ventilationsstörungen* (akut oder chronisch) vorwiegend nach der Bewußtseinsminderung (Somnolenz, Koma) als Ausdruck der Hyperkapnie oder seltener einer Hypoxie, nach Ausschöpfung der internen Maßnahmen (Aminophyllin, Betastimulatoren, Sekretolytika, Kortikosteroide usw.);
– *akuten restriktiven Ventilationsstörungen*, insbesondere Pneumonien: bei Absinken des $p_aO_2 < 60$ mm Hg (≈ 8 kPa; bei 4–6 l O_2 per Maske

bei Hyperventilation); bei erniedrigtem p_aO_2 und Eintrübung oder Atemfrequenz > 30 min; bei p_aCO_2 > 60 mm Hg ($\approx$ 8 kPa) und ggf. Eintrübung;
- Schocklunge (im untersuchten Patientengut in der Regel Sepsislunge) und bei Aspiration begründetem Verdacht so früh wie möglich; in jedem Fall bei entsprechender Anamnese und gleichzeitigem Absinken des p_aO_2 bei Raumluft um 20% unter die Altersnorm, oder auf ein p_aO_2 < 70 mm Hg ($\approx$ 9,3 kPa) bei 4–6 l O_2 per Maske;
- *Erkrankungen des Zentralnervensystems, der peripheren Nerven, bei Muskelerkrankungen und Intoxikation,* wenn der Husten- oder Würgereflex oder der Atemantrieb gestört ist, bei ungenügender Eigenatmung (Vitalkapazität < 10–15 ml/kg KG) oder bei zusätzlicher beatmungsbedürftiger Aspirationspneumonie.

Beachte: Voraussetzung zur Beatmung ist ein potentiell reversibles Grund- bzw. Lungenleiden. Patienten mit Malignom oder apoplektischem Insult werden in der Regel von der Beatmung ausgenommen.

Jahrmärker et al. (1981) und Halbritter et al. (1979) haben über die Prognose der Ergebnisse der Langzeitbeatmung auf einer internistischen Intensivstation berichtet (Tabelle 20). Die Prognose hängt ab von den Begleit- bzw. Grunderkrankungen, die zur respiratorischen Insuffizienz geführt haben. Die Gesamtletalität der Beatmeten beträgt 70,7%, bei primären Lungenerkrankungen 68,5%, bei zerebralen Erkrankungen 88,2%. Die Prognose der beatmeten Patienten mit Intoxikationen ist mit 11,1% Letalität dagegen deutlich besser. Vor allem die Patienten mit Erkrankungen des Zentralnervensystems, diejenigen mit Massenblutung und hypoxischen Hirnschäden nach Reanimation, aber auch beatmungsbedürftige Patienten mit Subarachnoidalblutungen haben schlechte Aussichten, zu überleben (Caronna 1979). Die unter Kraftlosigkeit aufgeführten Beatmungsfälle betreffen Patienten, welche bei Dauerbeatmung trotz aller heilgymnastischen Bemühungen eine eigenaktive Atmung bei einer meist schweren Grundkrankheit nicht mehr aufbringen. Mehr als 31 Tage der Dauerbeatmung hat in dieser Untersuchungsgruppe kein Patient überlebt.

Eine besondere Bedeutung hat das mehrfache Organversagen wie z. B. die schwere gastrointestinale Blutung, ein Leberversagen, eine Niereninsuffizienz, die womöglich dialysepflichtig wird, der hypoxische Hirnschaden, die zunehmende Atmungsinsuffizienz und v. a. die Sepsis. Die schlechten Ergebnisse der künstlichen Beatmung in Kombination mit septischen Zuständen haben Thimme u. Schaefer (1980) herausgestellt (n = 87, Letalität 95%; bei akutem Nierenversagen 73%, mit Magenblutung 93%). Als letale Konstellation wird kardiogener Schock mit hämodynamisch metabolischer Störung, Sepsis, Peritonitis bei mehrfa-

Tabelle 20. Ergebnisse der Langzeitbeatmung 1975–1976. Letalität in Abhängigkeit von der Grunderkrankung. (Nach Halbritter et al. 1979)

	Grund- bzw. Lungenerkrankungen	n	Verstorben	Letalität [%]
a)	Lungenerkrankungen	89	61	68,5
	I Aspirationspneumonie bei Leberzirrhose	7	6	85,7
	II Pneumonie (postoperativ)	15	12	80,0
	III Sepsis, Schocklunge	19	14	73,7
	IV Pneumonie (primär bakteriell)	10	7	70,0
	V Restriktive Lungenerkrankungen	7	4	57,1
	VI Aspirationspneumonie ohne Leberzirrhose	8	4	50,0
	VII Obstruktive Lungenerkrankungen	8	3	37,5
	VIII Sonstige Lungenerkrankungen	15	11	73,3
b)	ZNS-Erkrankungen	51	45	88,2
	Zerebrale Massenblutung	5	5	100,0
	Hypoxischer Hirnschaden nach Reanimation	23	22	95,7
	Apoplexie, Vaskulitis, Kontusion	12	10	83,3
	Subarachnoidalblutung	4	3	75,0
	Koma bei Stoffwechselerkrankungen	7	5	71,4
c)	Myasthenie, Tetraplegie	4	0	0,0
d)	Kraftlosigkeit	4	4	100,0
e)	Intoxikation	9	1	11,1
	Gesamt	157	111	70,7

chem Organversagen (Atmung, Niere), Atemstillstand bei Hirninfarkt oder Massenblutung oder nach Herz-Kreislauf-Stillstand genannt; vgl. Thibault et al. 1980; Tagge et al. 1974).

Eine Einteilung der Komplikationen wurde von Rapin et al. (1976) vorgenommen, und zwar nach 3 Gruppen:
1. ein reversibler, vital bedrohlicher Organschaden;
2. ein oder mehr reversible Organschäden;
3. ein oder mehrere Organschäden, davon einer ohne bzw. mit sehr geringer Reversibilitätschance.

Dazu unterschieden die Autoren Patienten mit und ohne Risikofaktoren. Die Mortalitätsstatistik von Rapin et al. (1976) zeigt die zunehmende Letalität bei Mehrfachversagen in Abhängigkeit von Risikofaktoren.

Einer der wichtigsten Risikofaktoren ist das Alter. Die Mortalität steigt im 7. Lebensjahrzehnt steil an (Abb. 8).

Wenn man die hier gegebenen Daten bei der Indikation zur Beat-

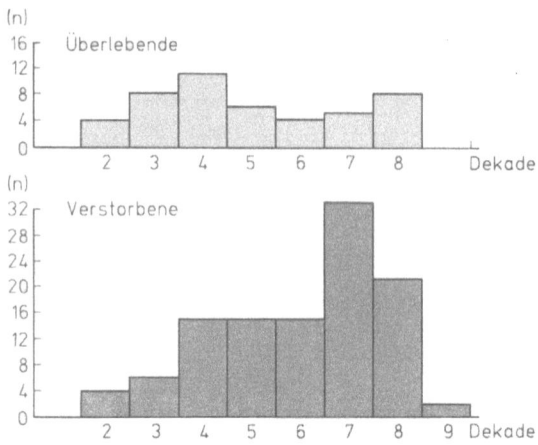

Abb. 8. Überlebende (n = 46) und Verstorbene (n = 111) bei Langzeitbeatmung in Abhängigkeit vom Alter (Dekaden)

mung oder bei der Indikation zur Weiterführung einer bereits laufenden Beatmung berücksichtigt, wird man diese zur Überbrückung von „potenziell reversiblen Grund- und Lungenleiden" so wichtige Technik kritischer anwenden bzw. fortführen. Auch Jahrmärker et al. (1981) raten, die Indikation zur künstlichen Beatmung zu überprüfen. In einer Studie an 370 wegen Atmungsinsuffizienz beatmeten Patienten kommt Herkel (1977) zu einer fast gleichen Beurteilung. Sicher ist es nicht angängig, wegen mangelnder Entscheidungskraft jeden atmungsinsuffizienten Patienten an der Maschine sterben zu lassen.

Schließlich sollte bei dieser Betrachtung auch berücksichtigt werden, welch hohen pflegerischen und materiellen Aufwand eine Beatmung bedeutet. Wenn mehrere Beatmungsfälle versorgt werden müssen, leidet darunter durchaus die Güte der Pflege für andere Patienten der Intensivstation. Auch sei daran erinnert, welche Gefährdung von jenen über Wochen an den Beatmungsmaschinen dahinvegetierenden Patienten wegen bakterieller Infektionen ausgeht, wobei hier oft Reinkulturen von resistenten Bakterien entstehen (z. B. der Pseudomonasgruppe u. ä. Erreger).

Die Rechtsprechung bezüglich Einsatz und Fortführung einer künstlichen Beatmung (Möllering 1977; Sax 1975) ist keineswegs festgelegt, sondern diskutiert durchaus die Unterbrechung, wenn der Patient „in jeder nur denkbaren Hinsicht kommunikationsunfähig geworden ist", wobei Wert auf die Feststellung zu legen ist, ob es sich bei der künstlichen Beatmung um eine Maßnahme der Lebenserhaltung oder um eine der

Sterbensverlängerung handelt. Gerade bei dieser Fragestellung wird der Verlauf zu berücksichtigen sein, bei welchem oft eine Komplikation nach der anderen eintritt und bei welchem dauernd höhere Beatmungsdrücke und Erhöhung der O_2-Prozente zur Erhaltung eines ausreichenden O_2-Drucks im Blut notwendig werden.

Wenn strengere Indikationen zur künstlichen Beatmung gestellt würden, könnte viel Leid, Schmerz, Kritik und Gefährdung erspart werden. Es ist jedenfalls ganz unerträglich, wenn die künstliche Beatmung kritiklos, ohne Indikation, nur zur „Beruhigung des Arztes oder der Angehörigen" eingesetzt wird. Die Schwierigkeit für die Entscheidung im Einzelfalle liegt in der Möglichkeit, etwas versäumt zu haben. Diese Entscheidung, die in der Verantwortung des behandelnden Arztes gelagert ist, kann im Einzelfall niemandem abgenommen werden.

In diesen schwerwiegenden Fragen steht die Entscheidung in einem direkten Verhältnis zum Alter und zur Erfahrung des Arztes. Der jüngere wird den älteren Arzt holen und mitentscheiden lassen müssen. Die Problematik der Begrenzung der Indikation zur Therapie bei Sterbenden ist unter 5.2 eingehend abgehandelt.

Lassen Sie eigentlich den EKG-Monitor weiterlaufen, wenn Sie nach eindeutigem zerebralem Befund und allgemeinem Konsil die künstliche Beatmung abstellen? Wenn nicht, warum?

5 Beeinflussung von Indikationen aus ärztlich ethischen Gründen

Ethische Diskussionen entstehen immer dann, wenn ein Verhalten, ein Handeln, der Umgang mit einer Sache, einem Problem – oder wie in der Medizin mit Menschen – zu Kritik, Reibereien, Verweigerungen oder Ablehnungen führen. Dies ist für die Medizin oder besser die ärztliche Tätigkeit in den letzten Jahren zunehmend der Fall gewesen (Fritsche 1979; Kautzky 1976; Auer et al. 1977; Gross 1978; Hilger 1978; Kaufmann 1964; Scheurlen 1978; Kress 1969; Rössler 1978; Beecher 1968; Portmann 1970; Schadewaldt 1978; Thielecke 1968). Die Diskussion hält an und wird häufiger und intensiver geführt als noch vor wenigen Jahrzehnten, „als die medizinische Welt noch in Ordnung schien". In der Einführung (Kap. 1) wurde versucht, eine Zusammenfassung der offenbar gewordenen Probleme zu geben.

Im folgenden soll dargestellt werden, inwieweit Indikationen durch ethische Überlegungen beeinflußt werden. Sicher gab es auch in der Vergangenheit viel häufiger eine solche Beeinflussung als dies den meisten handelnden Ärzten bewußt war. Es ist aber wichtig, diese Frage sehr genau zu diskutieren, weil sich gerade in der jüngeren Vergangenheit, in der Gegenwart und wohl auch in nächster Zukunft ein fortschreitender Wandel ethischer Normen abzeichnet, der dem handelnden Arzt bewußt gemacht werden sollte, da sich an diesen neuen Normen sein (ethisches) Verhalten auszurichten hat (Veatch 1980).

„Ethik ist das Nachdenken über das menschliche Handeln unter dem Gesichtspunkt menschenwürdig oder menschenunwürdig" (Sporken 1977). Wenn also ethische Probleme im ärztlichen Handeln zu Tage treten, kann das einmal am Handeln liegen, andererseits aber auch an der Einschätzung des Begriffs „menschenwürdig"; somit wäre zu fragen, inwieweit ärztliches Handeln die allgemeine Unruhe verursache oder ob sich vielleicht die bisherige Auffassung über Menschenwürdigkeit geändert hat. Den Bürgern der Bundesrepublik Deutschland ist die Achtung der Menschenwürde im Grundgesetz garantiert; Wiemer (1977) hat diesen allgemeinen Grundsatz im Zusammenhang mit der ärztlichen Behandlung besprochen und seine Gültigkeit für diesen Bereich abgegrenzt. Die Schwierigkeit besteht darin, daß durchaus strittig sein kann, was hier als „menschenwürdig" zu gelten hat. Bei der Therapie von Endzuständen muß zwar einerseits die Erhaltung des Lebens, andererseits aber auch ein Verzicht auf „unnötige Verlängerung des Sterbens" als menschenwürdig angesehen werden. Darüber hinaus ist die Würde des Menschen ein Attribut der Einzelpersönlichkeit und insofern mit individuellen Hoffnungen und Erwartungen verknüpft, die jedoch weitgehend vom Einfluß der derzeitigen Gesellschaftsstruktur geprägt sind. Es ist daher nicht verwunderlich, wenn viele Autoren, z. B. Geilen (1968) den Begriff Würde für sehr unpräzise definiert halten.

Zur Würde eines Menschen gehört u. a. das Recht auf Selbstbestimmung. Die Empfindlichkeit für Verstöße gegen dieses Grundrecht ist in den letzten Jahren zweifellos größer geworden, und dies könnte durchaus einer der Gründe für mehr Unruhe und Kritik am Gesundheitswesen sein.

Wenn wir die Reflexion über richtige Indikationsstellung als Nachdenken über die ärztliche Handlungsweise bezeichnet haben, geschah dies in den vorangegangenen Kapiteln u. a. unter dem Gesichtspunkt des Fachwissens; es wurde aufgezeigt, wie und wo aufgrund von Unwissen oder Vernachlässigung medizinischer Fakten unzureichende oder falsche Indikationen zum ärztlichen Handeln feststellbar sind, und es wurden Vorschläge gemacht, wo durch strengere Kriterien der Indikationsstellungen Verbesserungen möglich sind.

Hier soll nun die ethisch motivierte Reflexion über die Frage folgen, ob nicht durch mehr Zurückhaltung und größere Empfindlichkeit beim ärztlichen Handeln dem Patienten besser gedient werden könnte, etwa durch bewußte Einschränkung diagnostischer und therapeutischer Maßnahmen, die das Leiden kranker Menschen in manchen Fällen unnötig verstärken, durch humaneres Vorgehen nicht nur bei Endzuständen, sondern auch bei der ambulanten und stationären Behandlung.

Leidensverhütung bzw. Leidenverminderung muß als ärztlicher Auftrag neben dem Retten, Heilen, Erhalten mehr bedacht werden. Aus dieser Aufforderung ergibt sich, daß nicht nur ethische Probleme der medizinischen Technik und deren Anwendung auf kranke Einzelpersönlichkeiten, sondern auch die Person des handelnden Arztes reflektiert werden muß.

Dieser behandelnde Arzt muß heute nämlich eine größere Verantwortungslast übernehmen als seine Väter: Wenn er abwägt, ob er bei einem Patienten diese oder jene eingreifende Therapie oder Diagnostik wegen der zu erwartenden Nebenwirkung nicht einsetzen soll, übernimmt er die Verantwortung dafür, daß er evtl. „mehr Sicherheit" dem Ziel einer humaneren Behandlung geopfert hat. Wenn keine oder nur beschränkte diagnostisch-therapeutische Methoden vorhanden sind, wie dies für die früheren Generationen von Internisten galt, entfällt diese schwere Entscheidung. Für den Patienten bedeutet die Anerkennung dieses ärztlichen Abwägens zwischen „größerer, aber schmerzhafter Sicherung" (Ausschöpfen von Diagnostik und Therapie bis zur letzten Möglichkeit) und „Ersparen von unnötigen Beschwerden" (unnötig ist, was diagnostisch und therapeutisch kein Ergebnis bringt) die Inkaufnahme der Möglichkeit eines Irrtums, auch wenn der Arzt nach bestem Wissen und Gewissen entscheidet.

5.1 Praktische erläuterte ärztliche Ethik

Die naturwissenschaftlich begründete theoretische Medizin erlaubt im Ablauf ihrer Entscheidungs- und Handlungsprozesse in Diagnose und Therapie keine Abweichungen. Der geschilderte Ablauf ist ein technischer. An dieser Stelle sei erneut an die in der Einführung zitierte Feststellung Hübners (1978) erinnert, woraus hervorgeht, „daß die Technik auf Rationalität, Exaktheit, Form und Fortschritt basiert und dadurch notwendigerweise allgemeine Verhaltensweisen hervorruft, die nicht oder nur schwer, mit gewissen überlieferten und tief in unserer Kultur verwurzelten Wertvorstellungen in Übereinstimmung zu bringen sind".

Es gilt, unser „iatrotechnisches Konzept" (Rothschuh 1978) den Wertvorstellungen anzugleichen, welche wir und unsere Patienten gemeinsam haben. Die angesprochene ethische Problemsituation wird am besten am Beispiel des gut versorgten und gepflegten, bewußtlosen unheilbar Kranken deutlich (ich folge hier den Definitionen von Sporken 1977). Der Ausgangspunkt ist die Beschreibung und die Analyse der geschilderten Situation und der hierbei relevanten Normen.

1. Es handelt sich um einen unheilbar Kranken, der durch unsere Therapie am Leben erhalten wird und auch bei weiteren Komplikationen am Leben erhalten werden kann, obwohl eine Besserung oder gar Heilung aussichtslos erscheinen. „Man stirbt heute länger".
2. Welche Normen führen zu diesem Handlungszwang? Der Auftrag des Arztes, Leben zu erhalten, soweit es in seiner Kraft steht. Außerdem besteht eine „Restunsicherheit", ob nicht doch noch eine Besserung möglich ist, und sei die Wahrscheinlichkeit auch noch so gering.
3. Wie sieht das Menschenbild unter den genannten Normen des Lebenserhaltungsauftrags des Arztes aus? Vor uns liegt der jammervolle Torso eines alten Menschen, mit dem eine Kommunikation kaum noch möglich ist, und der länger stirbt, wenn er nicht sogar (ggf. bei teilweisem Bewußtsein) länger leidet.
4. Die Anschauung vom Menschen bietet einen ersten Ansatz zur ethischen Wertung des menschlichen (also zugleich jedes ärztlichen) Handelns. „Gut ist alles das, was wahrer Humanität entspricht. Schlecht ist alles, was ihr schadet". Wenn wahrhaft humanes Handeln

Verkürzung und Minderung des Leidens ist, dann ist die weitere Behandlung dieses Patienten ethisch als schlecht zu beurteilen.

Was hat sich geändert? Warum ist erst in den letzten Jahren die Mißempfindung über derartige Zustände so stark geworden, daß sie – wie eingangs dargestellt – Kritik von allen Seiten auslöst?

Die Ursachen wurden oft genannt und sind allgemein bekannt: Unsere technischen Möglichkeiten haben zugenommen. Der Arzt kann mit den Mitteln, die ihm heute zur Verfügung stehen, das Leben länger erhalten, als dies noch vor 10 Jahren möglich war: Künstliche Beatmung, Kreislauftherapie, Antibiotika, Hormone, Blut-, Flüssigkeits-, Eiweißersatz, Sauerstoffzufuhr ermöglichen die Erhaltung des Lebens weit über den Zeitpunkt eines physiologischen Todes hinaus.

Da die Diskussion um die Frage des Lebensendes und der Lebensverlängerung in der Öffentlichkeit heftig entbrannt ist, sei hier noch einmal festgelegt, was unter Lebensverlängerung zu verstehen ist. „Nicht Leben schlechthin, sondern sinnvolles, akzeptables, menschliches Leben ist bestimmend für die Normen über die Ehrfurcht vor dem Leben" (Sporken 1977). Die Formulierung „sinnvolles Leben" ist als Norm sehr allgemein. Sporken bringt folgende Definition:

1. Der Patient sieht während seines Sterbens noch einen Sinn in dem ihm verbleibenden Leben.
2. Die Lebensverlängerung kann sinnvoll sein, weil der betreffende Mensch noch eine bestimmte Aufgabe zu erfüllen hat.
3. Eine Kommunikation, d.h. irgendein Kontakt auf menschlicher Ebene ist noch möglich, selbst wenn dieser Kontakt nur im erkennbaren Reagieren auf Pflege besteht.
4. Die soziale Dimension des menschlichen Daseins ist zu berücksichtigen. So kann das Leben eines Menschen noch sinnvoll sein, einfach weil es einen Appell an den Mitmenschen zur Verwirklichung einer selbstlosen Liebe richtet. Zu einem reinen Liebesobjekt sollte er aber nicht werden.

Die heute weitgehend akzeptierte Änderung der Norm bezüglich ärztlichen Verhaltens bei Endzuständen folgt nicht mehr der alten Formulierung „Ehrfurcht vor dem leiblichen Leben", sondern heißt „Ehrfurcht vor einem sinnvollen, akzeptablen Leben".

Wiederholung der Frage aus Anschütz 1978a: Wie hoch sind Ihrer Meinung nach in Kliniken oder in der ärztlichen Praxis die Prozentsätze der Probleme, die a) allein mit naturwissenschaftlichen Methoden und b) mit Hilfe von ethischem Denken entschieden werden müssen?

5.2 Begrenzung der Indikation zur Therapie bei Sterbenden

> Nur die Medizin, die sich auf den sterbenden Patienten als Sterbenden bezieht, behandelt diesen nicht als Objekt.

Als Sterbenden bezeichnen wir einen Patienten, bei dem die wegen der Grundkrankheit eingesetzte Therapie nicht zum Erfolg führt, sondern eine schnelle Verschlechterung mit Zusammenbruch von Grundfunktionen offenbar wird. Die gestellte Diagnose ist hochwahrscheinlich, weitere intensiv-diagnostische Maßnahmen sind nicht mehr zumutbar, ein operativer Eingriff ist nicht mehr möglich. Der sich verschlechternde Verlauf läßt vermuten, daß der *Tod innerhalb von Tagen oder wenigen Wochen* eintreten wird.

Die Situation sollte mit dem Patienten besprochen werden, was allerdings in praxi sehr problematisch und auch wegen der Eintrübung des Bewußtseins meist kaum noch möglich ist. Die Angehörigen sind aber in jedem Fall davon zu unterrichten. Der Zustand ist von einer Gruppe von Ärzten und Schwestern zu beurteilen. Die Therapie richtet sich jetzt nicht mehr danach, eine Grundkrankheit zu beheben oder den Zustand zu erhalten, sondern sie ist ausschließlich darauf ausgerichtet, bestehende Beschwerden zu verringern.

Um eine optimale Behandlung für hoffnungslos kranke Patienten zu gewährleisten, ist im General Hospital Boston (USA) eine Klassifikation bezüglich der Therapierichtung vorgenommen worden:

Klasse A: Maximale Therapie ohne Vorbehalt.
Klasse B: Maximale Therapie, aber tägliche Überprüfung der Therapie, weil Überleben fraglich.
Klasse C: Teilweise Begrenzung der therapeutischen Maßnahmen, aber einzelne Therapieformen werden kontraindiziert. Eine Wiederbelebung wird nicht mehr vorgenommen. Die Familie ist zu unterrichten.
Klasse D: Jegliche Therapie kann abgebrochen werden. Das subjektive Befinden ist sicherzustellen („maximal comfort"): dafür wird jede erforderliche Maßnahme angesetzt oder fortgeführt.

Die Beurteilung wird durch ein Komitee von Ärzten und Schwestern, in Zweifelsfällen von einer Kontrollgruppe vorgenommen. Verantwortlich bleibt allein der behandelnde Arzt.

Die Deutsche Gesellschaft für Chirurgie hat für den Arzt Hilfen erarbeitet, die ihm die Entscheidung erleichtern sollen. In der Präambel heißt es:

Beim Grenzbereich von Leben und Tod hat der Arzt nicht selten zwischen verschiedenen Handlungsmöglichkeiten abzuwägen. Hinweise nehmen ihm die eigene Verantwortung nicht ab, sie sollen ihm vielmehr helfen, Entscheidungen für den Kranken zu treffen, die sowohl mit dem ärztlichen Ethos als auch mit den rechtlichen Erfordernissen im Einklang stehen. Ärztliches Wirken soll menschliches Leben erhalten und Leiden lindern. *Angesichts des unausweichlichen und kurz bevorstehenden Todes kann Lebensverlängerung nicht unter allen Umständen das Ziel ärztlichen Handelns sein.*

Jahrmärker et al. gaben 1981 eine Abstufung des therapeutischen Vorgehens zur Betreuung auf Intensivstationen:
1. volle Intensivtherapie;
2. Intensivtherapie für begrenzte Zeit im Sinne eines Therapieversuchs. Beobachtung, ob sich bessernder oder verschlechternder Verlauf;
3. Therapieeinschränkung im Sinne einer Therapie wie auf einer normalen Krankenstation;
4. Abbruch der Intensivtherapie. Basistherapie. „Ob man eine Respiratorbehandlung abrupt beendet, wird zumindest unterschiedlich gehandhabt";
5. Intensivtherapie ist nicht indiziert.

Einteilung der Patienten in 3 Gruppen:
a) Prognose gut,
b) Prognose zweifelhaft,
c) Prognose ungünstig.

Prognostische Indizes (rechnerische Verfahren einzelner in Beziehung gesetzter objektiver Befunde) dienen zur Prognosestellung (für den Myokardinfarkt: Bleifeld et al. 1973; Gallitz et al. 1975; Killip u. Kimball 1967; Norris et al. 1969). Die Differenz zwischen einer Gruppenprognose (prozentuale Letalität) und Individualprognose läßt Unsicherheiten weiter bestehen (dabei zu berücksichtigen: Lebensalter und mehrfaches Organversagen wie Niereninsuffizienz, Atmungsinsuffizienz, Leberversagen, gastrointestinale Blutung, Koma, septische Infektion, cerebrovaskuläres Versagen, Pneumonie; s. 4.7). Wenn derartige Zustände vorliegen, sollte nur noch die Basistherapie mit Flüssigkeitszufuhr, Reinigung des Bettes, Entleerung des Darmes oder der Blase durchgeführt werden (s. unten). Ganz im Mittelpunkt hat die Behebung von Beschwerden zu stehen, auch medikamentös, z.B. bei spastischer Bronchitis oder bei Herzinsuffizienz. Der weitere Verlauf wird zeigen, ob es sich bei der Behandlung um eine lebensverlängernde Maßnahme mit Hoffnung auf Besserung handelt oder ob eine reine Sterbensverlängerung vorliegt. Sollte der behandelnde Arzt aufgrund des Verlaufs zu dem Entschluß kommen, daß eine Besserung nicht zu erwarten ist, daß sogar eher eine Verschlechterung eintritt, so ist jede weitere spezifische Therapie einzuschränken. Hierher gehört u.U. auch der Verzicht auf Nahrungszufuhr bei Nahrungsverweigerung. Selbstverständlich beinhaltet diese einschränkende Therapie auch einen Verzicht auf weitere diagnostische Maßnahmen. Lediglich einfache notwendigste Laboruntersuchungen sind zur Beurteilung des Verlaufs (ob sich bessernd, gleichbleibend oder sich verschlechternd) erlaubt.

5.2.1 Parameter, welche die Indikation zur Behandlung bei Endzuständen beeinflussen

Wir wollen versuchen, eine *Entscheidungshilfe für die Behandlung von Endzuständen* zu formulieren. Der Übergang von der vollen spezifischen zur eingeschränkten Therapie und schließlich zur Reduktion auf die Basistherapie ist ausgesprochen schwer. Es ist einsichtig, daß eindeutige Regeln für Zahl und Intensität der eingesetzten Mittel nicht gegeben werden können, da die an jedem Kranken individuell feststellbaren und die Entscheidung beeinflussenden Parameter sehr unterschiedlich sind, sie hängen weitgehend von der jeweiligen Persönlichkeit des Kranken ab. Die Entscheidung gilt sowohl für den Einsatz medikamentöser Maßnahmen als auch für die Anwendung diagnostischer Methoden. Je schwerer der Patient durch Krankheit in seinen Funktionen gestört bzw. beeinträchtigt ist, um so eher wird der behandelnde Arzt seine diagnostischen und seine therapeutischen Bemühungen einschränken (s. S. 180: Boston-Klassifikation; Jahrmärker et al. 1981).

Folgende Gesichtspunkte sind zu berücksichtigen (Abb. 9):

1. Zentral für die Beurteilung ist der Bewußtseinszustand des Patienten. Je weiter dieser eingeschränkt ist, oder wenn sogar die Definition zutrifft, daß er dauernd und „in jeder nur denkbaren Hinsicht kommunikationsunfähig geworden ist", desto mehr können Diagnostik und Therapie eingeschränkt werden. Hierher gehört auch der in Abb. 9 nicht aufgeführte Wille des Patienten, der auch bei relativ klarem Bewußtseinszustand bei unmißverständlichem Wunsch jede weitere Maßnahme verbietet. Besonders zu prüfen ist die Tatsache, daß durch die weiter unten (Schmerz, Übelkeit usw.) aufgeführten Beeinträchtigungen therapeutische Maßnahmen nötig werden, welche den Bewußtseinszustand weiter beeinträchtigen (s. dort). Die oben gemachten Ausführungen über „Menschenwürde", „Menschsein" sind zu berücksichtigen. In Anlehnung an die Hirntoddefinition sollte die Bewußtseinsleistung des Patienten eine gewichtige Rolle in diesem schwerwiegenden Entscheidungsprozeß spielen.
2. Der Erfolg oder Mißerfolg einer die Krankheit bekämpfenden spezifischen Therapie entscheidet gleichermaßen über deren Fortführung oder Unterbrechung. Mehrfaches Umsetzen von Antibiotika, weitere Steigerung von kreislaufaktiven Substanzen, Erhöhung der Beat-

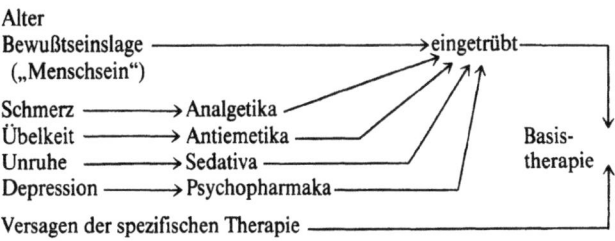

Abb. 9. Entscheidungskriterien beim Übergang von der spezifischen Therapie zur Basistherapie

mungsdrücke sprechen für die Sinnlosigkeit einer Therapie und sollten die Entscheidung zum Basisprogramm erleichtern.
3. Das Lebensalter, insbesondere aber auch die Abschätzung des biologischen Alters gegenüber den Kalenderjahren sind in die Überlegung einzubringen. Bei Jugendlichen ist aktives Handeln in der Regel eher geboten als bei Patienten im 7. oder 8. Lebensjahrzehnt.
4. Der Organschmerz infolge der Grundkrankheit, aber auch Schmerzen z. B. durch Blasenkatheterismus oder durch einen nicht abheilenden Dekubitus sind nur durch Medikamente zu beherrschen, welche zu einer weiteren Bewußtseinsbeeinträchtigung führen. Mit steigender Dosis wird der im Zentrum der Entscheidung stehende Bewußtseinszustand des Patienten verschlechtert, was den Übergang zur Basistherapie erleichtert.
5. Bei Durst, trockener Zunge, üblem Geschmack, Rachenschmerzen, Stomatitis nach Antibiotika, bei kaum beherrschbarer Austrocknung müssen v.a. dann, wenn diese Symptome auch durch gute Flüssigkeitsbilanzierung nicht beherrschbar sind, zur Erleichterung des Zustands bewußtseinseinengende Medikamente verordnet werden.
6. Leidenslinderung bei Übelkeit, Erbrechen, Appetitlosigkeit ist nur mittels antiemetischen bewußtseinseinengenden Medikamenten möglich.
7. Alle weiteren Organdefekte wie z.B. Atemnot müssen therapiert und behandelt werden. Der Ausgleich ist unbedingtes ärztliches Ziel, wenn notwendig auch durch Beibehaltung einer spezifischen Therapie, auch unter Einrechnung einer nicht gewünschten Lebensverlän-

gerung (Pneumonie mit Atemnot wird mit Antibiotika behandelt). Nicht therapierbare Atemnotzustände bei Karzinom (z. B. Lungenmetastasierung) müssen mit atemdepressiven lebensverkürzenden Mitteln erleichtert werden. Allgemeine Schwäche, Mißempfindungen, Depressionen erfordern Psychopharmaka, welche das Bewußtsein weiter einengen.

Entscheidend für die Intensität der Maßnahme ist die Besserung, das Gleichbleiben oder die Verschlechterung des Gesamtzustandes (vgl. oben S. 180: Übergang in der Boston-Beurteilung von Gruppe B nach C und dann nach D oder in der Jahrmärker-Abstufung von 2. auf 3., dann 4.). Je stärker das Bewußtsein durch die wegen der vorgenannten Beschwerden notwendigen Medikamente eingeengt wird und je weniger durch eine zunächst eingesetzte spezifische Therapie eine Verbesserung des Allgemeinzustands herbeigeführt werden kann, desto weniger besteht die Indikation dieser zur Fortführung spezifischen Therapie.

5.2.2 Praktische Empfehlungen

Wegen der grundlegenden Wichtigkeit der Frage der Verlaufsbeobachtung gerade bei der Behandlung von Endzuständen und auch bei sich langsam, aber unaufhaltsam verschlechternden Zuständen sollte die Indikation zur Behandlung in stärkerem Maße auf dem Ex-juvantibus-Prinzip beruhen. Das häufig praktizierte Neueinsetzen von anderen, angeblich noch wirksameren Medikamenten sollte sehr kritisch beobachtet werden und v. a. dann, wenn es nur zur Beruhigung des behandelnden Arztes (oder der Angehörigen) geschieht, abgebrochen werden. Die Intensität der Behandlung, insbesondere der spezifischen Therapie, muß am Therapieerfolg und am Verlauf gemessen werden. Bei sich verbesserndem Verlauf wird weiter behandelt, bei sich verschlechterndem Verlauf unter spezifischer Therapie besteht keine Indikation zu deren Fortführung. Da in der Akutmedizin (s. auch 4.7) häufig die zu erfragende Vorkrankheit Einweisungsursache ist, muß in diesen Fällen auch die Anamnese (Verlauf im häuslichen Milieu) in die Beurteilung einbezogen werden.

Drei Arten der Reduktion bzw. des Einstellens einer Therapie sind zu unterscheiden, welche in ihrer Bedeutung und Durchführung entsprechend unterschiedlich eingesetzt werden sollten.

1. Abbruch einer apparativen Unterstützung von zusammengebrochenen Lebensfunktionen, wie wir ihn in der Hämodialyse oder bei der künstlichen Beatmung kennen. Beim Abbruch der künstlichen Beat-

mung kommt es innerhalb von Minuten zum Tod, daher ist gerade das Absetzen dieser Maßnahme mit exakten Kriterien zu begründen, die in dem Null-Linien-EEG sowie in dem röntgenologischen Nachweis bestehen, daß ein Blutkreislauf im Gehirn nicht mehr vorliegt (Fritzsche 1979; Wiemers 1977; Augstwurm u. Kugler 1978).
In keiner der Vorschriften über die Fortsetzung und den Abbruch der künstlichen Beatmung ist aber dazu Stellung genommen worden, ob die fortgesetzte Erhöhung des O_2-Volumens in der Beatmungsluft und der Inspirationsdrücke indiziert ist. Eine zwingende Indikation zur dauernden weiteren Erhöhung besteht hier keinesfalls, schon deshalb nicht, weil durch die höheren Drücke das Herz-Kreislauf-System zunehmend belastet und der höhere O_2-Gehalt in der Beatmungsluft den Zustand der Lunge eher verschlechtert. Die Frage, wann eine Hämodialyse abgebrochen werden darf, ist ganz offenbar wegen des sich langsam verschlechternden Verlaufs (Tage und Wochen) niemals so sehr in das Bewußtsein der Ärzte und auch der Juristen gedrungen, obgleich hier ebenso schwerwiegende ethische Probleme schon seit Jahren von den Nephrologen bewältigt werden müssen.

2. Abrupter Abbruch medikamentöser Behandlung mit dem gleich folgenden Zusammenbruch eines Organsystems (z.B. Abstellen eines kreislauferhaltenden Katecholamintropfs).
Von juristischer Seite (Eser 1977) werden zu dieser problematischen Maßnahme Parallelen zum Abbruch der apparativen Maßnahmen gezogen.

3. Schrittweise Reduktion von Medikamenten. Dies ist eine durchaus vertretbare und bei entsprechender Begründung guten Gewissens durchführbare Maßnahme; sie bedeutet, daß bei Versagen eines Antibiotikums dieses ab-, aber kein neues angesetzt wird. Das gleiche gilt für ein Diuretikum bei persistierenden Ödemen oder für eine Eisengabe bei nichtbehandelbarer Anämie, für das Absetzen von Digitaliskörpern ohne Atemnot und für jede Unterbrechung einer Therapie ohne Verschlechterung des Organsystems (s. auch 4.5; „gezielter medikamentöser Auslaßversuch").

Wenn die Prognose schlecht ist und der Tod bevorsteht, sei es im hohen Alter, sei es bei unheilbarer Krankheit, muß durch einen klaren Entschluß die Heilungsabsicht aufgegeben und die Leidensminderung als alleiniges Ziel erkannt werden, wonach sich der therapeutische Plan zu richten hat. Dies ist jedem tätigen Arzt bei Endzuständen und bei schwerer Krankheit im präfinalen Stadium bekannt. Entscheidend dabei ist, daß von diesem Zeitpunkt an keine medikamentöse Maßnahme mehr eingesetzt werden darf, welche das Befinden des Patienten beeinträchtigt, sondern nur noch Maßnahmen zur Linderung von Mißempfindungen eingesetzt werden. Dieses wird durch eine Basistherapie erreicht (Flüssigkeitszufuhr, Regulierung von Stuhl- und Urinabgang sowie optimale körperliche Pflege).

> Die Therapie bei Sterbenden besteht in
> - exakt bilanzierter Flüssigkeitszufuhr sowie
> - bestmöglicher Pflege (Betten, Lagern, Dekubitusprophylaxe, Blasenkatheter und Stuhlregulierung).

Die Verantwortung für den Einsatz dieser Therapie kann aber dem Arzt nicht abgenommen werden. Grundsätzlich können Juristen, Theologen oder auch Ethiker ihm nur beratend bei einem derartigen Entschluß zur Seite stehen und im speziellen Falle sind Rat und Meinung der Angehörigen zu beachten. Letztlich ist der Entschluß und die so schwerwiegende Frage nicht einmal durch den Patienten allein zu entscheiden (Fritsche 1979).

Oft richtet sich die Kritik der Angehörigen gegen die „das Leben unnötig verlängernden Infusionen", wenn Flüssigkeitsersatz ärztlich notwendig ist. Man sollte hier unterscheiden zwischen dem Mißbehagen der Angehörigen und dem Leiden des Patienten. Die Kritik richtet sich allg. gegen einen langen Sterbeprozeß, wobei der Krankheitsverlauf oft durch die Vitalität des Patienten, nicht aber durch die klinische Flüssigkeitsersatztherapie verlängert wird. Wieweit ein natürlicher Sterbeprozeß durch eine mangelhafte häusliche Pflege, wobei ein bewußtloser Patient innerhalb weniger Tage „austrocknet", verkürzt wird, kann schwer abgeschätzt werden. Man sollte sich darüber im klaren sein, daß der Hausarzt i. allg. keinen parenteral zugeführten Flüssigkeitsersatz vornimmt und daß es bei bewußtlosen Patienten auch unter besten Pflegebedingungen nicht gelingt, mehr als 800–1000 ml pro Tag zuzuführen, wenn der Patient überhaupt noch schlucken kann. Das bedeutet bei einem Flüssigkeitsbedarf von 1,5–2 l pro Tag ein Flüssigkeitsdefizit von 1000 ml. Es ist anzunehmen, daß im häuslichen Milieu der Tod dann innerhalb weniger Tage im Zustande der Austrocknung eintritt.

In der Klinik kann man in dieser Phase des Sterbens aber die Austrocknung des Patienten nicht hinnehmen, da bei einem Kranken, über dessen Bewußtseinszustand nichts Genaues ausgesagt werden kann, der dabei auftretende Durst zu erheblichem Leiden führt.

5.2.3 Juristische Stellungnahme

Während rechtlich außer Frage steht, daß jede Form von aktiver Euthanasie, auch bei ausgesprochenem Wunsch des Patienten, abzulehnen ist, kann eine schmerzlindernde Medikation, auch wenn sie zum frühzeitigeren Ableben des Patienten führt, rechtmäßig sein. Die schmerzlindernde Medikation muß dabei ärztlich indiziert sein und sie muß dem Willen des Patienten entsprechen (Kohlhaas 1969). Ärztlich indiziert heißt, die Todesnähe muß für den Arzt vorhersehbar sein. Prognostisch muß der Zustand sich unaufhaltsam weiter verschlechtern. Die Indikation zur schmerzlindernden Therapie, auch unter Einrechnung einer Lebensverkürzung, ist dann angezeigt, wenn aus menschlichen Gründen die Schmerzen oder Beschwerden gelindert werden müssen. Die erwartete Wirkung des Medikaments muß dem Arzt bekannt sein.

Zur Frage der Weiterbehandlung bei sich verschlechterndem Zustand wird folgende Einstellung bezogen: Wenn ein Patient zu erkennen gibt, daß er sterben will, so besteht für den Lebensgaranten (Angehöriger oder Arzt) kein Grund, diesem Willen nicht nachzukommen (Weißauer 1980). Der natürliche Tod ist eines der elementarsten Menschenrechte. Wie relativ diese Aussagen aber sein können, weiß jeder, der mit der ambivalenten Situation von Sterbenden konfrontiert war. Möllering (1977) zitiert Kant: „Laßt den Hospitalkranken jahrelang auf seinem Lager leiden und darben und ihn oft wünschen hören, daß ihn der Tod je eher je lieber von dieser Plage erlösen möge, glaubt ihm nicht, es ist nicht sein Ernst, seine Vernunft sagt es ihm zwar vor, aber der Naturinstinkt will es anders. Wenn er dem Tode als seinen Befreier winkt, so verlangt er doch immer noch eine kleine Frist und hat immer irgend einen Vorwand zur Vertagung seines peremptorischen Dekrets."

So gibt es bei einem unheilbaren Patienten im Verlaufe seiner Erkrankung, die sich dauernd weiter verschlechtert, und der eine Behandlung nicht mehr wünscht, keinen Grund, ihn in irgend einer Weise zu einer medikamentösen Therapie, zur Substitution mit Flüssigkeit oder sogar zur Nahrungsaufnahme zu veranlassen.

Der behandelnde Arzt braucht sich aber nicht auf eine frühere Erklärung eines akut bedrohten, bewußtlosen Patienten zu verlassen, in welcher dieser eine intensive eingreifende Therapie abgelehnt hat. Gerade bei einem bewußtlosen Patienten muß vorausgesetzt werden, daß er wieder belebt werden will. Diese Entscheidung wird für den Arzt viel schwerer, weil der Patient seinen Willen nicht bekunden kann. Hier wird als mutmaßlicher Wille angenommen, daß der Patient weiterleben will. Bei der Frage, ob behandelt werden soll, ist es auch nicht statthaft, daß der entscheidende Arzt fragt, wie er sich selber – anstelle des Patienten – in einer solchen Situation verhalten würde. Es wird unterstellt, daß ein gesunder Mensch, also hier der Arzt, auf einer ganz anderen Basis denkt und fühlt als ein Kranker oder Sterbender. Auch die Stellungnahme von Angehörigen ist nicht entscheidend. Sie ist genauso subjektiv gefärbt wie die des Arztes.

Wenn der Kampf um das Leben des Patienten sinnlos geworden ist, sollten lebensverlängernde Maßnahmen nicht mehr angesetzt werden, wie z. B. bei einem Patienten mit Magenkarzinom, der am Herz-Kreislauf-Versagen stirbt und nicht reanimiert wird. Auch der Jurist weiß, daß die Abgrenzung zwischen sinnvoll und sinnlos problematisch ist und daß hier eine letztlich subjektive Entscheidung getroffen werden muß. Eine absolute bzw. objektive Bestimmung dessen, was sinnvoll ist, gibt es nicht (Schöllgen 1973).

Die Achtung der Menschenwürde bedeutet zunächst Respekt vor der Persönlichkeit, ist gleichbedeutend mit „sich selbst gehören, über sich selbst verfügen", also Selbstbestimmung auch im Sinne einer negativen Aussage. Der Patient darf nicht als Objekt betrachtet werden, sondern er ist immer als Subjekt zu respektieren. Ist der Patient lediglich nur noch Objekt medizinischer Möglichkeiten, ist der Arzt nicht nur berechtigt, sondern sogar verpflichtet, mit der Behandlung aufzuhören. Die Frage, ab wann der Patient nur noch Objekt medizinischer Möglichkeiten ist, ist wiederum schwer zu beantworten, da es sich dabei nicht immer um einen unheilbaren Krebspatienten handeln muß; es könnte auch um einen gesunden Menschen gehen, der durch einen Unfall in eine tiefe Bewußtlosigkeit gefallen ist, aus der er unter Anwendung medizinischer Mittel gerettet werden könnte.

Bisher ist es nicht gelungen, Normen zu entwickeln, die den technischen Fortschritt und die Erhaltung von Menschlichkeit regeln, bzw. den Fortschritt in Wissenschaft und Technik mit mehr Menschlichkeit zu korrelieren. „Technische Möglichkeiten werden nicht nur ausgeschöpft, weil sie dem Menschen dienen, sondern weil sie existieren. So aber gerät der Mensch in die Gefahr, eben zum Objekt dieser Möglichkeiten zu werden" (Möllering 1977). Auch das Kriterium, ob es sich um gewöhnliche oder außergewöhnliche Maßnahmen zur Lebensverlängerung handelt (z. B. Flüssigkeitszufuhr oder künstliche Beatmung), erleichtert die Entscheidung nicht. Der Begriff des Lebenswertes als Begrenzungskriterium der ärztlichen Behandlungspflicht ist ebenso wenig ein Maßstab wie der Hinweis auf die Kosten der Behandlung oder auf das Alter des Patienten.

Möllering (1977) sieht als einzigen Anknüpfungspunkt für die Frage, ob eine lebensverlängernde Maßnahme berechtigt ist, die Trennung zwischen „lebenserhaltender" und „sterbensverlängernder" Maßnahme. „Nur die Medizin, die sich auf den sterbenden Patienten als Sterbenden bezieht, behandelt diesen nicht als Objekt".

In der Empfehlung der Deutschen Gesellschaft für Chirurgie für die Kontraindikation von Wiederbelebungsmaßnahmen heißt es: „... nach einer therapeutisch nicht mehr beeinflußbaren Kreislaufdepression am Ende einer unheilbaren oder progredienten Krankheit auf Grund des difinitiven unersetzlichen Verlustes eines lebenswichtigen Organs, und wenn bei fortschreitendem Verfall der vitalen Funktion in ihrer Gesamtheit ein Atem-Herz-Stillstand eintritt". Möllering meint allerdings, daß es sich auch bei dieser Definition nicht ausschließen läßt, daß es Situationen geben kann, „in denen man sich fragen mag, ob es nicht besser wäre, wenn der Patient stürbe, in denen aber eine lebensverlängernde Behandlung, wenn man an die Definition der Deutschen Gesellschaft für Chirurgie anknüpft, weiterhin indiziert bliebe" ... „Hier wird womöglich jahrelanges Leiden und Siechtum begründet, dort vorhandenes Leiden nur kurzfristig verlängert" (Möllering 1977; Bockelmann 1976; Ehrhardt 1965).

Da der Tod nach der heutigen Definition mit dem Hirntod zu identifizieren ist, läßt sich wohl als Gesichtspunkt die Bewußtseinslage, v. a. zunehmende Bewußtlosigkeit in die Indikation für weitere Maßnahmen einbauen. So kann man den Begriff der bloßen Sterbensverlängerung, der als Maßstab für das Nichteinsetzen von weiteren therapeutischen Maßnahmen von so besonderer Bedeutung herausgestellt wurde, dann annehmen, wenn der Patient „dauernd in jeder nur denkbaren Hinsicht kommunikationsunfähig geworden ist" (Eser 1977). Dann ist sein Sterben jedenfalls schon soweit fortgeschritten, daß er die Schwelle des sozialen und psychischen Todes unwiderruflich passiert hat. Auch hier wird betont, daß eindeutige Regeln nicht gegeben werden können, sondern daß der behandelnde Arzt in persönlicher Verantwortung die Entscheidung herbeiführen muß.

Die juristische Stellungnahme zum Problem der Fortführung therapeutischer Maßnahmen an Sterbenden gibt Regeln, läßt aber die persönliche Verantwortung des behandelnden Arztes nicht außer acht. Das praktisch wichtigste Beurteilungskriterium liegt – wie genannt – in der Entscheidung, ob es sich in dem vorliegenden Einzelfall bei den therapeutischen Maßnahmen um eine „Verlängerung des Sterbens" handelt. Hierin steckt, wie von Ethikern und Juristen in allen Äußerungen einheitlich formuliert, die Prognose, welche auch für den behandelnden Arzt anhand ihm vorliegender objektiver Befunde relativ gut zu bestimmen ist:

Wenn das Bewußtsein sich weiter eintrübt, wenn die Inspirations- und Sauerstoffdrücke bei der künstlichen Beatmung immer höher werden, wenn trotz gezielter Therapie die Laborbefunde, wie z. B. die Blutionen, das Kreatinin, das Hämoglobin, sich weiter verschlechtern, wenn die intravenösen Katecholamingaben zur Erhaltung eines einigermaßen stabilen Blutdrucks immer weiter erhöht werden müssen, wenn trotz dieser intensivtherapeutischen Maßnahmen eine Komplikation nach der anderen auftritt (Nierenversagen, Sepsis, Pneumonie, Stomatitis usw.; vgl. S. 172), handelt es sich um eine Verlängerung des Sterbens. Der behandelnde Arzt sollte dann die entsprechende therapeutische Konsequenz ziehen.

> „Der Arzt muß jedoch erkennen, daß der Tod als Grenze des Lebens existiert, und er muß diese Grenze achten und darf sie nie in technischer Hybris und sinnlosem Titanismus überwinden wollen" (Schöllgen 1973).

5.3 Besonderheiten der Indikationsstellung zur Diagnostik und Therapie bei Patienten mit begrenzter Lebenserwartung

> „Wie intensiv muß ich bei einem älteren, ablehnenden, atmungs- und kreislaufinsuffizienten Patienten zu einer belastenden Operation mit relativer Indikation und erhöhtem Risiko raten?"
> „Progredientes, metastasierendes Mammakarzinom, 70 Jahre, Schmerzen, Übelkeit, Schwäche. Muß ich ein weiteres, noch aggressiveres Schema einsetzen?"
> „Ausbehandelte hydropische Herzinsuffizienz. Kleinster Lebensradius von ca. 10 m, keine Atemnot. Muß ich bei schlecht verträglicher Glykosid-, Spironolacton- und Diuretikatherapie Ödemfreiheit erzielen? Oder sogar in ein Krankenhaus einweisen? Oder kann ich probeweise Medikamente vermindern?"

Während die Problematik ärztlichen Verhaltens bei Sterbenden relativ gut definiert ist, wenn auch vielleicht noch nicht überall voll ins Bewußtsein der Ärzte gedrungen, besteht größere Unsicherheit bei der Behandlung von chronisch kranken Patienten mit gleichbleibendem oder (mehr noch bei solchen) mit langsam sich verschlechterndem Verlauf, v. a. dann, wenn die medizinisch für notwendig erachteten diagnostischen und therapeutischen Maßnahmen den Patienten in seinem Lebensgefühl beeinträchtigen.

Wenn man diesem Gedankengang folgt, muß das subjektive Empfinden des Patienten in diesem Falle erheblich bei der Indikationsstellung berücksichtigt werden. Die Rolle dieses subjektiven Empfindens ist am besten im Eingangsartikel („To Approach the Patient") des wohl am meisten gelesenen Lehrbuchs der inneren Medizin *(Harrison's principles of internal medicine)* von Trotter formuliert (s. Thorn et al. 1977):

„Die Einstellung des Patienten, der einen Arzt aufsucht, wird ohne Ausnahme, größtenteils nur unbewußt, gefärbt durch Abscheu und durch vitale Angst. Sein tiefster Wunsch zielt mehr nach Tröstung sowie nach Linderung als nach Heilung, und sein Glaube und seine Erwartung ist auf eine magische Verwirklichung dieser Gunst gerichtet. Man sollte sich klar machen, daß diese starken Elemente immer und unter allen Umständen doch vorhanden sind, mögen sie auch an der Oberfläche durch Bildung, Vernunft und ein sehr persönliches, offenes Gespräch verborgen sein".

Wenn wir von der Tatsache ausgehen, daß eine der wesentlichsten Ursachen für das Mißverständnis bzw. die kritische Haltung der Bevölkerung gegenüber der modernen Medizin auf dem Leidensdruck beruht, der durch unsere Technologie hervorgerufen wird, muß diese Mißempfindung (Angst, Leiden, Schmerz) bei der Indikationsstellung (Einweisung in ein Krankenhaus; aggressive therapeutische oder auch medikamentöse Maßnahme) berücksichtigt werden. Die Kritik richtet sich nämlich nicht etwa gegen den schweren, lebensnotwendigen, meist operativen, kurzfristigen Eingriff, dessen Notwendigkeit eingesehen, ja der zur Rettung herbeigesehnt wird. Die Kritik richtet sich gegen die medikamentöse Behandlung, gegen den Krankenhausaufenthalt und gegen die technologische Untersuchung.

5.3.1 Einschränkung der Indikation zur medikamentösen Therapie

Wenn durch die Verlaufsbeobachtung bei einem älteren Patienten mit einem chronischen Leiden, welches über längere Zeit mit Medikamenten eingestellt war, eine nicht mehr behebbare Verschlechterung eintritt, sollte in zunehmendem Maße das ärztliche Handlungsziel in Richtung auf die Leidensminderung gerichtet sein und nicht mehr ausschließlich auf Erhaltung der Funktion. Der behandelnde Arzt wird sich fragen, ob ein Teil der Beschwerden durch seine Medikation mitverursacht sein könnte und danach die medikamentöse Therapie korrigieren. Die Zahl der Tabletten ist – wenn möglich – zu reduzieren (s. S. 164). Es ist nicht zu verantworten, daß die einem solchen Patienten verbleibende Lebenszeit außer durch die von der Krankheit verursachten Beeinträchtigungen noch durch zusätzliche medikamentöse Beeinflussungen verdorben wird. Ein Krankenhausaufenthalt ist, wenn nicht zwingend nötig, unbedingt zu vermeiden, da der Patient aus seinem privaten Milieu herausgerissen wird: Das subjektive gute Befinden ist das Handlungsziel, nicht die Beeinflussung eines objektiven Befundes.

So sind u. U. Unterschenkelödeme bei einer Herzinsuffizienz zu belassen, ein erhöhter Blutdruck nur geringfügig zu senken; eine röntgenologische Lungenstauung ohne Atemnot ist keine medikamentöse Therapieindikation, sondern lediglich Atemnotbeschwerden. Störender oder quälender Durst kann eine Gegenindikation gegen Saluretika sein. Der Arzt sollte sich fragen, ob eine Appetitlosigkeit nicht die Folge von vielen Medikamenten ist. Unbedingt ist die Therapie von sog. metrischen Diagnosen, d.h. Labordiagnosen (Cholesterinerhöhung, Harnsäureerhöhung usw.) einzustellen. Ein Diabetiker sollte in diesem Stadium diätetisch-medikamentös an „sehr langer Leine" geführt werden. Die Beschränkungen für die Lebensführung sind auf das Notwendigste zu reduzieren. Alles, was eine Beschwerde verschlimmert, ist kritisch zu überlegen; alles, was das Wohlbefinden steigert und medizinisch vertretbar ist, sollte gestattet sein. Auch hier tritt wieder die Führung des Patienten, das Gespräch in den Vordergrund. Alle Bemühungen sollten auf die Beeinflussung des sozialen Umfeldes, Angehörige, Pflegebedingungen usw.) gerichtet sein. Erleichternde Medikamente (Analgetika, Sedativa, Psychopharmaka) sind unter dieser Indikation erlaubt. Wie oft wird Schwindel bei älteren Patienten durch eine Hochdrucktherapie, auch bei erhöhten Blutdruckwerten mit verursacht bzw. verschlimmert.

Für eine große Gruppe von Patienten in der inneren Medizin ist die Weiterführung der Behandlung besonders problematisch. Es handelt sich hier sehr häufig um zerebral eingeschränkte, leicht verwirrte Patienten, dahinvegetierend, gelähmt, behindert, schon leidend, in hohem Alter, mit mehrfachen Defekten wie Herzinsuffizienz, Diabetes mellitus, Arthritis, Bewegungslosigkeit, Alterskachexie. Sollen diese Patienten in eine Klinik eingewiesen werden, wenn eine weitere ischämische zerebrale Durchblutungsstörung mit vorübergehender Bewußtlosigkeit eine Verschlechterung herbeiführt? Es besteht bei diesen Patienten oft wegen mangelnder Flüssigkeitsaufnahme eine Exsikkose, dabei meist Verstopfung sowie eine chronische Bronchitis. Es handelt sich bei ihnen nicht um Sterbende, da die oben gegebene Definition, wonach der Tod in Tagen und wenigen Wochen vorhersehbar sein muß, auf sie nicht zutrifft. Der Befund stabilisiert sich auch wieder mit Wasserzufuhr und meist auch ohne weitere Therapie. Dazu kommt, daß diese Patienten oft in hohem Maße sozial gestört sind. Entweder sind keine Angehörigen vorhanden, oder aber diese kümmern sich zu wenig um sie, so daß Heimaufenthalte mit mehr oder weniger ausreichender Pflege das Schicksal dieser Patienten sind. Wenn man dem Krankheitsbegriff v. Uexkülls (1979) folgt und nicht nur die physische Erkrankung, sondern auch die persönliche Umwelt der Betroffenen in das Krankheitsbild mit einbezieht, sind derartige Patienten in jeder Hinsicht schwerst gestört. Bei dieser Gruppe kann überhaupt nur die Leidensminderung das einzige Ziel sein.

5.3.2 Indikationsbegrenzungen der zytostatischen Therapie in der Onkologie

Die onkologisch-zytostatische Therapie von metastasierenden Karzinomen ist mit einer hohen Rate von Nebenwirkungen verbunden. Von den 31 in Harrisons *Principles of Internal Medicine* (1977) aufgeführten zytostatischen Substanzen wird bei 28 als Nebenwirkung Erbrechen und Übelkeit angegeben, bei 27 Substanzen eine Knochenmarksuppression. Jede Substanz hat weitere Nebenwirkungen, so daß bei der Anwendung dieser Medikamente die Relation zwischen medikamentöser Wirkung und Leidensvermehrung durch Nebenwirkungen besonders bedacht werden muß.

Heilungen („Vollremissionen") sind beschrieben bei akuter lymphatischer Leukämie, Lymphogranulomatose, bei malignen Lymphomen, bei einigen Formen des Hautkrebses, beim Hodenteratom, beim embryonalen Rabdomyosarkom, beim Ewing-Sarkom. Bei gegebener Heilungsmöglichkeit ist in die Therapie die Nebenwirkung einzurechnen. Die Behandlung ist hier ohne Berücksichtigung der subjektiven Beschwerden indiziert. Der behandelnde Arzt muß mit allen Mitteln versuchen, die Nebenwirkung zu bekämpfen und die schwere Zeit mit dem Patienten gemeinsam durchzustehen. Bei Intelligenz und Willensstärke des Patienten sowie bei dauernder Aufklärung und guter ärztlicher Führung läßt sich dieses auch bewerkstelligen.

Deutlich anders sieht es bei den Karzinomen aus, bei denen eine Chemotherapie zwar eine Besserung der Befunde und eine geringe (oft eher fragliche) Verlängerung der Überlebenszeit, aber *keine Heilung* bedeutet. Hierher gehören das metastasierende Ovarialkarzinom, das Mammakarzinom, das Prostatakarzinom, das Nebennierenkarzinom, das maligne Insulinom, die Bronchialkarzinome und die epithelialen Tumoren des Magen-Darm-Traktes. Diese metastasierten epithelialen Karzinome gehören in die unter 5.3 besprochene Gruppe der chronischen Krankheiten mit begrenzter Prognose.

Die zytostatische Therapie bringt bei einigen der genannten Karzinome deutliche Rückbildungen von Metastasen und Primärtumoren und damit auch eine deutliche Verbesserung subjektiver Beschwerden, Abklingen von Schmerzen, und ist damit auch für diese chronisch kranken Patienten mit begrenzter Prognose eine ärztliche Handlung, trotz medikamentöser Nebenwirkung.

Aber bei diesen Verlaufsformen kommt es auch zu Therapieversagern, und zwar bei den genannten Tumoren zwischen 30 und 60%. Darüber hinaus entsteht wegen der starken Nebenwirkungen eine Diskrepanz zwischen der Verbesserung eines Organbefundes und der Verschlechterung des Gesamtbefindens. Hier muß der behandelnde Arzt sich immer wieder die Frage stellen, ob die durch die Medikation bedingte genannte Nebenwirkung (= evtl. zunehmende Beschwerden) in einem akzeptablen Verhältnis zur (intendierten) Verbesserung des Organbefundes steht. An dieser Stelle sei daran erinnert, daß schon die Krankenhausaufenthalte zur meist nur dort durchführbaren aggressiven Chemotherapie unerträglich sein können. Bei einem Teil der Patienten der onkologischen Ambulanz entwickeln sich schwere Angstzustände beim Betreten der Behandlungsstation. Der Arzt, der zytostatische Therapien durchgeführt hat, weiß, daß Übelkeit und Erbrechen bei manchen Patienten schon vor der Injektion z. B. von Adriblastin zu beobachten sind.

Eine umfassende Literatur befaßt sich mit der Psychoonkologie, d. h. mit den sich aus diesen schweren psychologischen Situationen ergebenden Fragen (vgl. Meerwein 1981). Eine aggressive Chemotherapie kann selbstverständlich nur nach voller Aufklärung über die Natur der Erkrankung durchgeführt werden, wobei die Wahrhaftigkeit am Krankenbett bei diesen Therapieformen 2 Komponenten hat: die schwere Diagnose wird mitgeteilt, aber gleichzeitig ist durch Erweckung einer Heilungs- oder nur Besserungs-Hoffnung die Krankheitsnennung zu erleichtern. So kommt es zu einer problematischen psychologischen Situation für den Patienten: bei sich verschlechterndem Krankheitsbild lösen die zusätzlichen Nebenwirkungen der Medikation teils Abwehr, teils Hoffnung aus. Diese schwer lösbare Verschränkung im Erlebnis für den Karzinomkranken, die aus dem Widerspruch „verbesserungsfähige Therapie, aber keine Heilungsaussicht" resultiert, ist das Thema täglicher Gespräche in onkologischen Ambulanzen.

Es ist deshalb zu fragen und im Einzelfall festzustellen, wie lange die das Lebensgefühl beeinträchtigende Nebenwirkung anhält. Eine Patientin, die 4wöchentlich zunächst mit Erfolg wegen Milderung schwerer Rückenschmerzen bei Knochenmetastasen nach Mammakarzinom mit dem Adriblastin-Bleomycin-Cyclophosphamid-Schema behandelt wurde, gab an, daß die nach der Behandlung auftretende schwere Übelkeit, Appetitlosigkeit und damit das starke Krankheitsgefühl viele Tage anhält und dann in ca. 14 Tagen langsam abklingt. Sie fühlte sich dann für 8–10 Tage bis zur nächsten Therapie einigermaßen wohl. In einem sehr persönlichen Gespräch äußerte dieselbe Patientin über den Erfolg der Therapie und den Gesamtverlauf, daß die ersten 2–3 Jahre der ambulanten Behandlung für sie eine deutliche Verbesserung und Erleichterung gebracht hätten, daß aber die letzten 1½ Jahre für sie unerträglich gewesen seien (sie hatte einen Suizidversuch unternommen). Eine derartige Behandlung kann eben nur verantwortet werden, wenn die Injektionsabstände vergrößert werden können.

Das Umsetzen auf neue Behandlungsschemata sollte immer zu der Überlegung führen, ob hier nicht doch ein noch aggressiveres Schema nur einen lokalen Erfolg erzielt, zugleich aber die Gesamtpersönlichkeit weiter reduziert wird.

Über die Indikation zur weiteren zytostatischen Handlung bei schwerkranken Karzinompatienten gibt eine Untersuchung über die mittlere Überlebenszeit bei Bronchialkarzinomen von Stanley (1980) Auskunft (Abb. 10). Er legte als Parameter die von Karnowsky u. Burchnal (1948) gegebenen Definitionen der prozentualen Abnahme der Aktivität von 100 bis auf 10% (Tabelle 21) zugrunde und sah, daß bei einer Reduktion auf 60% bei einem Patienten, der arbeitsfähig ist und sich weitgehend selbst versorgt, eine mittlere Überlebenszeit von 14 Wochen zu erwarten ist. Bei einem Patienten, der dauernd bettlägrig ist und der eine geschulte Pflegekraft braucht, mit einer Reduktion auf 30%, beträgt die Überlebenszeit sogar nur noch 5 Wochen. Wenn diese kurzen Lebenserwartungen des Bronchialkarzinoms bei aller Vorsicht auch auf andere Tumoren übertragen werden können ergibt sich die Frage, wieweit in einem derartig schweren Zustand (40 oder 30% der normalen Aktivität) die lebensverlängernde Wirkung von zytostatischen Maßnahmen überhaupt bedacht werden muß und ob nicht in diesem Zustand vielmehr ausschließlich die leidensmindernde Wirkung der entsprechenden Medikamente (Besserung einer Atemnot, eines Organschmerzes) Hauptzweck des ärztlichen Eingreifens sein sollte. Sicher spielt in die-

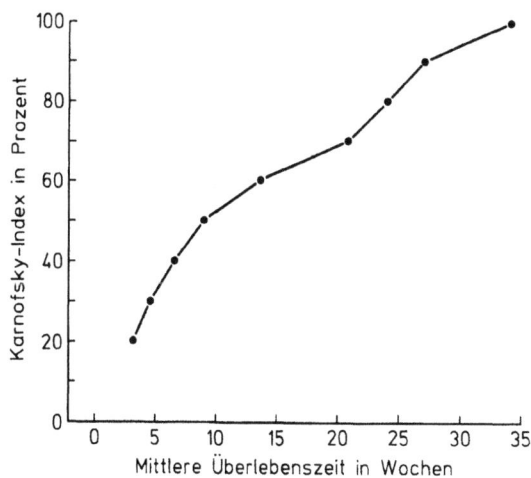

Abb. 10. Bedeutung des initialen Karnofsky-Indexes für die mittlere Überlebenszeit von 2145 untersuchten Patienten mit inoperablem Bronchialkarzinom. (Nach Stanley 1980)

Tabelle 21. Karnofsky-Index

Normale Aktivität; keine Beschwerden; kein Hinweis für Tumorleiden	100%	
Geringfügig verminderte Aktivität und Belastbarkeit; minimale Krankheitssymptome	90%	Normale körperliche Aktivität und Belastbarkeit. Keine besondere Pflege erforderlich
Normale Aktivität nur mit Anstrengung; deutlich verringerte Aktivität; erkennbare Krankheitssymptome	80%	
Unfähig zu normaler Aktivität oder Belastung; versorgt sich selbständig	70%	
Gelegentliche Hilfe, versorgt sich jedoch noch weitgehend selbst	60%	Arbeitsunfähigkeit. Selbständige Lebensführung
Ständige Unterstützung und Pflege; häufige ärztliche Hilfe erforderlich	50%	Zunehmend angewiesen auf Unterstützung und Pflege
Überwiegend bettlägrig; spezielle Hilfe erforderlich	40%	
Dauernd bettlägrig; geschulte Pflegekraft notwendig	30%	Unfähigkeit zur Selbstversorgung. Dauerpflege oder Hospitalisierung. Rasche Progredienz der Grunderkrankung
Schwerkrank; Hospitalisierung; aktive supportive Therapie	20%	
Moribund	10%	

sem Stadium die nachweisbare Verstärkung eines Organbefundes – ohne daß der Patient zunehmende Beschwerden hat – nur dann eine Rolle, wenn prognostisch eine Leidenszunahme zu erwarten ist. Die heutige Onkologie ist bestrebt, einerseits die diagnostischen Maßnahmen bei weit metastasierten Tumoren einzuschränken, andererseits Therapieschemata mit möglichst geringen Nebenwirkungen zu entwikkeln. Eine zytostatische Therapie bei ausbleibendem Erfolg rechtzeitig abzusetzen, gehört zu den wichtigsten ärztlichen Handlungen bei der Durchführung dieser in Einzelfällen hochwirksamen Behandlungsart.

Eine besonders fatale Indikationsstellung zur Fortführung einer zytostatischen Therapie in der Onkologie besteht darin, daß diese nur auf Wunsch bzw. zur psychischen Schonung des Patienten fortgesetzt werden muß. Bei der Anwendung der Therapie (mit den genannten schwerwiegenden Nebenwirkungen) werden bei dem Patienten Hoffnungen, vielleicht auf Heilung, zumindest aber auf Beherrschung eines neoplastischen Prozesses, geweckt. Nur diese Motivation ermöglicht es überhaupt, daß die eingreifende Behandlung durchgeführt und auch von dem Patienten ertragen wird. Wenn sich im weiteren Verlauf die Erfolglosigkeit der Maßnahmen herausstellt, ist es schwer, die Therapie abzusetzen, weil damit dem Patienten die Hoffnung auf Besserung entzogen wird. So sieht sich der Therapeut in der schwierigen Lage, aus „humanen Gründen" die Therapie fortsetzen zu müssen; zwar wird er sie bei schwereren Nebenwirkungen so reduzieren, daß diese ausbleiben, aber der therapeutische Effekt fällt dann ebenfalls weg. Diese Form einer Placebotherapie entspricht selbstverständlich nicht den oben (4.6) angegebenen Richtlinien.

5.3.3 Zusammenfassung der Indikationen zur Dauertherapie bei chronisch Kranken

In Abb. 11 ist versucht worden, durch eine graphische Darstellung die Problematik einer schlechten, einer fraglichen und einer guten Indikation zur Durchführung einer medikamentösen Therapie bei chronisch Kranken aufzuzeigen. Die Notwendigkeit der Therapie ist in fraglich/ mittel/groß eingeteilt. Hier gehen die lehrbuchmäßigen Indikationen unter Berücksichtigung des Befundes bzw. der derzeitigen Diagnose ein. Die Indikation muß aber gleichzeitig die Mißempfindung und auch die Nebenwirkung sowie die persönliche Verarbeitung einer derartigen The-

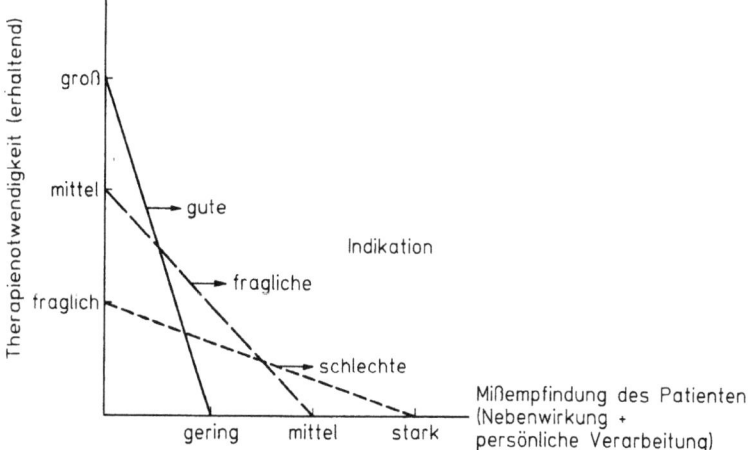

Abb. 11. Die Indikation zur Dauertherapie bei chronisch Kranken in Abhängigkeit von Therapienotwendigkeit und Nebenwirkung; sie ist nur dann gegeben, wenn die Mißempfindung des Patienten (Nebenwirkung + persönliche Verarbeitungsfähigkeit) gering bzw. erträglich bleibt

rapie mit berücksichtigen, so daß sich eine gute Indikation nur dann ergibt, wenn die Nebenwirkungen gering sind und die Therapienotwendigkeit sehr groß ist. Eine schlechte Indikation besteht dann, wenn eine fraglich wirksame medikamentöse Therapie starke Mißempfindungen oder Nebenwirkungen bei dem Patienten erzeugt. Eine sehr notwendige Therapie mit starker Nebenwirkung wird lediglich kurzfristig in der Akutmedizin angewandt werden dürfen. Bei chronisch Kranken, bei denen eine medikamentöse Therapie starke Mißempfindungen und Nebenwirkungen erzeugt und die Fähigkeit des Kranken, sie persönlich zu verarbeiten überfordert, ist auf die Dauer sowieso nicht durchführbar.

5.4 Subjektive Bewertung des Krankenhausaufenthalts

> Trotz aller Bemühungen um ein humaneres Krankenhaus bleibt der Einfluß seiner Vorläuferinstitutionen – Asyl (Charité) und Kaserne (organisierter, streng geregelter Betrieb) – weiter deutlich spürbar, – heute leicht modifiziert durch einen Schuß technischer Fabrikation.

Eingangs wurde als einer der Ursachen für Mißempfindungen des Patienten der Krankenhausaufenthalt erwähnt, so daß an dieser Stelle kurz über die Beurteilung des Krankenhausaufenthalts in der Bevölkerung berichtet werden soll, damit die Indikationen zu einer derartigen Maßnahme durch den einweisenden Arzt diese Fakten mit berücksichtigen können.

1979 legte Blüm einen Bericht über eine Befragung der Bevölkerung zur Kritik am Krankenhausaufenthalt vor. Der Gedanke der Angst im Zusammenhang mit dem Krankenhaus ist zwischen 1970 und 1977 von 43% auf 50% angestiegen, die Vorstellung „man kann sich nicht wehren", „man ist machtlos", von 37% auf 43%.

Anonyme Angst entsteht vornehmlich aus dem Verlust personaler Beziehungen, zum großen Teil bedingt durch die immer stärker um sich greifende Sprachlosigkeit in der apparativen Medizin. Die Versuchungen für den Patienten, die menschliche Zuwendung durch versteckte materielle Zuwendungen an das Personal zu erkaufen, ist in modernen Großkliniken offenbar im Wachsen. Weit an der Spitze (mit 50%) lag im November 1977 die Klage, man würde zu früh geweckt. Weitere Einzelheiten aus der umfangreichen Studie können hier nicht wiedergegeben werden. Die Richtung der Klagen und Kritiken im Vergleich zu einer Voruntersuchung von 1970 gehen alle in die gleiche Richtung der zunehmend negativen Beurteilung.

Der Krankenhausaufenthalt bedeutet eine psychosoziale Belastung (Bauer et al. 1980). Unter den krankenhausbedingten Belastungen steht an der Spitze der abrupte Wechsel des sozialen Milieus, die Trennung von der vertrauten Umgebung und die neu auf den Patienten einstürmenden Wirkungen des Klinikbetriebes (Engelhardt 1971; Siegrist et al. 1974; Raspe 1977). Nach Raspe steht im Vordergrund das unbefriedigte Informationsbedürfnis: 41% der Patienten nehmen dieses unbefriedigte Informationsbedürfnis sogar mit nach Hause, 28%–52% kritisieren die Informationspolitik des Arztes. Nur 20% geben Zufriedenheit an und bestätigen eine offene Aufklärung. Etwa die Hälfte der Patienten wußte nach der Entlassung über ihre Krankheit nicht Bescheid (Raspe 1979).

Aus der großen Anzahl der Vorwürfe gegen das Krankenhaus sei beispielhaft ein wichtiger Gesichtspunkt herausgegriffen, nämlich die Störung des Schlafverhaltens (Anschütz 1978b). In der Klinik wird 1,3 h weniger in der Nacht geschlafen als zu Hause. Dafür kann im Durchschnitt während 1,6 h der Schlaf am Tage nachgeholt werden. Der Schlafmittelverbrauch in der Klinik ist mehr als doppelt so groß. Die Störungen liegen v. a. in exogenen Faktoren wie Lärm, Schlafen mit mehreren Patienten im selben Raum. Im Mittelpunkt der Kritik steht das unverantwortlich frühe Wecken. Bei der Verkürzung der nächtlichen Schlafdauer ist zu berücksichtigen, daß dieser Schlaf nur mit einer erheblichen Vermehrung der Schlafmittel herbeigeführt werden konnte (Tabelle 22).

Die Indikation zur Krankenhauseinweisung muß diese Tatsachen berücksichtigen. Gerade hier sollte aber auch daran erinnert werden, daß die Bedürfnisse bzw. die Ansprüche des Patienten hinsichtlich des Krankenhausaufenthalts in den letzten Jahren erheblich gestiegen sind. Es ist durchaus zu diskutieren, ob die Unterbringung in 6-Betten-Zimmern, die im Zuge der Reformmaßnahmen keineswegs alle verschwunden sind, beim heutigen sozialen Lebensstandard in der Bundesrepublik Deutschland als menschenwürdig bezeichnet werden kann.

Darüber hinaus spielt das nicht befriedigte Informationsbedürfnis der Patienten eine große Rolle für die Krankenhausbelastung. Volicer u. Bohannon (1975) ließen 261 Patienten einer medizinischen und chirurgi-

Tabelle 22. Schlafverhalten in der Klinik (n = 180, 540 Nächte). (Nach Anschütz 1978b)

Nachtschlafdauer in der Klinik	6,36 h
Nachtschlafdauer zu Hause	7,42 h
Tagschlafdauer zu Hause	?
Tagschlafdauer in der Klinik	1,6 h
Schlafmittel zu Hause	17,5%
Schlafmittel in der Klinik	42,5%

schen Klinik eine Bewertung durch Belastungen im Krankenhaus vornehmen und stellten danach eine Skala von der leichtesten bis zur schwersten auf. Die Unsicherheit und die fehlenden Kommunikationen mit den Pflegegruppen wurde dabei noch schwerer bewertet als die Unzulänglichkeiten von Essen und Schlafen. Die Befindlichkeit scheint sich aber im Verlauf einer stationären Behandlung eher zu bessern, da der Patient sich an das Krankenhausmilieu adaptiert (Bauer et al. 1980; Raspe 1979). Die Befindlichkeitsstörungen wie Angst, Enttäuschung, Unzufriedenheit, sollten möglichst vermieden werden, da mit diesen Belastungen die Nichtbefolgungsrate von medikamentösen ärztlichen Maßnahmen ansteigt (Raspe 1980). Neben dem Verlust des häuslichen Milieus und der Umstellung auf einen anderen Tagesablauf ist die Verurteilung zur Untätigkeit als besonders schwer zu werten (Engelhardt 1971; Plügge 1962; Raspe 1979).

Ein Krankenhausaufenthalt wird also i.allg. als schwerwiegender Eingriff empfunden und bedarf einer eindeutigen Indikation. Die dargestellte Beurteilung widerspricht keineswegs der Tatsache, daß einzelne Patienten sich im Krankenhausmilieu ausgesprochen wohl, ja geborgen fühlen. Die Ursachen für die Unzulänglichkeit des Krankenhausbetriebs liegen v.a. im Baulichen und Organisatorischen sowie in einer durch die geregelten und begrenzten Arbeitszeiten bedingten Zunahme und damit häufigem Wechsel des ärztlichen und pflegerischen Personals und damit in einer Verschlechterung des Arzt-Patienten-Verhältnisses. Es kommt an dieser Stelle aber nicht darauf an, die Ursachen für die Erschwerung eines Krankenhausaufenthalts zu diskutieren, sondern es ist lediglich die Tatsache als solche aufzuzeigen. Auch bei bestem Willen und hohem Einsatz aller Beteiligten ist bei der heutigen Struktur der Kliniken eine wesentliche Verbesserung in absehbarer Zeit nicht zu erwarten.

5.4.1 Subjektive Bewertung von diagnostischen Invasiveingriffen

Wenn die Indikation zu einem diagnostischen Invasiveingriff gestellt wird, ist zu berücksichtigen, daß dieser den Patienten belasten wird und daß der Eingriff zu einer subjektiven Bewertung führt. Man wird sich bei der Indikationsstellung fragen, ob dieser Eingriff zumutbar ist.

Die Bewertung durch den Patienten, den Mißempfindungen und Angst zu einer ablehnenden Haltung veranlassen können, wird i.allg. nicht eingerechnet, sollte aber auch in einer wissenschaftlich geleiteten Analyse des Krankheitsbildes unbedingt berücksichtigt werden. Es ist erstaunlich, mit welchem Gleichmut die nicht seltenen Ablehnungen von Invasivmethoden vom behandelnden Arzt hingenommen werden, welche diesem ja indiziert erschienen, so daß dem kritischen Beobachter die Frage nicht unberechtigt erscheint, ob wirklich eine zwingende Indikation dafür vorlag. Auf die Notwendigkeit, sich über Sensitivität und Spezifität solcher Methoden im klaren zu sein, wurde oben (S. 42) eindringlich hingewiesen.

Es kommt aber zusätzlich darauf an, bei der Abschätzung des zu erwartenden Ergebnisses die subjektive Haltung des Patienten und *seine* Bewertung des geplanten Vorgehens in die Überlegung einzubeziehen (vgl. dazu Hartmann 1980). Auch nach eingehender Aufklärung wird die Bewertung einer invasiven Maßnahme meist durch die Angst vor der Prozedur bestimmt.

Selbst wenn ein sehr gutes Verhältnis zwischen dem behandelnden Kliniker und dem Patienten besteht, darf dieser Umstand im Zusammenhang mit invasivdiagnostischen Maßnahmen nicht überschätzt werden, weil diese Eingriffe ja normalerweise von Spezialisten vorgenommen werden, die in neuen Gesprächen mit den Patienten die Notwendigkeit der anstehenden Prozedur und deren mögliche Komplikationen erläutern müssen. Der Transport in eine andere Abteilung und der Umgang mit einem neuen Arzt bringen häufig erhebliche Befindlichkeitseinbußen mit sich.

Hardy et al. (1952) erstellten eine Bewertungsskala, in der nach zunehmender Schmerzintensität 10 Punkte, denen 10 Schmerzgrade („dol") entsprechen, aufgeführt sind (Tabelle 23).

Tabelle 23. Einteilung der subjektiven Schmerzempfindung in 10 Intensitätsgrade. (Nach Hardy, zit. nach Meyer 1979)

Schmerzgrad [dol]	Definition
1	Schmerz gerade fühlbar, leichtes Zwicken, äußere Ablenkung möglich
2	Mehr als 1
3	Leichter, aber bestimmter Schmerz, erregt Aufmerksamkeit, führt aber nur zu unwesentlichen Beeinträchtigungen gerade auszuführender Tätigkeiten
4	Mehr als 3
5	Mäßiger bis mittelschwerer Schmerz, führt zu unwillkürlichen Unterbrechungen geistiger und körperlicher Arbeit; erregt ausgeprägtes Unbehagen, ruft Abwehr- und Ausweichreaktionen hervor (z. B. Schonhaltung einer Extremität)
6	Mehr als 5
7	Schwerer Schmerz, der geistiges und körperliches Arbeiten sowie Essen und Trinken unmöglich macht; dringlichster Wunsch zur Schmerzbeseitigung
8	Mehr als 7
9	Gerade noch ertragbarer, schwerster Schmerz („Schreienwollen, Sich-am-Boden-Wälzen"). Völlige psychische Konzentration auf das Schmerzerlebnis
10	Steigerung von 9 bis zur Todesangst (Vernichtungsgefühl)

Tabelle 24. Schmerzbewertung (in dol) von diagnostischen Methoden; n = 831. (Nach Hardy et al. 1952; vgl. auch Bernhard, im Druck)

Diagnostische Methode	n	Mittelwert [dol]	„Ausgeprägtes Unbehagen" (5 dol) [%]	„Schwerer Schmerz" (7 dol) [%]
Venenpunktion (unkompliziert)	112	1,6	0	0
Venenpunktion (kompliziert)	51	3,0	8,0	0
Organpunktionen:				
Lympknoten	13	2,0	0	0
Niere	28	1,0	10,0	3,0
sternal	41	3,0	21,1	9,6
Pleura/Lunge	57	2,0	15,6	6,0
Leber/Pankreas	23	3,0	8,0	0
Gefäßdarstellung:				
Angiographie	67	3,0	11,7	2,9
Phlebographie	24	2,0	11,4	7,9
Koronarangiographie	50	2,6	16,0	0,2
Endoskopien:				
Gastroskopie	113	1,5	10,1	0,1
Rektoskopie	68	3,5	39,0	10,0
Koloskopie	31	4,0	38,7	9,6
Röntgenkontrastdarstellungen:				
i.v. Pyelographie	53	3,3	17,0	7,5
Magenröntgen	50	2,9	0	4,0
Kolonkontrasteinlauf	50	5,8	36,0	18,0
	831			

Anhand dieser Skala erfolgte eine systematische Befragung der Patienten nach ihren Schmerzeindrücken (nach Hardy wären bei der Schmerzperzeption maximal 20 Grade bzw. Abstufungen registrierbar).

In Tabelle 24 sind die Schmerzerlebnisse von 831 Patienten bei den verschiedenen diagnostischen Maßnahmen/Invasiveingriffen zusammengestellt. Der Befragung lag ein ausgearbeitetes Schema zugrunde, in welchem neben den Grundkrankheiten, den Indikationen für die Eingriffe und dem Aufklärungsgrad der Patienten auch deren subjektive Bewertung (vermeintliche Notwendigkeit, Grund der Beunruhigung, Selbsteinschätzung) berücksichtigt waren.

Betrachten wir die in Tabelle 24 aufgeführten Schmerzbewertungen, so läßt sich – trotz der relativ niedrigen Patientenzahlen in den einzelnen Gruppen – sehr wohl eine Beurteilung der jeweils getroffenen Maßnahmen vornehmen. Die Mittelwerte der Beurteilungen liegen in einem durchaus vertretbaren Bereich. Wenn man aber die Prozentsätze der Patienten herausgreift, welche einen Schmerz oberhalb von 5 dol („ausgeprägtes Unbehagen, ruft Abwehr- und Ausweichreaktionen hervor") angeben, zeigt sich, daß ca. 10-15% der Patienten durch die Invasivdiagnostik schwer belastet werden. Wenn man die letzte Kolumne betrachtet, Patienten mit > 7 dol („schwerer Schmerz, dringlichster Wunsch zur Schmerzbeseitigung"), sind es immer noch 5-10% der Patienten, die diesen Grad der Mißempfindung durchmachen.

Die Unterschiede in der Bewertung der einzelnen diagnostischen Methoden sind erheblich. Schmerzen bei Sternalpunktion werden von den Organpunktionen am höchsten bewertet. Der Aspirationsschmerz ist aber nur kurz. Die Phlebographie und die Angiographie werden ebenfalls nicht immer gut verarbeitet.

Während bei den endoskopischen Methoden die Gastroskopie gut beurteilt wird, ist die Beurteilung der Rektoskopie, der Laparaskopie und v.a. der Koloskopie ausgesprochen schlecht. Die Indikation zur letzteren Methode muß berücksichtigen, daß 54% der 50 Befragten eine Schmerzbewertung von mehr als 5 dol angegeben haben. Die Laparaskopie sowie die Rektoskopie müssen ihre klare Indikation unter Einbeziehung der hier aufgezeigten Belastung und Bewertung des Patienten haben.

Vergleichsweise ergibt eine unkomplizierte Venenpunktion kaum Schwierigkeiten (Mittelwert 1,6 dol). Ist die Venenpunktion allerdings kompliziert (bei sog. „schlechten Venen"), steigt der mittlere Grad auf 3, und 8% geben sogar einen Schmerz oberhalb von 5 dol an (Abb. 12).

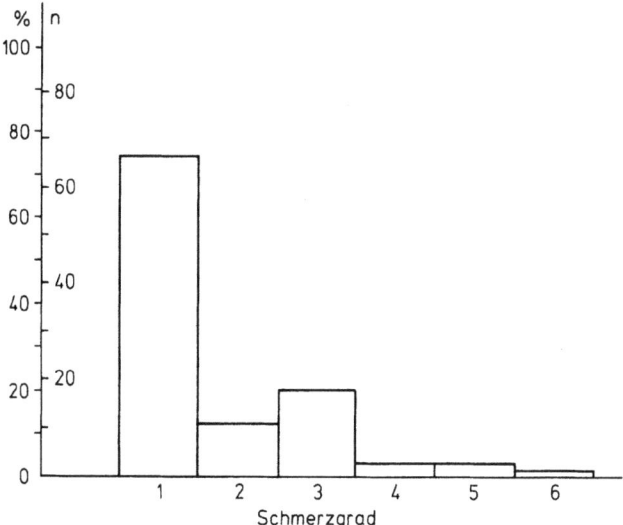

Abb. 12. Schmerzgradbewertung der unkomplizierten Venenpunktion – absolute und relative Häufigkeiten. (Nach Meyer 1979)

203

In Tabelle 24 ist ausschließlich die Schmerzbeurteilung angegeben worden. Nicht beurteilt werden kann das Angsterlebnis, die Beunruhigung. Die Beurteilung der Schmerzen war auch bei einer Wiederholungsbefragung nach 24 h im wesentlichen gleich. Analgetika waren in der Regel nicht gegeben worden. Eine Zuordnung zum Grad der Aufklärung (Alter, Geschlecht oder sozialer Status) ließ sich nicht durchführen.

> Bitte nehmen Sie eine Zange, kneifen Sie sich mit dieser in die Haut des Unterarms, wobei Sie die in der Hardy-Skala gegebene Einteilung der Schmerzempfindung in Ihren Intensitätsgraden subjektiv nachempfinden. Bedenken Sie, daß 7 dol („dringlichster Wunsch zur Schmerzbeseitigung") von immerhin rund 5% der Patienten empfunden wird. Bedenken Sie, daß eine emotionale Verstärkung des Schmerzes für Sie nicht besteht, weil Sie jederzeit abbrechen können (vgl. 4.6; Tabelle 17).

5.5 Gegenindikation für Diagnostik („Diagnoseverzicht")

> Es bedarf eines hohen Verantwortungsgefühls und großer (aus Erfahrung gewonnener) Sicherheit, um auf technische Mittel der Erkenntnisgewinnung in der Diagnostik zu verzichten. Die Grenze zwischen Verantwortungsgefühl und „Alibismus" ist fließend.

Wenn es um die Feststellung einer behandlungsbedürftigen Krankheit bei einem akut Erkrankten geht, muß mit allen Mitteln die Diagnose, d. h. die für diesen Augenblick nur irgend mögliche Durchschauung des Krankheitsbildes herbeigeführt werden, damit eine entsprechende (Abhilfe schaffende) Therapie eingesetzt werden kann (vgl. 2.4). Hier gibt es keine Grenzen und keine Beschränkungen hinsichtlich der dem Patienten zuzumutenden invasiven diagnostischen oder therapeutischen Maßnahmen.

Im klinischen Alltag taucht aber nicht selten folgende Frage auf: „Soll ich bei diesem alten, leicht verwirrten Patienten in schlechtem Allgemeinzustand eine belastende Kolonkontrastuntersuchung zum Ausschluß eines Karzinoms durchführen? Vielleicht wäre er noch operabel". Wenn also der Patient alt ist und eine Zerebralarteriosklerose hat, möglicherweise einen deutlichen neurologischen Defekt, wenn seine Vitalität so weit herabgesetzt ist, daß ihn eine Operation gefährden würde oder sogar der diagnostische Eingriff seinen Zustand verschlechtern könnte, so ist die Anwendung einer eingreifenden diagnostischen Methode abzulehnen. *Es besteht in diesem Falle eine Gegenindikation gegen den Eingriff, und es wird damit bewußt ein Diagnoseverzicht geübt* (Anschütz 1975).

Dieser Gedankengang ist nicht etwa neu; so formulierte z. B. Naunyn: „Der Arzt muß hier seinen Stolz der Berufspflicht der Humanität unterordnen, sich an der Wahrheit vorbeidrücken, um ein guter Mensch zu bleiben" (zit. nach Gross 1978).

Diagnoseverzicht ist etwas grundsätzlich anderes als Therapieverzicht. Während der Arzt bei einwandfrei gestellter Diagnose und Kenntnis der persönlichen, sozialen und krankheitsbedingten Situation eine Entscheidung fällt, wonach eine Therapie nicht mehr durchgeführt wird, damit also eine klar begründete Entscheidung trifft, steht er im Falle der Ablehnung weiterer Diagnostik nicht mehr auf dem (mehr oder weniger) festen Grund des Wissens, sondern auf dem schwankenden Boden des Meinens. Er muß sich die Frage vorlegen, ob nach Abwägen von Vor- und Nachteilen für den Patienten dieser Verzicht zu rechtfertigen ist. Dies beinhaltet den kritischen Einsatz aller genannten Methoden, aber die bewußte Inkaufnahme der Möglichkeit eines Irrtums. Es ist kein leichter Entschluß, bewußt auf eine genaue Diagnose zu verzichten, einen Irrtum in Kauf zu nehmen und eine mögliche Therapie evtl. nicht oder sogar falsch angewendet zu haben. Es handelt sich dabei um eine ausgesprochene Ermessensfrage. Da Ermessensentscheidungen aber stark subjektiv gefärbt sein können, sind sie in der heutigen, mit naturwissenschaftlicher Denkweise arbeitenden Medizin nicht gerne gesehen. Je größer das Sicherheitsbedürfnis des Arztes ist (und dieses wird um so größer sein, je jünger und unerfahrener er ist), um so mehr wird er sich hinter Techniken verstecken, um hier ein Alibi für ausgeschlossene Krankheiten gewinnen zu wollen, Sicherheiten für sich, Sicherheiten auch für den Patienten, aber auf Kosten von schwer zu ertragenden Belastungen und Gefährdungen (s. unten 5.6). Leider besteht das Sicherheitsbedürfnis nicht nur im Hinblick auf die bestmögliche Behandlung, sondern auch auf die juristische Konsequenz einer unterlassenen Handlung. Die moderne Medizin handelt hier nach dem Prinzip des Utilitarismus: „das größte Glück für die größte Zahl". Das bedeutet aber, daß der Vorteil für die größere Zahl von Patienten mit einem Nachteil für die kleinere Zahl erkauft ist.

Bei den prozentualen Ergebnissen unserer diagnostischen Methoden gerade bei der oben angesprochenen Ausschlußdiagnose (eines Kolonkarzinoms), muß allerdings zugegeben werden, daß der geringeren Wahrscheinlichkeit, einen Befund zu erheben, die höhere gegenübersteht, einen Normalbefund zu erhalten (s. Kap. Ausschlußdiagnose; vgl. 3.2, 5.4.1; s. Abb. 13).

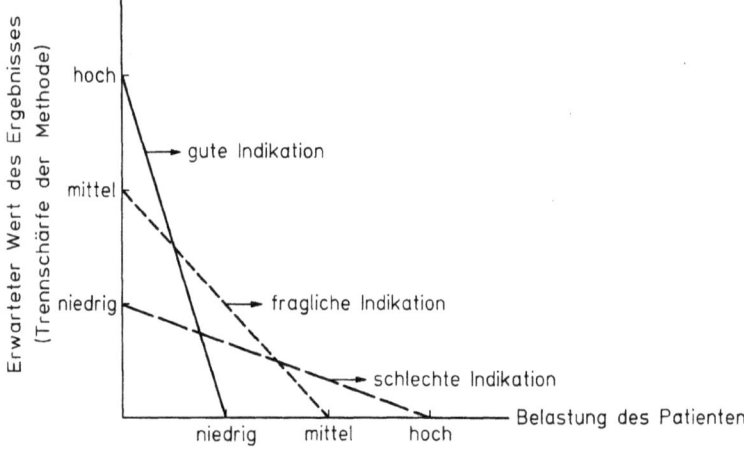

Abb. 13. Indikation für einen diagnostischen Invasiveingriff. Das erwartete Ergebnis der diagnostischen Methode und die Belastung für den Patienten (Nebenwirkung, subjektive Empfindung, Risiko) sind in Beziehung gesetzt

Wer verpflichtet uns und wer gibt uns das moralische Recht, 9mal, 99mal, 999mal einen Patienten diagnostisch mit Schmerz bzw. Risiko zu belasten, wenn nur 10mal, 1mal oder 0,1mal ein Befund erhoben wird, der zum Wechsel der Therapie und damit zu einer Besserung des Zustandes führt, in allen anderen Fällen aber nicht?

Mit diesem Zahlenbeispiel sei der Ermessensspielraum dargestellt, der bei einer derartigen Überlegung besteht. *Die Berücksichtigung der Leidensverminderung sollte hier als Legitimierung einer Gegenindikation zum diagnostischen Eingriff, zum Diagnoseverzicht, genutzt werden.*

Die Indikation zum Diagnoseverzicht wird unter bestimmten Bedingungen gestellt, und zwar bei
- Ablehnung einer diagnostischen Maßnahme;
- Schwerkranken, wenn keine therapeutische Konsequenz gezogen wird (vgl. 2.4);
- zerebralen Defektzuständen, die eine Pflegebedürftigkeit verursachen;
- bestehender Möglichkeit, daß durch den diagnostischen Eingriff eine Zustandsverschlechterung eintritt;
- Patienten mit einer unheilbaren Erkrankung und kurzer Lebenserwartung.

Entscheidungen zum Diagnoseverzicht wurden in der Vergangenheit gefällt, werden in der Gegenwart und in der Zukunft immer wieder gefällt werden müssen. Bei Anwendung einer kritischen Indikationsstellung kann häufiger auf diagnostische Maßnahmen verzichtet werden. Die Entscheidung wird durch den älteren Arzt gefällt, der es auf sich nimmt, möglicherweise einen Irrtum zu begehen und der zur Übernahme der Verantwortung aufgrund langjähriger Erfahrungen und entsprechender Vertrautheit mit Problemen dieser Art befugt ist (s. 5.6).

Eine weniger dramatische Seite des Verzichts auf eine absolut sichere Diagnose ist die Einschränkung invasiver Methoden, wenn durch konventionelle Methoden der Anamnese, der Untersuchung und der Labor- und Röntgentechnik bereits eine so weitgehend gesicherte Diagnose gestellt wurde, daß hier ein therapeutisches Vorgehen berechtigt ist (s. 3.1 und 3.2). Hier werden z. T. zusätzlich invasive Maßnahmen wie Organpunktion, Katheteruntersuchung vorgenommen, um eine noch höhere Sicherheit des erkannten Krankheitsbildes zu erreichen. Diese höhere Sicherheit ist als fraglich anzusetzen, wenn daraus keine Therapieänderung resultiert. Die Begrenzung diagnostischer Maßnahmen wird auch von Staub et al. (1981) unter dem Titel *Lymphknotenmetastasen bei unbekanntem Primärtumor. Sinn und Unsinn einer breiten Abklärung* abgehandelt. Die Autoren lehnen eine breite, unergiebige und teure sowie den Patienten belastende Tumorsuche ab.

Wenn ein Patient anamnestisch angibt, große Mengen Alkohol getrunken zu haben, eine vergrößerte Leber, entsprechende Laborbefunde und darüber hinaus den sonographischen Befund einer Fettleber (zuverlässig!) aufweist und unter der Diagnose Fettleber behandelt wird, ist die histologische Sicherheit der Diagnose durch Blindpunktion v.a. dann nicht notwendig, wenn nach Alkoholkarenz die Werte sich bessern und die Lebervergrößerung zurückgeht. Ebenso ist bei klinisch und echokardiographisch gesicherter Mitralstenose mit ausreichender Leistungsfähigkeit ein Herzkatheter nicht angezeigt. Bei Patienten mit durchgemachtem Myokardinfarkt, die ohne Beschwerden eine ausreichende Leistungsfähigkeit haben, ist eine Koronarangiographie nicht notwendig. Das gilt auch für die dauernd wiederholten Laboruntersuchungen, die eine einmal gestellte Diagnose auch nicht weiter sichern, sondern nur zur Belastung von Patienten, Personal und Organisation führen (vgl. 3.5.1).

Die rechtliche Problematik des diagnostischen Eingriffs (Absicherung einer Diagnose durch invasive Maßnahmen) spielt bei der Begründung für ein derartiges Vorgehen oft eine große Rolle (s. Hardison-Zitat, S. 149). Nach Uhlenbruck (1980) ist der Arzt verpflichtet, zur Abklärung einer Diagnose auch invasive Methoden einzusetzen, der Autor schreibt aber weiter: „Er kann davon Abstand nehmen, wenn entweder das Leiden des Patienten offen zutage tritt oder aus sonstigen Gründen der Befund für gesichert angesehen werden kann. Dies gilt insbesondere, wenn weitere diagnostische Untersuchungen gefährlich sind und ihr Erfolg unsicher. Von mehreren diagnostischen Untersuchungen hat der Arzt diejenige anzuwenden, die für den zu untersuchenden Patienten die geringsten schädlichen Folgen hat oder haben kann. Zum mindesten muß er von gefährlichen diagnostischen Eingriffen so lange Abstand nehmen, als er sich auf andere Weise ein klares Bild über die Art der Erkrankung verschaffen kann. Risiko und Ausmaß der Therapie müssen mit dem Risiko eines unterlassenen Eingriffs in Beziehung gebracht werden, so daß im Einzelfall der Arzt verpflichtet sein kann, von einem diagnostischen Eingriff Abstand zu nehmen. Bei älteren Menschen kann sich aus dem Lebensalter und dem Zustand des Patienten die Verpflichtung des Arztes ergeben, von diagnostischen Maßnahmen überhaupt Abstand zu nehmen (s. auch Adebahr). Schmerzangaben des Patienten sollten bei der Beurteilung niemals mißachtet werden".

Grundsätzlich ist der diagnostische Eingriff einer ärztlich therapeutischen Operation weitgehend gleichzustellen. Der Arzt ist verpflichtet, zunächst auf die klassischen Methoden der Anamnese und unmittelbaren Untersuchung sich zu beschränken, dann aber weitere Erkenntnisquellen auszuschöpfen (Röntgen, Labor). Im Rahmen der Diagnosestellung hat der Arzt nicht nur die modernsten verfügbaren Diagnosemittel anzuwenden, sondern die diagnostische Untersuchung auf alle in Betracht kommenden Leiden und Krankheiten des Patienten zu erstrecken. Er ist verpflichtet, bei einem schwerwiegenden diagnostischen Eingriff dessen Notwendigkeit durch Benutzung aller Erkenntnisquellen zu sichern, die ihm nach dem Stand der medizinischen Wissenschaft und den zur Verfügung stehenden Mitteln im Einzelfall bzw. ohne weitere iatrogene Gefährdung des Patienten zugänglich sind (Uhlenbruck 1980).

Aus diesem juristischen Zitat geht die Ambivalenz der genannten Problematik von Gegenindikationen für diagnostische Eingriffe hervor; die nach Abwägen des Für und Wider zu treffende Entscheidung kann dem behandelnden Arzt nicht abgenommen werden.

5.6 Rückwirkung auf den Arzt (s. auch 3.5.3)

Es ist unzureichend, Begriffe wie Diagnoseverzicht, Irrtumsmöglichkeit, Verantwortungsübernahme ohne die Person des handelnden Arztes zu besprechen.

Es wurde oft genug betont, daß die letzte Entscheidung für oder wider eine Therapie oder eine Diagnostik bei dem die Verantwortung tragenden Arzt liegt (s. auch Fritsche-Zitat, S. 186). Die Motive ärztlichen Handelns werden durch 2 Definitionen gut wiedergegeben.

1. „Eine ärztliche Behandlung ist als solche nur dann gut, wenn sie folgenden Normen entspricht: eine richtige Therapie nach einer Diagnose, die durch objektive, sachkundige und sorgfältige Untersuchung gewonnen wurde" (Sporken 1977).
2. „Der Instinkt, zu helfen, ist allerdings das Erste und, wenn man ihn mit der Ethik in Verbindung bringen will, das Höchste ... Der Trieb zu heilen, kann aber nur mehr der Antrieb und die Triebkraft unseres Handelns sein. Die Richtung desselben, das Wo und das Wie zu bestimmen, das ist ganz alleine Sache des Verstandes" (Bleuler 1921).

Diese beiden Zitate umschreiben einerseits das Triebhafte, Emotionale des Helfenwollens und auf der anderen Seite die Notwendigkeit, vernünftig das Wo und das Wie zu berücksichtigen. Zwischen diesen beiden Spannungspunkten liegt für den modernen Arzt das Problem: Er soll und will helfen, aber er muß dabei den Patienten belasten mit Schmerz, Unannehmlichkeit, Operation, Medikamenten, invasiver Diagnostik. Die ethischen Implikationen der „ärztlichen Macht" auch unter dem Aspekt ihrer „Notwendigkeit", wurden von Amelung (1980) dargelegt. Die naturwissenschaftliche Denkweise hat selbstverständlich auch Rückwirkungen auf den Arzt. Es kann nicht ohne Folgen für die Geisteshaltung von Generationen von Ärzten bleiben, wenn der Mensch als eine Summe von Zellen und Funktionen, die physikalisch-chemisch reguliert werden, definiert wird. Als Beispiel mag die Erkennung und Behandlung der Angina pectoris gelten: physikalisch-chemisches Denken und die Vorstellung von Sauerstoffmangel der Muskulatur zielen darauf ab, arterielle Stenosen festzustellen und zu beseitigen. Andererseits kommt man nicht umhin, den psychosozialen Streß, die soziale Situation und die persönliche Umwelt des Patienten als Erklärung mit heranzuziehen.

Es ist in Wirklichkeit so, daß auch der Arzt ein Gefangener der Technik ist und oft nicht den Mut hat, sich aus dieser Umklammerung zu befreien.

Die Technik beruht auf Rationalität, Exaktheit und Fortschritt und ruft notwendigerweise Verhaltensweisen hervor, die nicht oder nur schwer mit überlieferten und tief in unserer Kultur verwurzelten Wertvorstellungen in Übereinstimmung zu bringen sind (Hübner 1978). So ist z. B. die Forderung, bei jeder Darmblutung eine Koloskopie durchführen zu lassen, nicht nur deshalb unsinnig, weil die Untersuchung einen geübten Diagnostiker und einen großen und teuren technischen Apparat voraussetzt, sondern weil 10% der Patienten dabei einen schweren Schmerz empfinden und „den dringlichsten Wunsch zur Schmerzbeseitigung haben" (7 dol nach Hardy s. S. 201).

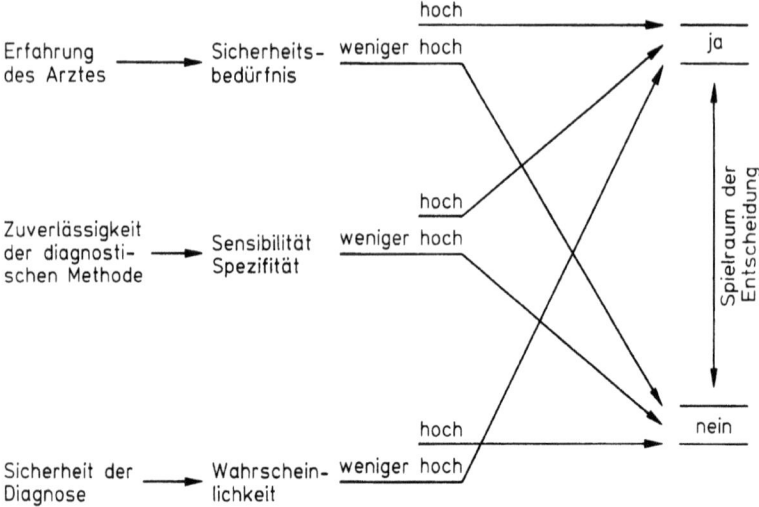

Abb. 14. Voraussetzungen für die Indikation zu einem diagnostischen Eingriff: Wahrscheinlichkeitsdiagnose, Zuverlässigkeit der Methode, Erfahrung und Sicherheitsbedürfnis des Arztes

Ohne die Einführung über das rein iatrotechnische Konzept hinausgehender Gedankengänge, die ethische Gesichtspunkte mit in die therapeutisch-diagnostischen Überlegungen einfließen lassen, geht es in der heutigen ärztlichen Tätigkeit nicht mehr. Mit Recht weist Sproken (1977) darauf hin, daß deshalb auch weiter therapiert und diagnostiziert wird, weil der Arzt sich nicht in der Lage sieht, z.B. ein Urteil darüber abzugeben, was sinnvolles oder nicht mehr sinnvolles Leben bedeutet. Zur Vermeidung von ärztlicher Fehlleistung, vermehrtem Patientenleid und Gesamtablehnung unserer modernen Medizin ist es aber notwendig, Grenzen zu setzen.

In Abb. 14 ist der Versuch gemacht worden, die Voraussetzungen für die Indikation zu einer diagnostischen Maßnahme, auch unter der Berücksichtigung der Persönlichkeit des Arztes darzustellen. Unter dem Begriff *Sicherheitsbedürfnis des Arztes* ist hier seine Einstellung gemeint, welche es ihm erlaubt, therapeutische Maßnahmen einzuleiten, auch wenn die Wahrscheinlichkeit seiner Diagnose noch nicht auf dem höchsten Wahrscheinlichkeitsgrad angekommen ist, der nur mit einer weiteren invasiven Methode erreicht werden könnte. (Selbstverständlich müssen bei einer solchen Betrachtung die unter 3.1 erläuterten Gesichtspunkte der Sensibilität und Spezifität einer Untersuchungsmethode berücksichtigt sein.)

Dieses Abwägen beinhaltet aber die – wenn auch geringe – Möglichkeit, daß der abwägende Arzt einem Irrtum unterliegt. Selbstverständlich wird durch Anwendung des Ex-juvantibus-Prinzips, d. h. durch genaue Kontrolle des Verlaufs, ein derartiger Irrtum rechtzeitig erkannt und korrigiert werden können. Es geht aber an dieser Stelle darum, aufzuzeigen, daß mit einem humaneren Verhalten bezüglich der Aggressivität von Diagnostik und Therapie diese Irrtumsmöglichkeit grundsätzlich besteht und daß dieses auch von den Patienten und der Öffentlichkeit und v. a. auch von Juristen anerkannt werden muß. Die Ambivalenz zwischen einerseits bis zum Äußersten getriebener seelenloser, rücksichtsloser, sich abdeckender Diagnostik und Therapie und andererseits humaner, das Leiden berücksichtigender und menschenwürdiger Diagnostik und Therapie muß von allen, die sich mit dieser Problematik auseinandersetzen bzw. mit ihr konfrontiert werden, erkannt sein. Es ist selbstverständlich, daß diese Erkenntnis bzw. Forderung kein Feigenblatt für Unwissen, Unachtsamkeit oder Verantwortungslosigkeit des Arztes sein darf.

Als grundsätzlich negative Eigenschaft des Arztes ist die Neigung zum „Alibismus" zu nennen: d. h. er verschafft sich so viele Befunde, um damit vor den Kollegen, dem Chef, dem Juristen für alle Fälle genügend abgesichert zu sein, ohne auf die subjektiven Rückwirkungen auf den Patienten acht zu geben. Andernfalls muß er vermehrt Verantwortung übernehmen, die er persönlich zu vertreten hat, und diese positive Eigenschaft besteht darin, für den Patienten die beste Möglichkeit zur Sicherung bzw. zum Ausschluß einer vermuteten Diagnose oder einer angeordneten Therapie zu schaffen – einschließlich der Berücksichtigung seiner persönlichen Reaktion.

Verantwortung zu übernehmen ist aber schwer und sicher eine Funktion der Erfahrung. Erfahrung bedeutet zunächst die Gesamtheit all dessen, was der Mensch in seinem Leben mit Bewußtsein erlebt hat. Dieser empirische Fundus muß aber durch das Denken geordnet werden, und Erfahrung erwirbt man wegen der großen Zahl der Möglichkeiten und Variationen von Krankheitsverläufen in der Medizin erst „in vielen Jahren oder Jahrzehnten bis zu einer ausreichenden Beherrschung des Fachs" (Gross 1969a, b).

An dieser Stelle sei auch das bei Gross von Frommhold zitierte so treffende Wort wiedergegeben, wonach der Arzt, mehr oder minder schnell, mehr oder minder bewußt, folgende Stufen durchläuft:

1. unberechtigte Sicherheit,
2. berechtigte Unsicherheit,
3. unberechtigte Unsicherheit,
4. berechtigte Sicherheit.

Folgende Fragen haben für medizinisch-ärztliche Entscheidungen ethische Relevanz: Soll weiter diagnostiziert werden? Soll weiter therapiert werden? Mit welcher Methode soll diagnostiziert, mit welchen Mitteln therapiert werden? Die Beantwortung dieser Fragen läßt für den Arzt einen Entscheidungsspielraum offen; die Entscheidungen müssen hier vom älteren Arzt gefällt, zumindest aber richtunggebend mit beeinflußt werden, der jüngere hat zu lernen, daß er zwar die Technik der Medizin kennen und anwenden, bei den o. a. Fragen aber den älteren Kollegen hinzuziehen muß, wobei dieser dann verpflichtet ist, Verantwortung zu übernehmen.

> Eine eigene Kasuistik: 72jährige Frau zerebral eingeschränkt, hohe Senkung unklarer Ursache, Gewichtsabnahme. Durchuntersuchung zum Ausschluß eines Tumors. Kreislauf stabil. Operabilität nicht ausgeschlossen, wenn auch eingeschränkt. Blut im Stuhl negativ. Sonographie o. B. Die vom Stationsarzt angesetzte Kolonkontrastuntersuchung wird von mir wegen der Belastung des Eingriffs und wegen des Alters der Frau bei den genannten Vorbefunden abgesetzt. Patientin wird entlassen. Einige Monate später kommt der Befundbericht aus einem anderen Krankenhaus: Es hat ein Kolonkarzinom vorgelegen.

6 Beeinflussung von Indikationen zur Diagnostik und Therapie unter dem Handlungsziel Leidensminderung

Der ärztliche Auftrag zur Leidensminderung gebietet zwei Handlungen:
1. Bekämpfung des Schmerzes mit den zur Verfügung stehenden Mitteln (chirurgischer Eingriff oder – in der inneren Medizin – Behebung einer Grundkrankheit bzw. Analgetikaverordnung).
2. Vermeidung oder Herabsetzung der durch diagnostisch-therapeutische Maßnahmen zugemuteten Schmerzen und Beschwerden sowie die persönliche Umwelt betreffende Verschlechterungen.

Im folgenden diskutierten wir v. a. 2., zumal 1. – Schmerzbekämpfung – eine Selbstverständlichkeit ist.

Wir meinen hier mit dem Begriff der Leidensverminderung v. a. die Vermeidung einer diagnostisch-therapeutischen Leidenszumutung. Selbstverständlich ist auch für den akuten Fall, bei dem das Handeln auf Retten/Heilen ausgerichtet ist, die Beherrschung von Schmerzen, die Verminderung von Mißempfindungen wie Erbrechen, Atemnot usw. oberstes Ziel.

Das Besondere unserer heutigen oft so erfolgreichen, aber aggressiven Handlungsweise liegt indes darin, daß sowohl durch diagnostische als auch durch therapeutische Maßnahmen Mißempfindungen, Schmerzen, Übelkeit, Erbrechen und v. a. m. (z. B. Haarausfall bei zytostatischer Therapie) hervorgerufen werden, die bei der Behandlung von Patienten, deren Zustand sich langsam verschlechtert und von Sterbenden unbedingt vermieden werden müssen. Der behandelnde Arzt muß sich bei derartigen Krankheitsverläufen immer wieder fragen, wieweit das zusehends sich verschlechternde Befinden des vor ihm liegenden Patienten durch den Verlauf der Krankheit selbst oder durch Diagnostik und Therapie mit beeinflußt und verschlechtert wird. Eine Zumutung zusätzlicher Leiden ist in diesem Zustand nicht mehr möglich, und die Leidensminderung (Linderung der Krankheitsbeschwerden und Vermeiden aller sie ggf. verstärkenden Aktivitäten) wird oberstes Gebot. Es sei an dieser Stelle daran erinnert, daß es juristisch anerkannt ist, eine schmerzlindernde Therapie durchzuführen, auch wenn diese möglicherweise lebensverkürzend wirken könnte.

Gesichtspunkte, die den Handlungszwang: Befund-Diagnose-Therapie durchbrechen, werden vor allem durch die Einzelpersönlichkeit des Kranken geprägt. Wenn man diese Einzelpersönlichkeit im Sinne von Uexkülls (1979) sieht, welcher die individuelle Wirklichkeit eines Kranken nicht nur in seiner sie begrenzenden Körperlichkeit erkennt, sondern „die unsichtbare Schale, in welche der einzelne seine Umgebung in den Deutungen der Programme seiner Phantasie (der inneren Bühne) erlebt", die immer wieder, von Situation zu Situation, neu auf- oder umgebaut wird, so liegt bei jeder Therapie außer der rein somatischen auch die Möglichkeit der Beeinflussung dieser viel weiter gefaßten Individualwelt zugrunde. Diese Individualwelt ist gekennzeichnet durch den pathologisch-anatomisch oder funktionell definierten Defekt (die Diagnose), aber auch durch das bestehende subjektive Leiden, durch die Möglichkeit der Anpassung an diesen Defekt und die dadurch bedingte Empfindung oder Mißempfindung,darüber hinaus durch das soziale Umfeld, im späteren Verlauf durch die Erkenntnis des sich langsam verschlechternden Zustands, durch weiter zunehmende Beschwerden und schließlich durch die Erkenntnis, daß der Tod bevorsteht (Plügge 1962).

Jedes Zeitalter hat seine eigene Vorstellung vom eigentlichen Ziel ärztlichen Handelns. So sind im Mittelalter Konzepte entwickelt worden, die „weniger Wert auf eine erfolgreiche Therapie legten als darauf, dem Unvermeidlichen einen Sinn zu geben und damit die Kraft zu gewinnen, die Krankheit anzunehmen und zu ertragen" (Rothschuh 1978). Die heutige Möglichkeit des modernen „iatrotechnischen Konzepts" der Medizin sind bezüglich einer Beeinflussung des Krankheitszustands – wie geschildert – viel größer. So wird die Aufgabe ärztlichen Handelns gesehen in Retten, Heilen, Erhalten und Lindern. Der Arzt muß aber diese Ziele aufgrund des aggressiven Charakters vieler seiner Methoden vorsichtiger und gezielter, mit mehr Rücksicht auf den Patienten anstreben.

In den bisherigen Ausführungen wurde herausgestellt, daß der Arzt durch kritischen Einsatz von diagnostischen und therapeutischen Methoden die Situation verbessern kann, wenn er das Handlungsziel Leidensminderung mehr in den Vordergrund stellt. Die Indikation zur Therapie und v. a. auch die Indikation zur Diagnostik sollte eine Nicht- oder Fehleinschätzung des Eingriffs in die oben erwähnte „Individualwelt" (von der Krankenhauseinweisung über Medikamentenverordnung bis zur aggressiven Infusionsbehandlung oder invasiven diagnostischen Methode) unbedingt vermeiden.

Die ethische Norm des ärztlichen Handelns:
eine richtige Therapie nach einer Diagnose, die durch objektiv sachkundige und sorgfältige Untersuchung gewonnen wurde (Sporken 1977), ist durch die Einschränkung zu ergänzen: unter Berücksichtigung der durch Therapie und Diagnostik zugefügten Leiden der kranken Einzelpersönlichkeit.

Selbstverständlich kann dieses Handlungsziel nur eine Variation der genannten ärztlichen Aufgaben Retten/Heilen/Erhalten darstellen, welche den gesamten Apparat unserer modernen Medizin benötigen, einen Apparat, der im Notfall voll eingesetzt werden muß (s. Tabelle 25).

Tabelle 25. Indikation in der inneren Medizin nach bestimmten Zielsetzungen

A) Vorrangiges Handlungsziel: Retten
 1. Krankheitsentwicklung (Anamnese)
 2. Krankheitsbefund (Diagnose)
 3. Verlaufserwartung (Prognose)

B) Vorrangiges Handlungsziel: Heilen, Erhalten
 1. Persönlichkeit des Kranken (z. B. Einsicht, Mitarbeit, Alter, Zustand)
 2. Krankheitsbefund (Diagnose)
 3. Krankheitsentwicklung (Anamnese)
 4. Verlaufserwartung (Prognose)
 5. Verlaufsbeobachtung (ex juvantibus)
 6. Wert der diagnostischen Methode
 7. Belastung des Patienten durch die diagnostische Methode
 8. Belastung der Institution durch die diagnostische Methode
 9. Erwartete Wirksamkeit der Therapie
 10. Unerwünschte Nebenwirkung der Therapie, erwartete Befolgungsrate

C) Alleiniges Handlungsziel: Nur noch Leidensminderung (bei sich unaufhaltsam verschlechterndem Krankheitsverlauf und bei sterbenden Patienten)

Wenn man die Frage nach der therapeutisch-diagnostischen Maßnahme bzw. nach der Intensität des Vorgehens stellt, so ist es notwendig, sich für einzelne Krankheitszustände das ärztliche Handlungsziel (Leidensminderung oder Retten/Heilen/Erhalten) vor Augen zu führen, da jede Handlung mit einer Veränderung dieses Ziels variiert werden muß. Der Arzt sieht sich 4 Gruppen von Patienten gegenüber, die so unterschiedlich zu beurteilen sind, daß das Handlungsziel und damit das Vorgehen verschiedene Gewichtung erhält.

1. Der aus voller Gesundheit heraus akut bedrohte Kranke

Hier heißt das Handlungsziel Rettung/Heilung, bei welchem die zumutbare Mißempfindung (z. B. der Schmerz oder die Aggression der Therapie) im Rahmen der medizinischen Möglichkeiten keine Grenzen kennt. Jeder Eingriff kann gewagt werden, auch die Rippenfraktur bei der Herzmassage zur Wiederbelebung ist in Kauf zu nehmen. Das Handlungsziel der Beherrschung der akuten Notsituation und die Möglichkeit der Rettung oder sogar der Heilung rechtfertigen jeden erzeugten Schmerz oder eine dadurch bedingte Mißempfindung. Das Besondere dieser Handlung ist allerdings die kurze Dauer der therapeutischen Maßnahmen (wenige Minuten oder Stunden) sowie die kaum notwendige bzw. mögliche Mitarbeit des Patienten. Die Mißempfindungen klingen in Tagen und Wochen, spätestens bis zur Heilung ab. Die chirurgische Operation jedweder Fachrichtung gehört in der Regel zu den diese Gruppe von Kranken betreffenden Maßnahmen.

2. Der chronisch Kranke mit gleichbleibendem Verlauf

Die meisten von Internisten und Allgemeinärzten über Monate und Jahre betreuten Patienten gehören der Gruppe der chronisch Kranken an, bei denen eine Heilung nicht zu erwarten ist, sondern bei denen durch Medikation ein gleichbleibender Zustand herbeigeführt worden ist und erhalten werden soll. Diese Erhaltung ist nur durch einen permanenten pharmakologisch-chemischen Eingriff möglich, welcher oft die Hauptbeeinträchtigung des Lebensgefühls des Kranken ausmacht. Bei dieser Gruppe muß mit allen Möglichkeiten und guter ärztlicher Führung erreicht werden, daß die unerwünschte Diätetik, die belastende Beeinträchtigung körperlicher Aktivität, die Unannehmlichkeit der Medikation (regelmäßige Einnahme oder sogar regelmäßige Insulinspritze) jeweils angenommen und ertragen wird. Mit allem Nachdruck ist auch darauf zu achten, daß Nebenwirkungen von Medikamenten verstanden und hingenommen werden. Die verschieden Gesichtspunkte der unter 2.7 (S.31) genannten Kriterien sind zu berücksichtigen. Die therapeutische Maßnahme ist der Einsicht des Patienten und seiner Leidensfähigkeit anzupassen.

3. Der Kranke mit chronischem Leiden und langsam (über Wochen und Monate) sich verschlechterndem Verlauf

Hier muß überprüft werden, ob die zur Erhaltung gegebenen Medikamente, v.a. dann, wenn sie Beschwerden verursachen, zwingend notwendig sind. Jede Form der Nebenwirkung ist zu vermeiden. Wenn durch eine eingreifende Therapie, wie z.B. bei der onkologischen aggressiven Chemotherapie durch eine belastende Infusionsbehandlung, Beschwerden erzeugt werden, müssen diese im Verhältnis zum – dem Krankheitsbild entsprechenden – Gesamtzustand gesehen werden (s. 5.3, S.192). Eine Vermehrung des Leidens durch Therapie (z.B. durch Medikamente), auch bei Besserung eines objektiven Befundes (Rückläufigkeit einer Metastase), ist nicht mehr zu verantworten.

4. Der Sterbende

Die Leidensminderung wird hier zum alleinigen ärztlichen Ziel. Eine irgendwie geartete differente, mit Nebenwirkungen einhergehende medikamentöse Therapie ist unbedingt zu vermeiden.

Übersichtshalber werden die obigen Ausführungen noch einmal in graphischer Form zusammengefaßt (s. Abb.15).

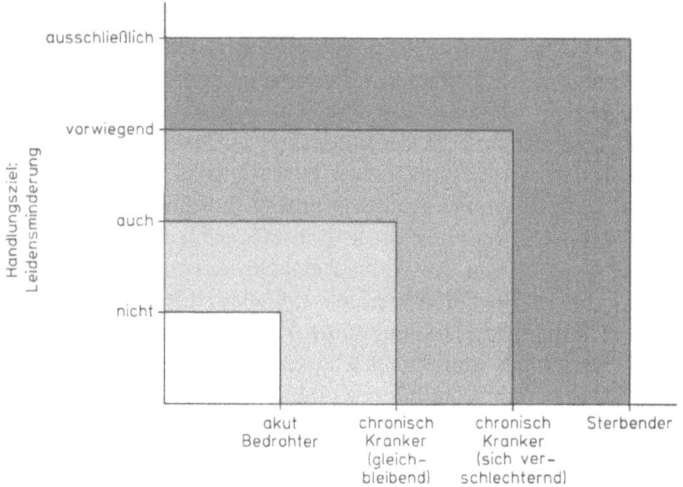

Abb. 15. Darstellung des ärztlichen Handlungsziels Leidensminderung bei 4 unterschiedlich zu beurteilenden Gruppen von Patienten

Zusammenfassung der Indikationsstellung in der inneren Medizin

1. Wegen der längeren, z. T. lebenslangen Therapie in der inneren Medizin spielen die persönlichen Daten des Patienten eine größere Rolle für die Indikationsstellungen als bei chirurgischen Interventionen.
2. Es gibt nur Diagnosen mit höheren oder niedrigeren Wahrscheinlichkeitsgraden. Diagnostik ist kein ärztliches Ziel.
3. Strenge Einhaltung der Regel: keine Diagnostik ohne mögliche Therapiefolge.
4. Zeitlicher und wertender Vorrang der Anamnese und des körperlichen Befundes vor der Labordiagnostik.
5. Strenge kritische Bewertung jeder diagnostischen Methode, besonders bei Invasiveingriffen, bezüglich Sensitivität und Spezifität der Methode.
6. Diagnostische Invasivmethoden sind schmerzhafter als gemeinhin angenommen. Sie müssen streng indiziert sein.
7. Ein labortechnisches Basisprogramm mit hoher Ergebniswahrscheinlichkeit ist zu empfehlen. Ungezielte (indiskriminierte) Untersuchungsmethoden sind abzulehnen.

8. Medikamentenverordnungen nur unter Einrechnung der Nebenwirkung und der Nichtbefolgungsrate; Reduktion der Tablettenzahl unter spezieller Medikamentenwirksamkeitsgewichtung.
9. Verzicht auf medikamentöse Therapie im Sinne eines gezielten Auslaßversuchs (Oudeno- oder Placebotherapie).
10. Diagnoseverzicht bei Gegenindikation zur Diagnostik.
11. Indikation zum diagnostischen Invasiveingriff, auch unter Berücksichtigung der subjektiven Belastung (z. B. Schmerz).
12. Bewußte Anerkennung von Irrtumsmöglichkeiten (für Patient, Arzt und Jurist) wegen des Wahrscheinlichkeitswerts der Diagnose und im Falle des bewußten Verzichts auf belastende Diagnostik.
13. Gewichtung der Handlungsnorm zur Leidensminderung nicht nur bei Sterbenden, sondern auch bei chronisch Kranken mit unaufhaltsam sich verschlechterndem Krankheitsverlauf (Onkologie).

7 Literatur

Adams F D (1958) Physical diagnosis. Williams & Wilkins, Baltimore
Adebahr L (1977) Zur Pathologie der Organschäden nach diagnostischen und therapeutischen Eingriffen. Z Rechtsmed 38: 173
Alexander M, Kampf D (1977) Hyperergische Bindegewebskrankheiten (Kollagenosen). Münch Med Wochenschr 119: 1360
Allner R (1981) Wert von Screening-Methoden. Diagnostik 10: 326
Amelung E (1980) Vom Umgang mit der Macht. Sozialethische Überlegungen zu den Grundlagen ärztlicher Ethik. Vortr Kongr Ärztl Fortb, Grado (noch unveröffentlicht)
Angstwurm H, Kugler J (1978) Ärztliche Aspekte des Hirntodes und Feststellung des Todeszeitpunktes. Fortschr Neurol Psychiatr 46: 297
Anschütz F (1968a) Endocarditis. Thieme, Stuttgart
Anschütz F (1968b) Über die tatsächliche Auswirkung naturwissenschaftlicher Gedankengänge auf die ärztliche Tätigkeit. Fortschr Med 86: 625–628
Anschütz F (1975) Diagnose – Verzicht. Fortschr Med 93: 1
Anschütz F (1976) Schmerz: Analyse von Syndromen und Wertung von Schmerzen, dargestellt am Beispiel der Angina pectoris. Verh Dtsch Ges Inn Med 82: 524–536
Anschütz F (1978a) Die körperliche Untersuchung. 3. Aufl. Springer, Berlin Heidelberg
Anschütz F (1978b) Klinik und Therapie von Störungen der Schlaf-Wachfunktion. Verh. Dtsch Ges Inn Med 84: 898
Anschütz F (1980) Die Bedeutung der Anamnese für den klinischen Entscheidungsprozeß. Diagnostik 13: 1–2
Anschütz F (1981) Wissenschaft an Grenzen? Grenzen ärztlichen Handelns. In: Wolff KD (Hrsg) Glaube und Gesellschaft. Festschrift für Prof Kasch. Mühl'scher Universitätsverlag, Bayreuth S 463
Anschütz F, Drube HC (1956) Über das Schicksal der Herzkranken mit erworbenem Klappenfehler. Dtsch Arch Klin Med 203: 497–506
Anschütz F, Horster FA (1958) Klinische Beobachtungen am dekompensierten chronischen Cor pulmonale. Ärztl Wochenschr 811–814
Arzneimittel-Kommission der deutschen Ärzteschaft (1981) Arzneiverordnungen. 14. Aufl Deutscher Ärzteverlag, Köln-Lövenich
Auer A, Menzel H, Eser A (1977) Zwischen Heilauftrag und Sterbehilfe. Heymanns, Köln

Barth R (1980) Erfahrungen mit Tibirox bei einem urologischen Patientengut. Klinikarzt 9: 689
Battermann AC (1955) Therapy with placebo: reactors and nonreactors. JAMA 158: 1547
Bauer KH (1954) Über Fortschritte der modernen Chirurgie und andere akademische Reden. Springer, Berlin Göttingen Heidelberg
Beecher HK (1968) Ethical problems created by the hopelessly unconscious patient. N Engl J Med 278: 1425–1430

Beecher HK (1960) Pain and placebo. Science 132: 91
Bell JA, Hogdson HJF (1974) Coma after cardiac arrest. Brain 97: 361
Beller GA, Smith TW, Abelmann WH (1971) Digitalis intoxication: a prospective clinical study with serum level correlations. N Engl J Med 284: 989–997
Bennett BM (1972) On comparisons of sensitivity, specificity and predictive value of a number of diagnostic procedures. Biometrics 28: 793–800
Berghoff R, Rüdiger RA, Passarge E (1976) Cytogenetische und klinische Befunde bei Verdacht auf Turner-Syndrom. Dtsch Med Wochenschr 101: 532–537
Bernhard H, Krauß M, Rieger J, Ruschke E (im Druck) Schmerzerlebnis bei Invasivdiagnostik.
Biberfeld GT, Johnsson T, Johnsson J (1965) Studies on mycoplasma pneumoniac infection in Sweden. Acta Pathol Microbiol Scand 63: 469
Bitter T (1970) Amyloidose. Ergeb Inn Med Kinderheilkd 29: 51
Bleifeld W, Mathey D, Hanrath P, Effert S (1973) Prognostische Bedeutung eines neuen Schockindex. Dtsch Med Wochenschr 98: 1355
Bleuler E (1921) Das autistisch-undisziplinierte Denken in der Medizin und seine Überwindung, 2. Aufl. Springer, Berlin
Blüm N (1979) Humanität im Krankenhaus. Der deutsche Arzt 9: 26
Bochnik HJ, Legewie H (1964) Multifaktorielle klinische Forschung. Stuttgart (Forum d. Psychiatrie Nr. 8)
Bock HE (1968) Vom Wandel ärztlichen Tuns – aus internistischer Sicht. Verh Dtsch Ges Inn Med 65: 5
Bock HE (1978) Ärztliche Ethik am Krankenbett aus internistischer Sicht. Ärztliche Ethik, Sympos. Köln 1977. Schattauer, Stuttgart New York
Bockelmann P (1976) Verlängertes Leben – verkürztes Sterben. Wien Med Wochenschr 126: 145–151
Braun RN (1970) Lehrbuch der ärztlichen Allgemeinpraxis. München
Braunwald E (1980) Treatment of the patient after myocardial infarction. N Engl J Med 302: 290–292
Buchborn E (1981) Prognostik innerer Erkrankungen. Internist 22: 109–110
Buchwalsky R, Bauer E, Tanczos P, Huber H (1977) Ist jeder Herzinfarktpatient trainierbar? Herz/Kreisl – Forsch 9: 622
Bützow GH, Burkhardt A, Nowak D, Becker K (1976) Obliterierende Erkrankungen der Lebervenen. Dtsch Med Wochenschr 101: 329

Caronna JJ (1979) Diagnosis prognosis and treatment of hypoxic coma. Adv. Neurol 26: 1
Cassem NH (1974) Confronting the decision to let death come. Crit Care Med 2: 113–117
Charnock RM (1965) Mycoplasma infections in man. N Engl J Med 273: 1199
Cheely R, Mc Cartney WH, Perry JR, Delany DJ, Bustad L, Wynia VH, Griggs TR (1981) The role of noninvasive tests versus pulmonary angiographie in the diagnosis of pulmonary embolism. Am J Med 70: 17–21
Clinical Care Committee of the Massachusetts General Hospital (1976) Optimum care for hopeless ill patients. N Engl J Med 295: 362–364
Cohn PF (1980) Silent myocardial ischemia in patients with a defective angial warning system. Am J Cardiol 45: 697–702
Collaborative Study (1976) An appraisal of the criteria of cerebral death: A summery statement. JAMA 237: 982
Cording R (1980) Apparative Beatmung: Indikationen und Methoden. Diagnostik Intensivmed 14: 155–159
Cramon D, Backmund H, Strian F (1979) Überlegungen zum diagnostischen Entscheidungsprozeß am Beispiel der Neurologie. Med Klin 14: 495–502

Curtius F (1959) Individuum und Krankheit. Grundzüge einer Individualpathologie. Springer, Berlin Göttingen Heidelberg

Dahmer J (1970) Anamnese und Befund. Thieme, Stuttgart
Daschner F (1976) Bewertung von diagnostischen Parametern chronisch rezidivierender Harnwegsinfektionen bei Kindern. Dtsch Med Wochenschr 101: 102
Davis K (1979) Complications of coronary arteriography from the Collaborative Study of Coronary Artery Surgery (CASS) Circulation 59: 1105
Deklaration von Helsinki (1971) Empfehlungen als Richtschnur für Ärzte bei der Durchführung klinischer Forschungen. Dtsch Ärztebl 40: 2678–2679
Demling L (1973) Klinische Gastroenterologie. Thieme, Stuttgart
Dette GA, Frühmorgen P, Classen M, Bauerle H, Kissling U, Demling L (1977) Zur Diagnostik im Bulbus duodeni. Münch Med Wochenschr 119: 139
Diamond GA, Forrester JS (1979) Analysis of probability as an aid in the clinical diagnosis of coronary-artery-disease. Engl J Med 300: 1350–1358
Dick W (1952) Über den Begriff „Akutes Abdomen". Dtsch Med Wochenschr 77: 257–259
Doerr W, Rossner JA (1977) Toxische Arzneiwirkungen am Herzmuskel. Springer, Berlin Heidelberg New York (Sitzungsberichte der Heidelberger Akademie der Wissenschaften, Bd. 77/4)
Downie WW, Leatham PA, Rhind VM, Wright V (1976) Steroid cards-patient-complience. Br Med J 1: 428
Duniewicz L (1976) Klinisches Bild der zentraleuropäischen Zeckenenzephalitis. Münch Med Wochenschr 118: 1675

Editorial (1980) Risks of coronary arteriography. Br Med J 281: 627–628
Effert S, Erbel R, Meyer J (1980) Der plötzliche Herztod. Verhandlungen der Deutschen Gesellschaft für Herz- und Kreislaufforschung Bd 46. Steinkopff, Darmstadt, S 5
Ehrhardt H (1965) Euthanasie und Vernichtung lebensunwerten Lebens. Enke, Stuttgart
Engelhardt K (1971) Der Patient in seiner Krankheit. Thieme, Stuttgart
Ertl G, Just H, Lang K (1976) Herzrhythmusstörungen in der chronischen Phase des Myocardinfarktes. Dtsch Med Wochenschr 101: 845
Eßinger U (1981) Unnötige Laboruntersuchungen. Diagnostik 10: 253
Eser A (1977) Lebenserhaltungspflicht und Behandlungsabbruch aus rechtlicher Sicht. In: Auer A, Menzel H, Eser A (Hrsg) Zwischen Heilauftrag und Sterbehilfe. Heymanns, Köln
Evans AS, Allen V, Sueltmann X (1967) Myeoplasma pneumoniae infections in Univercity of Wisconsin students N Engl J Med 265: 401

Fair AD (1977) Wait and see. N Engl J Med 296: 2
Falke K (1976) Kriterien für die Indikation zur Respirator-Beatmung. Intensivbehandlung 154–156
Feinstein AR (1970) The pre-therapeutic classification of co-morbidity in chronic disease. J Chron Dis 23: 455–469
Feinstein AR (1975) On the sensitivity, specifity, and discrimination of diagnostic tests. Clin Pharmacol Ther 17: 104
Feinstein AR (1976) Clinical judgment, Krieger, Huntington New York
Feinstein AR (1980) Technik, Humanität und die Wissenschaft der klinischen Praxis. In: Gross R, Holtmeier HI (Hrsg) Blutgerinnung und Fibrinolyse. Thieme, Stuttgart

Flöhl R (1979) Maßlose Medizin? Antworten auf Ivan Illich. Springer, Berlin Heidelberg New York
Franke H (1978) Mehrfachkrankheiten. Intern Praxis 18: 1
Freigang-Bauer I, Eulenburg G, Höfer I, Siegrist J (1980) Der Krankenhausaufenthalt als Psychosoziale Belastung? (Alma Mater Philippina, S 21-23). Marburg
Friedberg K (1959) Erkrankungen des Herzens. Thieme, Stuttgart, S 981
Friedmann FG (1968) Briefe an einen radikalen Studenten. Stimmen der Zeit 93: 145
Fritsche P (1979) Grenzbereich zwischen Leben und Tod. Thieme, Stuttgart
Frühmorgen P (1976) Grenzen der Invasiv-Diagnostik: Koloskopie. Diagnostik 9: 513-514

Galen RS, Gambino SR (1975) Beyond normality, The predictive value and efficiency of medical diagnosis. Wiley, New York
Gallitz T, Sandel P, Haider M, Rakwitz R, Jahrmärker H (1975) Ein prognostischer Index bei akutem Myokard-Infarkt. Dtsch Med Wochenschr 100: 2517
Geilen G (1968) Das Leben des Menschen in den Grenzen des Rechts. Z Familienrecht 15: 121
Gillandonga AC, Manuel C, Taru C, Wollner N, Sternberg S, Murphy ML (1967) The cardiotoxicity of Adriamycin and Daounomycin in children. Cancer 37: 1070
Gillmann H (1976) BASF-Studie III, Prof Wagner, Schattauer, Stuttgart New York
Gladisch R (1981) Praxis der abdominellen Ultraschalldiagnostik. Schattauer, Stuttgart New York
Gorry GA, Pauker SG, Schwartz WB (1978) The diagnostic importence of the normal finding. N Eng J Med 2: 186-189
Greiser E (1981) Arzneimittel-Index. Eine bewertende Klassifikation. Medapharm, Wiesbaden
Griner PF, Mayewski RJ, Mushlin AI, Greenland P (1981) Selection and interpretation of diagnostic tests and procedures. Ann Intern Med 94: 557-593
Gross R (1969) Grundsätzliches über Fehldiagnosen und differentialdiagnostische Schwierigkeiten. Diagnostik 2: 333-337
Gross R (1969) Medizinische Diagnostik - Grundlagen und Praxis. Springer, Berlin Heidelberg New York
Gross R (1973) Der Prozeß der Diagnose. Dtsch Med Wochenschr 98: 783-786
Gross R (1976) Indikationen zum chirurgischen Eingriff - Wandlungen und Entwicklungen in internistischer Sicht. In: Lüth P (Hrsg) Zur klinischen Dimension der Medizin. Hippokrates, Stuttgart, S 193-203
Gross R (1976) Zur klinischen Dimension der Medizin. Hippokrates, Stuttgart
Gross R (1978) Der Arzt zwischen Naturwissenschaft und Humanität. Festvortrag zur Eröffnung des 84. Dtsch Internisten-Kongresses Bd 72. S 12 Bergmann, München
Gross R, Fischer R (1981) Diagnosen und Fehldiagnosen am Beispiel einer Medizinischen Klinik. Diagnostik 19:13:113, H 117
Gross R, Fritz F (1975) Kommunikation und ärztliche Problematik. In: Lüth P (Hrsg) Kommunikation in der Medizin. Hippokrates, Stuttgart
Gross R, Holtmeier (1981) Blutgerinnung und Fibrinolyse. Thieme, Stuttgart
Gross R, Loo van de J (1972) Leukaemie. Springer, Berlin Heidelberg New York
Gross R, Oette K (1980) Aus der Sicht des Klinikers. In: Lang H, Rick W, Büttner H (Hrsg) Validität klinisch-chemischer Befunde. Deutsche Gesellschaft für Klinische Chemie. Merck-Symposium 1980. Springer, Berlin Heidelberg New York
Gross R, Spechtmeyer H (1977) Nutzen und Schaden durch Arzneimittel Sandoz, (Kurzmonografien Nürnberg Nr. 23)
Gross R, Wichmann HE (1979) Was ist eigentlich „normal"? Med Welt 30: 2-13

Grosser LD (1978) Sofortmaßnahmen bei akuter Lungenembolie. Verh Dtsch Ges Inn Med 48: 334

Grund G (1957) Die Anamnese – Bedeutung und Methode der Krankenbefragung. 4. Aufl. Barth, Leipzig

Grund G, Siems H (1957) Die Anamnese, 4. Aufl. Barth, Leipzig

Gundert-Remy U, Möntmann V, Weber E (1978) Studien zur Regelmäßigkeit verordneter Medikamente bei stationären Patienten. I. u. II. Inn Med 2: 27–33, 78–83

Guz A (1978) The clinical value of diagoxin in patients with heart failure and sinus rhythm. In: Dickinson et al (eds) Development in cardiovascular medicine. MTP, Lancaster

Guillemin R (1977) Beta-endorphin and adrenocorticotropin are secreted concomitantly by the pituitary gland. Sciene 197: 1367

Habeck D (1977) Systematische Aspekte der Anemnestik und Anamnese. Med Welt 28: 8–22

Habermann E (1981) Greise, Arzneimittel-Index. Medapharm, Wiesbaden

Haehn KD (1980) Heilpraktikerbesuche chronisch Kranker: Frequenz und Motivation. Diagnostik 13: 145

Haferkamp G (1976) Neurologische Komplikationen bei chronischer Alkoholvergiftung. Dtsch Med Wochenschr 2: 55

Halbritter R, Haider M, Rackwitz R, Jahrmärker H (1979) Zur Prognose der Langzeitbeatmung auf einer Internen Intensivstation. Intensivmedizin 16: 233–239

Haller P, Haas J, Patzold U (1977) Zur Epidemiologie der Arteriitis cranialis Horton. Münch Med Wochenschr 119: 441

Hamer J (1979) The paradox of the lack of the efficacy of digitalis in congestive heart failure with sinus rhythm. Br J Clin Pharmacol 8: 109–113

Hardison JE (1979) To be complete. N Engl J Med 300: 193–194

Hardy JD, Wolff HG, Gordell H (1952) Pain intensity and dole seale. In: Pain sensations and reactions. William & Wilkens, Baltimore

Harrison's principles of internal medicine, s. Thorn et al. 1977

Hartmann F (1972) Der historische Diagnosebegriff und seine Entwicklung. Münch Med Wochenschr 114: 90–96: 117–126

Hartmann F (1977a) Wandlungen im Stellenwert von Diagnose und Prognose im ärztlichen Denken. Metamed 1: 139–160

Hartmann F (1977b) Die Medizinische Prognose; Erkenntniseinheiten – Verfahren – Überprüfungen. Öff Gesundheitswes 36: 484

Hartmann F (1980) Diagnostik im Wandel des ärztlichen Auftrags. Vortrag in der Klinik für Diagnostik, Wiesbaden 19.4. 1980 (nicht veröffentlicht)

Hartmann F (1981a) Der Arzt als Prognostiker. Internist 22: 111–117

Hartmann F (1981b) Konjekturen und Indikationen als Formen ärztlichen Urteils – Vorbereitung eines kritischen Empirismus in der Medizin. 3. Arbeitsgespräch des Arbeitskreises für Methodologie der klinischen Medizin. Stuttgart, 11.4. 1981 (nicht veröffentlicht)

Heberer G, Schweiberer L (1981) Indikation zur Operation, 2. Aufl. Springer, Berlin Heidelberg New York

Hegglin R, Siegenthaler W (1975) Differentialdiagnose Innerer Krankheiten, 13. Aufl Thieme, Stuttgart

Hein J, Kleinschmidt J, Uehlinger E (1975) Handbuch der Tuberkuloseerkrankungen, Bd III. Thieme, Stuttgart

Heinrich F (1971) Diagnose des Aneurysma dissecans aortae. Dtsch Med Wochenschr 16: 698

Heinrich F (1976) Grenzen moderner Invasiv-Diagnostik: Phlebographie. Diagnostik 9: 358–360
Heintz R (1966) Erkrankungen durch Arzneimittel, 2. Aufl Thieme, Stuttgart
Heinz N, Lindheimer W (1965) Zur Klinik der disseziierenden Aortenruptur. Dtsch Med Wochenschr 90: 1349
Helmholtz H (1896) Vorträge und Reden, 4. Aufl, Bd 1 u. 2 Vieweg, Braunschweig
Henke P (1980a) Die ärztliche Verantwortung auf der Intensivstation. Fortschr Med 98: 1799–1802
Henke P (1980b) Die Anfechtung des Arztes auf der Intensivstation. Fortschr Med 98: 1841–1844
Hennekeuser HH (1972) Untersuchungen zur Klassifizierung akuter Leukaemien. Ergeb Inn Med Kinderheilk (N Folge) 33: 69
Herkel L (1977) Möglichkeiten und Grenzen internistischer Intensivtherapie bei respiratorischer Insuffizienz. Therapiewoche 27: 2515–2522
Herzog H, Perruchoud A, Dalquen P, Tschan H (1978) Chronisch rezidivierende Lungenembolie. Dtsch Med Wochenschr 103: 1473–1478
Hilger R (1978) Ärztliche Ethik. Schattauer, Stuttgart New York
Hocken AG, Marwah PK (1971) Iatrogenic contribution and anemia of chronic renal failure. Lancet I: 164
Höffler D, Koeppe P, Opitz A (1970) Anaemie und Nierenfunktion. Münch Med Wochenschr 20: 1395–1397
Höpker WW (1977) Das Problem der Diagnose und ihre operationale Darstellung in der Medizin. Springer, Berlin Heidelberg New York
Hornbostel H, Kaufmann W, Siegenthaler W (1977) Innere Medizin in Praxis und Klinik, Bd I–IV. Thieme, Stuttgart
Hübner K (1978) Kritik der wissenschaftlichen Vernunft. Alber, Freiburg München
Hurst JW, King SP (1979) From Harvey to coronary bypass surgery: An exercise in logic and scientific analysis. In: Hurst JW (ed) Update I, The Heart, McGraw-Hill, New York

Illich I (1975) Medical nemesis. Calder & Boyars, London
Imbach P (1977) Wegener'sche Granulomatose. In: Frick P, Harnack G-A von, Martini GA, Prader A, Wolff HP (Hrsg) Ergebnisse der Inneren Medizin und Kinderheilkunde (Neue Folge), Springer, Berlin Heidelberg New York

Jahrmärker H, Halbritter R, Haider M, Rackwitz R (1981) Prognostik und prognostische Parameter als Grundlage therapeutischer Entscheidungen in der Intensivmedizin. Internist 22: 131–149
Janis IL, Mann L (1977) Emergency decision making: A theoretical analysis of responses to disaster warnings. J Human Stress 3: 33–47
Jansen HH, Fauser U (1971) Unerwünschte Nebenwirkungen der Therapie. Hess Ärztebl 32: 728–736
Jansson E, Wages O (1964) Cold agglutinius in pneumonia. Acta Med Scand 175: 747
Janzen R (1970) Entstehung von Fehldiagnosen. Thieme, Stuttgart
Janzen R (1980) Schmerzanalyse. 3. Aufl. Thieme, Stuttgart
Johnston GD, Mc Devitt DG (1979) Is maintenance Digoxin necessary in patients with sinus-rhythm? Lancet 17: 568–570
Just H, Hotovy U, Gierke K, Scheuer F, Schicketanz K (1976) Die Prodomalphase des Myocardinfarktes. Dtsch Med Wochenschr 101: 769–774

Karnowsky DA, Burchnal JH (1948) The clinical evolution of chemotherapeutic agents. New York, Academy of Medicine. Columbia, New York, p 191
Kaufmann R (1964) Sterben im Krankenhaus. Aufzeichnungen über den Tod. Herder, Freiburg
Kawashira S (1966) Early gastric cancer in Japan Scand. J Gastroent 1: 248
Kesselring F, Zollinger HU (1961) Die Wegener'sche Granulomatose. In: Frick P, Harnack G-A von, Martini GA, Prader A, Wolff HP (Hrsg) Ergebnisse der Inneren Medizin und Kinderheilkunde, Bd 16. Springer, Berlin Heidelberg New York, S 41
Kewitz H (1977) Erhebungen über die Arzneitherapie in der Klinik. Verh Dtsch Ges Inn Med 83: 367
Kiefer H (1976) Grenzen moderner Invasiv-Diagnostik: Renovasographie. Diagnostik 9: 476–478
Killip T, Kimball TJ (1967) Treatment of myocardial infarction in a coronary care unit. A J Cardiol 20: 457
Kimbell KH (1977) Die Verantwortung des Arztes für die Erfassung von Arzneimittelnebenwirkungen. Verh Dtsch Ges Inn Med 83: 1550–1558
Knill-Jones RP (1977) Clinical decision making (2), diagnostic and prognostic inference, Health Bull, (Edinb) 35: 213–222
Koch R (1923) Irrtümer der allgemeinen Diagnostik (theoretisch). In: Schwalbe J (Hrsg) Irrtümer der allgemeinen Diagnostik und Therapie. Hirzel, Leipzig, S 41–85
Kohlhaas, M (1969) Medizin und Recht. Urban & Schwarzenberg, München
Koller S (1967) Mathematisch-statistische Grundlagen der Diagnostik. Klin Wochenschr 45: 1065
Krauss J (1960) Die Lungenembolie. Ergeb Inn Med Kinderheilk 14: 172
Kress H von (1969) Das Problem des Todes. In: Büchner F, Cottier H, Letterer E, Ronlet F (Hrsg) Prolegomena einer allgemeinen Pathologie. Springer, Berlin Heidelberg New York (Handbuch der allgemeinen Pathologie, Bd 1, S 223)
Krüger K, Schattenkirchner M (1980) Die Spondylitis ankylosans. Klinikarzt 9: 681
Kühn HA, Wernze H (1979) Klinische Hepatologie. Thieme, Stuttgart
Kuntz HD (1977) Monocyten-Leukaemie. Analyse der klinischen und haematologischen Daten bei 21 Patienten. Münch Med Wochenschr 119: 1423
Kurokawa Z (1967) Carcinoma of the stomach in early phase. Nakayama-Shoten 1967
Kuschinsky E (1975) Wirkungen und Indikationen von Placebo. Dtsch Ärztebl 72. Jg: 464

Larbig D, Raff U (1978) Qualitätskontrolle in der Therapie. Internist 19: 375
Lauda E (1958) Die interne Diagnostik in ihrer geschichtlichen Entwicklung aus ihren Anfängen bis zur Gegenwart. Med Klin 53: 1157
Lee P, Tan LJP (1979) Drug compliance in outpatients with rheumatoid arthritis. Aust N Z J Med 9: 274
Lichtlen P (1977) Koronarangiographie. Beiträge zur Kardiologie. Straube, Erlangen
Lichtlen P (1979) Koronarangiographie. Beiträge zur Kardiologie. Straube, Erlangen
Linneweh F (1960) Die Prognose chronischer Erkrankungen. Springer, Berlin Göttingen Heidelberg
Liverpool Therapeutic Group (1978) Use of digitalis in general practice. Br Med J 2: 673–675
Lohmann D, Schubert W, Kawalle M (1977) Symptome und Diagnostik innerer Krankheiten, 2. Aufl Barth, Leipzig

Macpherson DS, James DC, Bell PRF (1980) Is aortography abused in lower-limb ischaemia? Lancet II: 80

Mager J, Schliack H (1976) Grenzen moderner Invasiv-Diagnostik: Zerebrale Angiographie. Diagnostik 9: 169–170

Mager J, Schliack H (1976) Grenzen moderner Invasiv-Diagnostik: Myelographie. Diagnostik 9: 207–208

Mai N, Hachmann E (1977) Anwendung des Bayes-Theorems in der medizinischen Diagnostik. Metamed 1: 161–205

Mai N, Hachmann E, Heinrich G, Csamon D von, Brinkmann R (1977) Indikationsstellung für die zerebrale Angiographie. Entwicklung eines Bayes-Programms zur Entscheidungshilfe. Methods Inf Med, 16: 45–51

Martini P (1947) Methodenlehre der Therapeutisch-Klinischen Forschung. Springer, Berlin Göttingen Heidelberg

Masuda M (1970) Beschwerden und Symptome beim Frühkarzinom des Magens. J Kyoto Prof Univ Med 79: 363

McGaghie WC (1980) Medical Problem-Solvin: A reanalysis. J Med Educ 55: 912–921

McNeil BJ, Keeler E, Adelstein SJ (1975) Primer or certain elements of medical decision making. N Engl Med 293: 211–215

Meador CK (1965) The art and science of nondisease. N Engl J Med 272: 92–95

Meerwein F (1981) Einführung in die Psycho-Onkologie. Huber, Bern Stuttgart Wien

Meyer W (1979) Die Venenpunktion als Schmerzerlebnis. Inaugural Dissertation, Universität Frankfurt

Moehr JR, Haehn KD (1977) Verdenstudie – Strukturanalyse allgemeinmedizinischer Praxen. Deutscher Ärzte-Verlag, Köln Lövenich

Möllering J (1977) Schutz des Lebens – Recht auf Sterben. Enke, Stuttgart

Müller-Rottgardt H (1982) Die Wertigkeit von Symptomen für Erkennung von Krankheitsbildern unter Verwendung des Bayes-Theorems zur Wahrscheinlichkeitsrechnung. Dissertation, Universität Frankfurt

Murphy EA (1976) The logic of medicine. Hopkins, Baltimore London

National Cooperative Study-Group to compare Surgical and Medical Therapy (Unstable Angina Pectoris) (1980) Results in patients with S-T segment elevation during pain. Am J Cardiol 45: 819–824

Neuhaus G (1980) Pluralität in der Medizin. Bericht über ein Symposium v. 24.–26.5.79 i. Titisee/Schwarzw. Umschau, Frankfurt/M

Norris RM, Brandt PWT, Caughey DE, Lee AJ, Scott PJ (1969) A new coronary diagnostic index. Lancet 8: 274–278

Nüssel E, Buchholz L, Wileke S, Ebschner KJ, Bergdolt H (1978) Patientencomplience als Forschungsgegenstand der Klinischen Epidemiologie. Kassenarzt 18: 2191

Ogilvie RL, Ruedy J (1967) Adverse drug reactions during hospitalization. Can Med Assoc J 97: 1450–1457

Oldridge NB, Wicks JR, Hanley C, Sutton JR, Jons NL (1978) Noncompliance in an exercise rehabilitation. Programm for men, who have suffered a myocardial infarction. Can Med, Assoc J, 118: 361

Paeckelmamm I, Schrey A (1980) Untersuchung der Einnahmezuverlässigkeit von Hypertonikern. In: Arzt u. Patient, Bd 3 Witzstrock, Baden-Baden, S 134–145

Patton DD (1978) Introduction to clinical decision making. Semin Nucl Med 4: 273–282

Pauker SG, Kassirer JP (1975) Therapeutic decision making: A cost-benefit analysis. N Engl J Med 293: 229

Peck CC, Sheiner LB, Martin CM, Combs DT, Melmon KL (1973) Computer-assisted Digoxin therapy. N Engl J Med 441: 446

Peel A, Semple T, Wang J, Lancaster W, Dall J (1962) A coronary prognostic index for grading the severity of infarction. Br Heart J 24: 745

Petch MC (1979) Digoxin for heart failure in sinus rhythm. Thorax 34: 147-149

Peter K, Beyer A (1980) Akute respiratorische Insuffizienz. Internist 21: 4-10

Pfleiderer T (1976) Grenzen moderner Invasiv-Diagnostik: Laparoskopie und Leberblindpunktion. Diagnostik 9: 639-640

Plenk A (1956) Die soziale Kontraindikation. In: Vosschulte (Hrsg) Chirurgische Indikationen. Rudolf Nissen zum 60. Geburtstag. Thieme, Stuttgart, S 123

Plügge H (1962) Wohlbefinden und Mißbefinden. Niemeyer, Tübingen

Pontoppidan H, Geffin B, Lowenstein E (1972) Acute respiratory failure in the adult II. N Engl J Med 287: 743-751

Portmann A (1970) Experimente am Menschen. Universitas 25: 1121

Poulose KP, Gilday DL, Deland FH, Wagner HN (1970) Diagnosis of pulmonary embolism: A correlativa study of the clinical, scan, and angiographic findings. Br Med J 3: 67-71

Pralle H, Löffler H (1976) Grenzen moderner Invasiv-Diagnostik: Knochenmarkpunktion und -biopsie. Diagnostik 9: 435-436

Prior JA, Silberstein JS (1963) Physical diagnosis. Mosby, St Louis

Rafflenbeul W, Lichtlen PR (1979) Intravitale Morphometrie. In: PR Lichtlen (Hrsg) Koronarangiographie. Straube, Erlangen 325-339

Ranschoff DF, Feinstein AR (1978) Problems and bias in evaluating the efficacy of diagnostic tests. N Engl J Med 299: 926

Rapin M, Gomes-Duque A, Le Gall JR, Trunet P (1976) Les chances de survivre des malades hospitalizés dans un servis de rèanimation. Mouv Presse Med 5: 1245

Raspe HH (1976) Informationsbedürfnisse und faktische Informiertheit bei Krankenhauspatienten. Med Klin 71: 1016-1020

Raspe HH (1977) Informationsbedürfnisse von Patienten. Med Welt 28: 1990-1993

Raspe HH (1979) Soziologie für die Medizin? Med Klin 74: 1894-1903

Raspe HH (1980a) Die Medikamentencompliance bei Patienten mit einer chronischen Polyarthritis – Forschungsergebnisse und Forschungsdefizite. (Aktuel Rheumatol, bisher unveröffentlicht)

Raspe HH (1980b) Die therapeutische Kooperation von Arzt und Patient. Fortschr 98: 1185-1186

Raspe HH (1980c) Neue Wege in der Hopitalismusforschung. Münch Med Wochenschr 122: 411-414

Raspe HH (1980d) Warum fragen Krankenhauspatienten so wenig? Therapiewoche 30: 560-573

Ratschow M, Heberer G, Rau G, Schoop W (1974) Anginologie. 2. Aufl. Thieme, Stuttgart

Rau G (1970) Verschlußsyndrom der Aortenbogenäste oder Aortenbogen-Syndrom. Ergeb Inn Med Kinderheilk

Rautenburg HW (1976) Grenzen moderner Invasiv-Diagnostik: Pädiatrische Kardiologie. Diagnostik 9: 123-124

Reimann HA (1967) Mycoplasma pneumoniae (Eaton Agens) – Pneumonie. In: Gsell O, Mohr W (Hrsg) Infektionskrankheiten. Springer, Berlin Heidelberg New York

Relman AB (1980) Mild hypertension: no more benign neglect. N Engl J Med 302: 293-294

Rifkin RD, Hood WB (1977) Bayesian analysis of electrocardiographic exercise stress testing. N Engl J Med 297: 682-686

Ritter U (1970) Krankheiten der Bauchspeicheldrüse. Urban & Schwarzenberg, München (Klinik der Gegenwart, Bd 1)
Rodansky PL, Wassermann F (1961) Observations on digitalis-intoxication. Arch Intern Med 108: 61
Rösch W (1976) Grenzen moderner Invasiv-Diagnostik: Retrograde Cholangio-Pankreatographie. Diagnostik 9: 552–554
Rösch W, Thoma W (1974) Anamnese beim Frühkarzinom des Magens. Med Klin 69: 2063
Rössler D (1978) Ärztliche Ethik in anthropologischer Sicht. In: Kaufmann (Hrsg) Ärztliche Ethik. Symposium Köln 1977. Schattauer, Stuttgart New York
Rothauge CF (1976) Grenzen moderner Invasiv-Diagnostik: Zystoskopie. Diagnostik 9: 236–237
Rothschuh KE (1978) Konzepte der Medizin. Hippokrates, Stuttgart

Sackett DL (1978) Compliance trials and the clinician. Arch Intern Med 138: 23–25
Sackett DL, Haynes RB (1976) Compliance with therapeutic regiments. Hopkins, Baltimore London
Sadegh-Zadeh K (1972) Zur Logik und Methodeologie der ärztlichen Urteilsbildung. Methods Inf Med 11: 203–212
Sadegh-Zadeh K (1974) Subjektive Wahrscheinlichkeit und Diagnose. Methods Inf Med 13: 97–102
Sadegh-Zadeh K (1980) Bayesian diagnostics: a bibliography. Metamed 1: 107–124
Safran C, Desfarges JF, Tsichlis PN, Blüming A (1977) Decision analysis to evaluate lymphangiography in the management of patients with Hodgkin's disease. N Engl J Med 296: 1088–1092
Salzmann G, Kuntz R, Spelsbog F (1976) Zur Diagnostik und Therapie der Mediastinaltumoren. MMW 118: 1675
Sandler G (1979) Costs of unnecessary tests. Br Med J 7: 21–24
Sasahara AA, Stein M (eds) (1965) Proceedings of the symposium of pulmonary emboly disease. Boston 22–23 May 1964. Grune & Stratton, New York
Sax W (1975) Zur rechtlichen Problematik der Sterbehilfe durch vorzeitigen Abbruch einer Intensivbehandlung. Juristenzeitung 30: 137
Schadewaldt H (1978) Ärztliche Ethik aus medizinhistorischer Sicht. In: Kaufmann (Hrsg) Ärztliche Ethik. Symposium Köln 1977. Schattauer, Stuttgart New York
Schaefer J (1976) Grenzen moderner Invasiv-Diagnostik: Koronarangiographie. Diagnostik 9: 314–315
Schaefer H (1979) Der Wettlauf mit dem Tod – Die Zivilisationskrankheiten relativieren die Erfolge der Medizin. In: Flöhl R (Hrsg) Maßlose Medizin. Springer, Berlin Heidelberg New York, S 115–141
Schaefer H, Blohmke M (1972) Sozialmedizin. Enke, Stuttgart
Schettler G (1980) Innere Medizin, 5. Aufl, Bd I u. II. Thieme, Stuttgart
Scheurlen PG (1978) Ärztliche Ethik. Schattauer, Stuttgart New York
Schindel L (1967) Das Placeboproblem. Arzneim Forsch 17: 892
Schipperges H (1980) Zur Frage nach der Effektivität im Gesundheitswesen. Ther Gvw 119: 619–633
Schöllgen W (1973) Euthanasie moralpsychologisch gewertet. Concepte 3: 10
Schoen R, Böni A, Mielke K (1970) Klinik der rheumatischen Erkrankungen. Springer, Berlin Heidelberg New York
Schrey A (1980) Arzneimittelprüfung und Patienten-Compliance. In: Arzt und Patient, Bd 3. Witzstrock, Baden-Baden, S 116–123
Schuster HP, Prellwitz W (1981) Das Notfall-Labor einer Intensivbehandlungseinheit. Diagnost Intensivther 6: 85–95

Schwartz WA, Gorry GA, Essig A, Kassirer NP (1973) Decision analysis and clinical judgment. Am J Med 55: 459–472

Senges J, Kübler W (1976) Grenzen moderner Invasiv-Diagnostik: Linksherzkatheter. Diagnostik 9: 397–398

Shapiro AR (1977) The evaluation of clinical application. N Engl J Med 296: 1509–1514

Siebeck R (1949) Medizin in Bewegung. Klinische Erkenntnisse und ärztliche Aufgabe. Thieme, Stuttgart

Siegrist J, Begemann-Deppe M, Raspe HH (1974) Arbeit und Interaktion im Krankenhaus. Abschlußbericht an die DFG, Marburg (unveröffentlicht)

Sisson JC, Schoemaker EB, Ross JC (1976) Clinical decision analysis: The hasard of using additional data. Jama 236: 1259

Sonnenberg A (1978) Bayes'sches Theorem bei klinischer Differentialdiagnose. Dtsch Med Wochenschr 103: 1443–1447

Spain DN (1967) Iatrogene Krankheiten. Thieme, Stuttgart

Spector R (1979) Digitalis therapy in heart failure: a rational approach. J Clin Pharmacol 7: 692–696

Sporken P (1977) Die Sorge um den kranken Menschen. Patmos, Düsseldorf

Staib I, Köbler H (1967) Quantitative Überlegungen zur Problematik der präventiven Chirurgie. Langenbecks Arch Klin Chir 318: 1–13

Stanley KE (1980) Prognostic factors for survival in patients with inoperable lung cancer. IMCI 65: 25

Statistisches Jahrbuch (1975) für die Bundesrepublik Deutschland, Hrsg Statistisches Bundesamt, Wiesbaden. Kohlhammer, Stuttgart Mainz (Allgemeine Sterbetafel 1970/1972)

Staub E, Jung WF, Gloor F, Senn HJ (1981) Lymphknotenmetastasen bei unbekanntem Primärtumor. Sinn und Unsinn einer breiten Abklärung. Schweiz Med Wochenschr 111: 1298

Steel K, Gartman PM, Cresenzil C, Anderson J (1981) Latrogenic illness on a general medical service at a university hospital. N Engl J Med 304: 638

Streicher HJ (1969) Grundriß chirurgischer Indikationen. Thieme, Stuttgart

Sundermann A, Sprössig M, Anger G, Witzleb W (1969) Die Bedeutung der Mycoplasmen für den Menschen unter besonderer Berücksichtigung der Erkrankungen des Respirationstraktes durch Mycoplasma pneumoniase. Ergeb Inn Med Kinderheilk (NF), Bd 28: 128

Tagge GF, Adler D, Bryan – Brown CW (1974) Relationship of therapy to prognosis in critically ill patients. Cri Care Med 2: 61–63

Teschendorf W, Anacker H, Thurn P (1975) Röntgenologische Differentialdiagnostik. Bd I/1 Thieme, Stuttgart, S 29

Thibault GE, Muley AG, Barnett GO, Goldstein RL, Reder VA, Sherman EL, Skinner ER (1980) Medical intensive care: Indications and outcomes. N Engl J Med 302: 938–942

Thielicke H (1968) Das Recht des Menschen auf seinen Tod. Fortschr Med 86: 1067

Thimme W, Schäfer JH (1980) Indikationen, Erfahrungen und Ergebnisse internistischer Intensivpflege. Internist Prax 20: 131–140

Thomas L (1978) Labor und Diagnose. Medizinische Verlagsgesellschaft, Marburg

Thormann J, Schwarz F, Ensslen R (1977) Diagnostik des Sinusknoten-Syndroms. Dtsch Med Wochenschr 102: 575

Thorn GW, Adams RD, Braunwald E, Iggelbacher KJ, Petersdorf RG (eds) (1977) Harrison's principles of internal medecine, 8th edn, vol 1,2. McGraw-Hill, New York

Trede M, Kersting KH, Hoffmeister A (1977) Das Pankreaskopfcarcinom. Münch Med Wochenschr 119: 617–622

Triggs TJ (1975) Decision aids to the individual medical practitioner. In: Pickett RH, Triggs TJ (eds) Human factors - health care. Heytzel, Toronto

Überla KK, Schreiber MA (1981) Statistische Instrumente zur ärztlichen Prognostik. Internist 22: 124–130
Uexküll T von (Hrsg) (1979) Lehrbuch der psychosomatischen Medizin. Urban & Schwarzenberg, München Wien Baltimore
Uhlenbruck W (1980) Der diagnostische Eingriff als Rechtsproblem. Arzt - Recht 151: 175–180

Vaziri ND (1981) Reducing blood loss in dialysis-patients. Int J Artif Organs 4: 57
Veatch RM (1980) Professional ethics: New principles for physicians? Hastings Cent Rep 23: 16–19
Vecchio TJ (1966) Predictive value of a single diagnostic test in unselected populations. N Engl J Med 274: 1171–1173
Volicer BJ, Bohannon MW (1975) A hospital stress rating scale. Nurs Res 24: 352
Volkheimer G (1976) Grenzen moderner Invasiv-Diagnostik: Gastroskopie. Diagnostik 9: 48–49
Vosschulte K, Lasch HG, Heinrich F (1979) Innere Medizin und Chirurgie. Thieme, Stuttgart

Wachsmuth W (1967) Präsidentenrede, Kongreß Dtsch. Ges. f. Chir., München. Langenbecks Arch Chir 319: 3
Wagner HN, Strauss HW (1975) Radioactive tracers in the differential diagnosis of pulmonary embolism. In: Sasahare AA, Sonnebliek HH, Lesch M (eds) Pulmonary emboly. Grune & Stratton, New York, pp 89–100
Wagner K, Ehrnsperger H, Mehnert H (1976) Befragung von Diabetikern über Kenntnisse in Ernährungslehre und Diätetik sowie über Rauchgewohnheiten. Infusionsther Klin Ernähr 3: 39
Walter E (1979) Unerwünschte Arzneiwirkungen - Erkennung, Wertung und Prophylaxe. Med Welt 30: 437–439
Weber E (1979) Verpaßte Möglichkeiten der medikamentösen Behandlung. Med Welt 30: 433–436
Weber E, Gundert-Remy U (1980) Patient compliance a review of the recent literature. Proc. Int. Symp. IX. Europ. Congr. Rheumat. Wiesbaden 1979. Huber, Stuttgart
Weber E, Gundert-Remy U, Schrey A (1977) Patienten-Compliance, Workshop am 14.5. 1977 Frankfurt/M. Witzstrock, Baden-Baden Köln New York
Weintraub M (1976) Intelligent noncompliance and capicious compliance. In: Lasgna L (ed) Patient compliance vol X, Eutnea, Mount Lisio, p 39–47
Weißauer W (1980) Selbstbestimmung in der Intensivtherapie. Fortschr Med 98: 1926
Wenz W (1976) Grenzen moderner Invasiv-Diagnostik: Abdominelle Angiographie. Diagnostik 9: 279–280
Werning C, Siegenthaler W (1971) Diagnostik des Phäochronocytoms. Dtsch Med Wochenschr 71: 372–376
Westermann KW (1977) Grenzen moderner Invasiv-Diagnostik: Rechtsherzkatheterismus. Diagnostik 10: 259–262
Whitehead TP, Wootton IDP (1974) Biochemical profiles for hospital patients. Lancet 14: 1439–1443

Wied GL (1933) Placebo und Suggestion. Ärztl Wochenschr 8: 623
Wieland W (1975) Diagnose. Überlegungen zur Medizintheorie. De Gruyter, Berlin New York
Wiemers K (1971) Grenzen der Wiederbelebung. In: Hutschenreuter K, Wiemer K (Hrsg) Intensivbehandlung und ihre Grenzen. Springer, Berlin Heidelberg New York (Anaesthesiologie und Wiederbelebung, Bd 55)
Williams BT, Dixon RA (1979) Biochemical testing for acute medical emergencies in four district general hospitals. Br Med J 2: 1313
Windorfer W, Reiss D (1960) Die Bornholmer Krankheit, Ergeb Inn Med Kinderheilkd 13: 179
Wolff HP, Philippi A (1972) Mineralocorticoidsyndrome. Ergeb Inn Med Kinderheilkd (NF) 33: 137
Worth G (1966) Die Bronchiektasen. Ergeb Inn Med Kinderheilkd. Bd 24: 149

Yerushalmy J (1947) Statistical problems in assessing methods of medical diagnosis, with special reference to X-ray techniques. Public Health Rep 62: 1432–1449

Zanoni G (1977) Grenzen moderner Invasiv-Diagnostik: Perkutane Lungenbiopsie (nicht-offene Lungenbiopsie). Diagnostik 10: 150–152
Zieve L (1968) Misinterpretation and abuse of laboratory tests by clinicians. Ann NY Acad Sci 134: 563–572

8 Sachverzeichnis

Abdomen, akutes 7, 28
Ablehnungen 186
Abschlußdiagnose 13
Abstufung 181
ärztliche Ethik 176
Akromegalie 60
Akutmedizin 25
Alibismus 211
Alkoholgenuß 32
Alter 6, 28
Altershyperlipidämie 165
Amyloidose 61
Anämie, perniziöse 62
Anamnese 21
-, Basis für Maßnahmen 20
-, Zuverlässigkeit 22
Angina pectoris 41
Angiographie, abdominelle 129, 132
-, zerebrale 49
Angiome, intrakranielle 63
Angst, anonyme 198
Anhiebsdiagnose 13, 33
Anorexia nervosa 63
Aortenbogensyndrom 64
Aortenruptur, disseziierende 64
A-posteriori-Diagnose 40
Appendizitis 65
A-priori-Diagnose 40
Arteriitis cranialis temporalis 65
Aufklärung 163
Ausschlußdiagnose 51
Austrocknungserscheinungen 9, 186
Arzneimittel-Nebenwirkungen 158
Arzt-Patienten-Verhältnis 163, 169

Basistherapie 181
Basisuntersuchung 152
Bayes-Theorem 40, 44, 57, 58
Beatmung, künstliche 171
Beckenvenenthrombose 45
Befindlichkeitsstörungen 200

Befunde, „Windelweiche" 47
Belastung des Patienten 148
-, psychosoziale 199
Besserungs-Hoffnung 194
Bewußtseinszustand 182, 189
Blutdruckabfall 9
Blutung, große 9
Blutungen, gastrointestinale 74
Bornholmer Krankheit 66
Bostonklassifikation 180, 182
Bronchialkarzinom 67
-, Überlebenszeit 195
Bronchiektasen 68

Cholangiopankreatographie 138
Colitis ulcerosa 69
Colon irritabile 69
Conn-Syndrom 70
Cor pulmonale 28

Dauertherapie bei chronisch Kranken 197
„decision making" 39
Diabetes mellitus 71
Diätetik 155
Diätfehler 32
Diagnose als Handlungselement 13
-, keine 17
-, vorläufige 13, 33
-, Wahrscheinlichkeitsgrad 21
- an der Zeitabszisse 167
Diagnosen, ätriologische 16
-, pathologisch-anatomisch 16
-, pathologisch-physiologische 16
Diagnosesystem 16
Diagnoseverzicht 204, 206, 208
diagnostischer Eingriff, rechtliche Problematik 207
- Gedankengang 38
- Imperativ 13, 14
Digitalisglykoside 159

233

Digoxin-Präparate 160
Dikumarolprophylaxe 19
Dissimulation 6
Dissimulationen 21
Durst 183

Einnahmeverordnungen 163
Einschränkung der Indikation 191
– diagnostischer Maßnahmen 177
– therapeutischer Maßnahmen 177
Einsicht 6
EKG 41
Embolie 28
Empfehlung, Deutsche Gesellschaft 189
Empfinden, subjektives 190
Endokarditis, akute 71
–, subakute 72
Endorphine 168
Endoskopien, Schmerzbewertung 202
Entscheidungshilfe für die Behandlung 182
Entscheidungsprozeß, ärztlicher 12
–, diagnostisch-therapeutisch 12
–, operationaler 39
Enzephalitis 73
Erbrechen 9
Ergometertest 43
Erkrankungen, iatrogene 161
Ermessensspielraum 206
Erwartung des Patienten, „magisch-übersinnliche" 25
Ethik, ärztliche 178
Euthanasie, aktive 187
Ex-jurantibus-Vorgehen 2, 21, 27, 33

Fehldiagnosen 14, 19

Gastroskopie 127
Gefäßdarstellung, Schmerzbewertung 202
Gegenindikation für Diagnostik 204
Geschlecht 6
Gespräch, ärztliches 25, 155
Glomerulonephritis, chronische 75

Hämatologe 47
Hämochromatose 76
Handlungsziel 215
Harnwegsinfekt 76
Hepatitis 77
Herzinfarkt 9, 28
Herzkrankheit, koronare 86

Hirntumoren 79
Hyperthyreose 79
Hypertonie 81
Hyperurikämie 165
Hypothyreose 81

Immunkomplexerkrankungen 83
Indikation, absolute 7, 9
–, relative in der inneren Medizin 10
Indikationen, für einen diagnostischen Eingriff 8, 38
Indikationsbegrenzung der zytostatischen Therapie 193
Individualwelt 214
Indiz, prognostisches 181
Informationsfunktion 21, 22
Insuffizienz, respiratorische 171
Intelligenzleistung 6, 31
Intensivstation 181
Interaktionsfunktion 21
Invasivdiagnostik, pädiatrisch-kardiologisch 127, 128
Invasiveingriffe, diagnostische 200
Irrtum 178, 205, 208

Karzinoid 84
Knochenbiopsie 135
Knochenmarkpunktion 135
Kolondivertikulose 84
Kolontumor 46, 47, 85
Koloskopie 137
Konstitutionspathologie 16
Kontraindikation 11
– von Wiederbelebung 189
Konzept, iatrotechnisches 178, 210
Kopfschmerz, maligner 28
Koronarangiographien 144
Kranke, akut bedrohte 215
Krankenblatt, problemorientiert 18
Krankenhausaufenthalt 191, 198
Krankheitsbezeichnung 34
Krankheitsentität 14, 34
Kreatininphosphokinase 41
Krescendoangina 28
künstliche Beatmung, Rechtsprechung 174

Labor, chemisches 146
Laboruntersuchungen, Begrenzung 147
–, indiskriminierte 153
–, nicht notwendige 149
–, Wert 150

Langzeitbeatmung 171
-, Ergebnisse 172
Laparoskopie 140
Leben, sinnvolles, akzeptables 179
Lebensalter 183
Lebenserwartung, begrenzte 190
Lebensgaranten 187
Leberblindpunktion 140
Leberkarzinom 55, 88
Lebervenenobliteration 89
Leberzirrhose 87, 165
Leidensdruck 21, 191
Leidensfähigkeit 6
Leidensunwilligkeit 21
Leidensvermehrung durch Nebenwirkungen 193
Leidenverminderung 177, 183, 213
Leidenswilligkeit 21
Leukämie, akute 89
-, chronisch lymphatische 92
Linksherzkatheter 134
Lungenbiopsie 141
Lungenembolie 41, 45, 93
Lupus erythematodes 95
Lymphogranulomatose 32

Magenkarzinom 97
Maßnahmen, physikalische 155
Mastozytosesyndrom 99
Mediastinaltumor 99
Menschenwürde 176, 182, 188
Metastase 47
Monozytenleukämie 93
Morbus Addison 100
- Bechterew 43, 101
- Boeck 102
- Crohn 103
- Cushing 103
- Hodgkin 104
- Whipple 105
multiple Sklerose 106
Mund-zu-Mund-Beatmung 14
Myelographie 131
Myelopathie, vaskuläre 106
Myokardinfarkt 41, 106

Nachtestwahrscheinlichkeit 44
naturwissenschaftliche Denkweise 209
Nebenwirkung 194
Nebenwirkungen, unerwünschte 156, 157
Nichtbefolgungsrate 162, 164

Nichtnachweis einer definierten Krankheit 51
„Nondisease" 51
Normalbefunde 46, 53
Normalität 53
Normalverteilung 53
Null-Linien-EEG 185

Ösophaguskarzinom 109
Ösophagusvarizen 28
Organdefekte 183
Organpunktion, Schmerzbewertung 202
Organschmerz 183
Organversagen 172
Osteomuelofibrose 110
Osteoporose 47
Oudenotherapie 3, 12, 167

Pankreaskarzinom 49, 11
Pankreatitis, akute 113
-, chronische 114
Pathie-Diagnosen 16
Pathologie 47
Patienten, hoffnungslos Kranke 180
-, sozialgeschädigte 32
-, sterbende 188
-, zerebralsklerotische 32
Patientenführung 164
Perikarditis 114
Pflichtfragen 24
Phaeochromozytom 115
Phlebographie 132
Placebotherapie 3, 168
Plasmozytom 116
Pluralität in der Medizin 19
Pneumonie 118
Polyarthritis, primär chronische 119
Polycythaemia vera 120
Polyneuropathie, alkoholische 120
Praxislabor 151
Prognose 9
- einer Erkrankung 24
- und Indikation 27
- der Onkologie 28
- des Schwerkranken 28
prognostische Faktoren 28
- Indizes 28
Pseudoplaceboeffekt 169
Psyche 31
Psychoonkologie 194
Psychosomatik 15
Psychotherapeut 155

Purpura, anaphylaktoide 121
Pyelonephritis, chronische 121

Rauschgiftsüchtige 32
Rechtsherzkatheterismus 144
Reduktion von Medikamenten 185
Rehabilitationsverfahren nach Herzinfarkt 19
– nach Myokardinfarkt 156
Renovasographie 136
Retikulose, maligne 121
rheumatisches Fieber 122
Risikofaktoren 18
Röntgenkontrastdarstellungen, Schmerzbewertung 202
Röntgenologe 47
Routineprogramm 152
Rücksprache mit dem Untersucher 55

Schaden-Nutzen-Relationen 2
Schilddrüsenadenom 122
Schlaflosigkeit 9
Schlafverhalten, Störung 199
Schmerzbewertungsskala (nach Hardy) 201
Schmerzintensität 24, 201
Schocksymptomatik 28
Schwindel 9
Selbstbestimmung 177, 188
Sensitivität 39, 42
Sicherheitsbedürfnis 205, 210
Simulation 21
Sinusknotensyndrom 123
Sklerodermie 124
Sonographie, Bauch 153
Spezifität 39, 43
Stellungnahme, juristische 187, 189
Sterbensverlängerung 181, 189
Subarachoidalblutung 9
Substitution mit Flüssigkeit 187
Symptom, prozentuale Häufigkeit 57, 59
Szintigraphie, Perfusions 45
–, Ventilations 45

Tabellensammlung 59
Technik 1
Therapie, Abbruch 171
–, Indikationen 155
–, medikamentöse 155
–, Mißerfolg 182
–, Reduktion 184

– bei Sterbenden 180
–, zytostatische 32
Therapienotwendigkeit 198
Therapieschäden 157
Therapieversager 193
Therapieverzicht 205
Todesfälle, arzneimittelbedingte 157
Trennschärfe 49
Trinker 32
Tuberkulose 52, 125
Turner-Syndrom 125
Typhus, beginnend 126

Überdiagnostik 1
Übelkeit 9
Übermedikation 1
Übertechnisierung 1
Übertreibung 21
Ulcus, Diätbehandlung 19
Umfeld, soziales 31
Unruhe 9
Utilitarismus 205

Venenpunktion, Schmerzbewertung 202
Vergeßlichkeit 163
Verlaufsbefragung 26
Vermutungsdiagnose 13, 14, 33, 57
Verschlußkrankheit, arterielle 143
Verweigerung 176
Vollremission 193
Volumenmangel 9
Vortestwahrscheinlichkeit 44

Wahrscheinlichkeit, A-posteriori 21, 54
–, A-priori 21
Wahrscheinlichkeitsdiagnose 16, 39
Wahrscheinlichkeitsgrad 14
„wait-and-see" 12, 167
Wegener-Granulomatose 126
Wertigkeit der Anamnese 24
Wertvorstellung 1
Willenskraft 31, 193
Wirksamkeitsgewichtung 164, 165
Wissenslawine 147

Zunge, trockene 183
Zystoskopie 131
Zytostatika, lebensverlängernde Wirkung 195
zytostatische Therapie 194

F. Anschütz

Die körperliche Untersuchung

Unter Mitarbeit zahlreicher Fachwissenschaftler
3., erweiterte Auflage. 1978. 124 Abbildungen. XII, 321 Seiten
(Heidelberger Taschenbücher, Band 94)
DM 24,–. ISBN 3-540-08682-X

Inhaltsübersicht: Geistige Voraussetzungen. – Die Vorgeschichte. – Erfassung der psychischen Situation. – Allemeine Vorgeschichte bei Kindern. – Körperliche Untersuchung. – Erhebung des körperlichen Befundes. – Integration der erhobenen Befunde und Diagnosestellung.

Die körperliche Untersuchung und die Erhebung der Anamnese stehen im Mittelpunkt jeglicher Diagnostik. Sie sind die Basis für alle weiteren labortechnischen und apparativen Maßnahmen. Dieses unter Studenten seit langem weit verbreitete Buch stellt die Grundlage zur Erlernung der Untersuchungstechniken dar. In der Neuauflage wurden eine Reihe von Erweiterungen vorgenommen: Die Kapitel „Untersuchung von Kindern" und „Orthopädische Untersuchungen" wurden neu gefaßt. Das Gebiet der neurologischen Untersuchung wurde mit bewußter Begrenzung der Methodik für den Internisten und niedergelassenen Arzt überarbeitet. Hinzugekommen ist die Krankenuntersuchung in der Dermatologie, da dieses Fachgebiet für den niedergelassenen Arzt eine besonders große Bedeutung hat.

R. E. Froelich, F. M. Bishop

Die Gesprächsführung des Arztes

Ein programmierter Leitfaden

1973. 5 Abbildungen. X, 212 Seiten. (Heidelberger Taschenbücher, Band 128)
DM 19,80. ISBN 3-540-06243-2

Inhaltsübersicht: Anleitung. – Teil I: Das ärztliche Gespräch: Vorbereitung des Gespräches. Einleitung des Gespräches. Förderung der freien Aussage des Patienten. Gewinnen besonderer Informationen. Gestaltung der Anamneserhebung. Besondere Probleme beim Gespräch. Abschluß des Gespräches. Zusätzliche Beobachtungen. Das Gespräch in der Familie. – Teil II: Übungen (Fall 1 – Fall 7).

Auch fundiertem ärztlichen Wissen kann der Erfolg versagt bleiben, wenn der Kontakt zum Patienten fehlt. Die Autoren gehen daher anhand von Frage- und Antwort-Beispielen auf die Gesprächsführung des Arztes ein. Von der Erhebung der Anamnese bis zur Aufklärung über die unheilbare Krankheit sind alle Situationen der ärztlichen Praxis berücksichtigt. Kein angehender Arzt sollte auf die Lektüre dieses Ratgebers verzichten, und selbst der routinierte Praktiker wird manche Anregung finden.

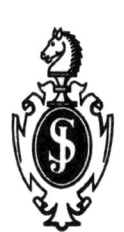

Springer-Verlag
Berlin
Heidelberg
New York

Medizinische Psychologie

Herausgeber: M. von Kerekjarto

Mit Beiträgen von D. Beckmann, K. Grossmann, W. Janke, M. von Kerekjarto, H.-J. Steingrüber

2. Auflage. 1976. 23 Abbildungen, 22 Tabellen.
XV, 304 Seiten. (Heidelberger Taschenbücher, Band 149)
DM 19,80. ISBN 3-540-07578-X

Inhaltsübersicht: Psychophysiologische Grundlagen des Verhaltens. – Entwicklung aus biologischer und sozialer Sicht. – Persönlichkeit: Methoden, Merkmale, Modelle. – Grundlagen psychischer Störungen. – Arzt-Patient-Beziehung. – Sachverzeichnis.

In der zweiten Auflage wurden die neuesten Erkenntnisse dieses sich rasch entwickelnden Fachgebietes berücksichtigt und die Literaturhinweise auf den gegenwärtigen Stand gebracht.

Aus den Besprechungen:
„Das Buch orientiert sich an dem derzeit gültigen „Lernziel-(Gegenstands-) Katalog für die Medizinische Psychologie" und vermittelt in stofflich ausgezeichnet aufeinander abgestimmter Form psychologisches Wissen für Anfänger und Fortgeschrittene im Medizinstudium. Dies geschieht anhand der fünf Basiskapitel psychophysiologischer Grundlagen des Verhaltens; Entwicklung aus biologischer und sozialer Sicht; Persönlichkeit: Methoden, Merkmale, Modelle; Grundlagen psychischer Störungen; Arzt-Patienten-Beziehung. Hier erfahren folgende Lernziele eine hervorragende Bearbeitung: Psychologische Einstellung (hauptsächlich Verständnis für die psychische Verfassung des Patienten) und praktisch-psychologische Fähigkeiten (hauptsächlich Wahrnehmung der eigenen affektiven Reaktionen); ferner methodenkritisches Verständnis; schließlich medizin-psychologische Grundkenntnisse (das Wissen von psychologischen Fakten, die für die ärztliche Tätigkeit relevant sind).
Das ausgezeichnet konzipierte Buch kann nachdrücklich Studenten, aber auch Ärzten zum Zwecke einer gezielten Fortbildung empfohlen werden."
(Hamburger Ärzteblatt)

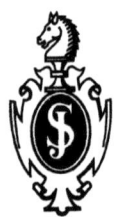

Springer-Verlag
Berlin
Heidelberg
New York

MIX
Papier aus verantwortungsvollen Quellen
Paper from responsible sources
FSC® C105338

If you have any concerns about our products,
you can contact us on
ProductSafety@springernature.com

In case Publisher is established outside the EU,
the EU authorized representative is:
**Springer Nature Customer Service Center GmbH
Europaplatz 3, 69115 Heidelberg, Germany**

Printed by Libri Plureos GmbH
in Hamburg, Germany